医门课徒录系列之壹

医门课徒录

一名基层老中医 55 年临证手记

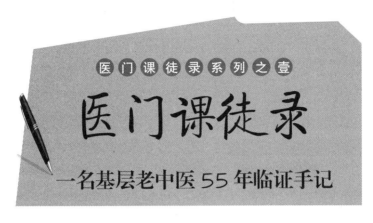

修订版

周正祎　著

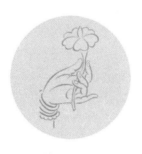

中国中医药出版社

·北 京·

图书在版编目（CIP）数据

医门课徒录：一名基层老中医 55 年临证手记 / 周正祎著 . — 北京：中国中医药出版社，2019.10
（医门课徒录系列）
ISBN 978 – 7 – 5132 – 5520 – 2

Ⅰ . ①医…　Ⅱ . ①周…　Ⅲ . ①中医临床 – 经验 – 中国 – 现代
Ⅳ . ① R249.7

中国版本图书馆 CIP 数据核字（2019）第 061746 号

中国中医药出版社出版

北京经济技术开发区科创十三街 31 号院二区 8 号楼
邮政编码　100176
传真　010-64405750
赵县文教彩印厂印刷
各地新华书店经销

开本 710×1000　1/16　印张 16　字数 272 千字
2019 年 10 月第 1 版　2019 年 10 月第 1 次印刷
书号　ISBN 978 – 7 – 5132 – 5520 – 2

定价　48.00 元
网址　www.cptcm.com

社 长 热 线　010-64405720
购 书 热 线　010-89535836
维 权 打 假　010-64405753

微信服务号　zgzyycbs
微商城网址　https://kdt.im/LIdUGr
官 方 微 博　http://e.weibo.com/cptcm
天猫旗舰店网址　https://zgzyycbs.tmall.com

如有印装质量问题请与本社出版部联系（010-64405510）
版权专有　侵权必究

前　言

拙著出版以来，得到了广大读者的认可与支持，在此谢谢大家！能够再版，实感幸甚！来自全国各地的读者，带着拙著不远数千里来到鄂西北这个偏僻地方，有的仅仅是为了让我签个名；有的只为求证一味药；有的要求拜师学中医，这当中有年轻的，甚至还有年逾七旬者；有的希望与我合个影；更多的是用书中方药治病有效来见个面、道声谢、并让我指点一下的；还有不少读者说写得像佛家的书，内容充满慈爱；也有不少人把书买回家珍藏；很多人说写这样的书是"积德"；也有其他图书作者引用书中经验方，等等。这些读者各种学历层次都有，甚至不乏来自中医世家者。这使我感到责任重大，后边的书写起来，更加用心谨慎，如履薄冰，战战兢兢，不敢有丝毫懈怠，深怕辜负读者的期待，内容稍有不实或失误，自己会受到良心的谴责！就像先人教诲的：圣贤是根，仁爱为本，舍此不可为医也。

我之所以立意从医，是因为从小体弱多病，知道患者得病之后的痛苦，能够感同身受。因而为医必心怀恻隐，心无旁骛。虽知其难而不惧，历经艰难志愈坚。受先人引导，先从《黄帝内经》（以下简称《内经》）入门，继而进入深山，拜师识认百草，求教民间治病良方，同时阅读本草、汤头、四诊等相关中医专著，并参阅名家医案，如此长达十载。在先人的指导下，19 岁初试临证，不久已小有名气，未负先辈寄望，不枉刻苦努力。至 36 岁时，通过国家中医师统一招考，分配到二级医院中医科上班至今。患者来自省内外，内外妇儿、常症顽疾皆有。如今我已年近八旬，仍每周五个半天坐诊，还要带徒传授临证经验，渐觉力不从心矣。稍有闲暇，便整理临证所得，遴选治验案例，简述所用方药，回眸行医历程。在人生句号将圆之前，小结个人治病用方，留给后人，或可于治病小有裨益。

拙著大致分为五部分。引子：简述笔者学医历程。卷一：回眸临证感悟及所得，选其能够启悟门人者，是谓医门必读。卷二：梳理实效小方，小结临证五十余年应用心得，一并列出，仅供读者参考。卷三：临证经验，以归类个人诊疗经验所得，并按疾病的轻重缓急分为三类，即发病较急类病症治疗案例、慢性疑难病症治疗案例、常见病症治疗案例。以上分类，纯属个人临证体会，并无任何刻意划分，仅是区别发病轻重缓急而已。见之者，不必钻牛角尖。卷四：常见病脉症治法方略，乃简述个人常见病症基本理法方药思路，以备初涉医林者参考。辑入的各个经验方，安全第一，效果至上，乃是笔者几十年经验积累，不敢有丝毫轻率。其他所涉内容，也都是经验小结，一并辑于本稿，以供读者参考。

作为一个年近八旬的传统中医，将较为成熟的学用经验所得和盘托出，把有用的东西留下来，既感快慰，又觉有益。比起自私保守，似有超凡脱俗之感。但我不过沧海一粟，夤夜萤光，大自然的一棵小草，可谓微不足道也。虽然渺小，但也想有所作为。一生与青山为伴，和百草交友，为治病疗伤，苦苦探索，勤于临证。虽然名不见经传，但也有个人收获。哪怕只有一丁点经验，亦是血汗换来，凡有益于治病疗伤的，总想把它留下来。如此做法，乃是谨遵先贤教诲，传承中医薪火。

仅就近现代而言，就有很多国医大家，如蒲辅周、岳美中、李继昌、黄文东、马伯龙、王元芳等前辈。他们都留下了许多的治学、临证经验，都是宝贵财富，影响深远，并造就了一代又一代国医名家。无奈我资质愚钝，虽然百倍努力，亦未悟到先贤之奥义于万一。故网名"山野小草"，意欲低调做人，勤奋做事。一生崇贤敬能，不忘先人教诲。终生不受名利干扰，一心一意行医。在继承中无论收获多少，也算是步履坚定地走正道。晚年不揣鄙陋，将五十余年临证与课徒小获，整理成册。自知不成体裁，甚至不免舛错。为了有利于治病疗伤，渴望高人指点，欢迎读者指正！

山野中医周正祎

己亥年仲春月于十堰市西苑医院旧宅

目　　录

引子　入门从这里开始

幼小时秀才祖父便十分耐心地教我读《黄帝内经》，识字也是从这里开始的。到现在我每天还不厌其烦地给患者说"食饮有节，起居有常，不妄作劳"三句话，这是《素问·上古天真论》里讲的，也是养生保健的经典内容。对于今天的人们来说，仍然十分重要。

10岁以后，父亲把我领上山开始认药。至今还记忆犹新的一件事：那是一个明媚的春天，刚走到一个村落农家门前，父亲指着一棵树说："孩子，你认识这是什么树吗？"我似乎认识，又不敢确定。当我正在犹豫的短暂时间中，父亲接着又说："你吃过桃子吧？那就是它开花结出来的果实。它的花性味苦平，功用利水消肿，除痰化积，疗风狂，用于热入心营，烦乱不安；它的核内种仁，药名桃仁，性味苦甘平，入心、肝、大肠经，有活血祛瘀润肠的功用，主要用于妇女闭经、痛经及产后恶露不行腹痛、胁痛、便秘等症，和其他药物配合，它还可以治疗很多疾病，你以后认真看看本草书就会知道；它的果实尚未成熟便停止生长，然后干瘪在树上，色黑，有清香气，名瘪桃干，功用敛汗止血，用于阴虚盗汗、咳嗽咯血；它的叶子，味苦辛温，功用燥湿杀虫，治湿疹瘙痒，煎水熏洗；它身上流出的浆液名桃树胶，性味甘苦平，常用于消渴（糖尿病）尿液混浊，每次用15g，同枸杞子、车前子各9g煎水当茶饮，能起到一定作用。"父亲指着说着，突然扭过身来，见我神情紧张，前额冒汗，便问我："你为何如此紧张？"我言道："父亲教诲不敢轻慢，怕记不住挨打。"父亲又说："好了，以后我一次少说点。但是你要把我教的认真和本草书对照对照，不得贪玩！"

后来，父亲就从日常生活中常见的东西如五谷、蔬菜、瓜果等，一样一样地讲。大米，连壳为稻谷，用水泡出芽为谷芽，微炒消食；大麦，磨粉做饭，泡出芽为麦芽，炒黄消食积；葱，常见蔬菜调料，药用辛温解表，发散风寒；姜，生用辛温解表，葱、姜皆治风寒感冒，煨熟为煨姜，温中驱寒，治胃寒呕吐等症，将姜制成炭温中止血；小麦，磨成面粉可做面条、馒头等，生虫的放于水中漂浮者为浮小麦，治脾虚自汗；山楂，可作水果食，做糖葫芦，炒焦消肉积……以及油、盐、醋、糖、蜜、茶、椒、大茴香、小茴香等。还有用于柴火的树草，如桑叶、桑枝、桑椹、桑白皮，槐枝、槐皮、槐花、槐角，臭椿树皮（樗皮）、凤眼（臭椿树的荚果），糯稻草，玉米须等。

这些日常所见，皆有一定药用价值，总共合起来要占 400 味常用药的 1/3。父亲随时传教，学起来很容易记，再结合本草，全面了解其药性主治，仅是身边常吃、常见的物类中，就能学到很多有药用价值的品种。易学易记，这也是培养中医入门兴趣的方式之一。我的先辈们就是通过读经典夯实中医理论基础，结合认识药物，以循序渐进的方式，从识字开始，一步一步地将我带进岐黄济世之门。

大山里的收获

在我 14 岁那年秋天，父亲把我带进一个很有名气的"药山"，名叫苍狼山。那里人烟稀少，到处都是崇山峻岭，林木茂密，最高海拔 2500 米以上，道路崎岖，十分难行。沿途听到各种鸟鸣声，有的悦耳动听，有的恐怖吓人，不时还能听到豹吼狼嚎，我的精神前所未有地紧张、恐惧。从早上约 7 点钟出门，走到下午大约 3 点后，才到一个山坳小院，进入一王姓家中，主人看样子 30 岁左右，家里有母亲、妻子和孩子，一共 7 口人。一家人对我父亲的到来都很热情。我当时累得筋疲力尽，又饥又渴，就在他们谈话间，不知不觉地便坐在一个小板凳上睡了。吃饭时我才被叫醒，这时天色已经昏黑。晚饭后父亲把我叫到主人面前，说道："我是他的师父，你叫他大哥，以后就住在你大哥家里，老老实实跟他学认草药，没有我的准许，不得擅自离开，更不能随便回家，年底我要考试！"

从此以后，我在这大山里一住就是 6 年有余。除上山认药外，还要学习种地、做杂活等，一刻也不敢懈怠。记得有一次夏末秋初上山采药，刚进入深山老林不久，我的眼睛就像进了沙子一样，疼痛发热，不一会儿视物模糊，热泪直淌。忙呼王大哥，"我的眼睛看不见了，好痛啊！"当时王大哥在我前面较远，我呼叫好久他才听到，下来一看，便惊讶地说："你的眼睛又红又肿，像血染的一样，在这山里怎么办？"我说："深山老林中又热又闷，见不到光亮急的，我现在几乎看不清路，王大哥，请你给我摘几片鲜竹叶，要结实的。"不一会儿王大哥将竹叶递到我手里，我用竹叶尖刺破内迎香穴令出热血，连刺三遍，出血数滴，闭目休息片刻，眼睛疼痛稍轻，可以继续登山了。

大约又翻过一座大山、两三个山洼，看见一大片天南星、七叶一枝花、当归等，采了一些王大哥急需用的，如细辛、当归、天冬、芍药等十余味。此时已经下午时分，下山到一左姓人家。在大哥和他们谈话间，我到这家房后采了一把鲜竹叶和鲜车前草，用开水泡当茶频饮，又睡了一小会儿，醒来时眼睛看东西已经基本正常。这是我先辈治暴发火眼的应急方法，第一次使用就收到明显效果，王大哥也感到欣喜。

这6年中所经受的艰辛很多，比如饥渴、遇到大型动物时受惊吓、迷路等，对年幼的我来说，其艰难程度不言而喻。这里的人们缺医少药，王大哥算是附近几十里小有名气的草药医生，找他看病的人几乎天天都有。他有时还要出诊，当天能回来的时候很少。他不在家的时候，病人只能失望而去。感受到人们生病的痛苦后，更加坚定了我学好中医的决心。同时也体会到，不能吃苦就别学中医，不能体贴病人痛苦，也别学医。

在跟王大哥上山采药的时候，曾多次遇到一个姓于的老先生，在言谈中我才知道他是王大哥的师父。于先生原本是定规寺的和尚，还俗后住在离王大哥家约20里一个叫四山垭的地方。于老先生深谙医理，善用草药治病，和王大哥交情甚深。时间长了，于老先生似乎对我也有些好感，他借给我一本叫《回生草》的医书。于老先生认真地对我说："此书不仅讲医道医术，更讲修身养性和远恶从善的道理，你本性善良，学学有好处。"我毕恭毕敬地将书接过来，并认真地阅读。在这本书里，我记得最牢固的就是远恶从善的道理，记得最清楚的几句话是"百事孝为先，万恶淫为首""勿谓善小而不为，勿谓恶小而为之"等劝人为善的警句。书中讲的医药知识大致和中医药书相近，但佛家色彩比较浓厚。医为仁术，个人认为《回生草》无疑是一本医德兼修的较好教材。我之所以能够坚守无论社会如何发展，道德仁心永不变，无疑是受了此书的一定影响。

更有趣的是，王大哥的母亲也有一个十分要好的朋友，她是白云观里姓苏的老道姑，年龄60岁左右。老道姑身体很好，力气也大，干起重活来，一般男人都甘拜下风。她人缘很好，男女老幼都很喜欢和她聊天。她知识渊博，尤懂医术。王大哥不在家的时候，她还能替王大哥给人治病。王大哥也很尊敬她，称呼她为苏师傅。苏师傅也给我讲了不少有关如何做人、做事的道理。她说："人在天地间，善为第一重要。不仅对人要善，对一切生灵都要善待。只有这样，你将来才能做一个好医者。"十道九医，苏师傅深谙医理，也善用草药治病，闲暇之时，她也教给我道家的一些治病方药，对我一直都很好。

在这些年里，我还有幸见到过两位贡生，其中一位姓左，是王大哥的岳父；另一位姓张，住在大山深处，当地人们都称呼他们为"贡爷"。在农闲的时候，他们经常相约而至，高谈阔论，通宵达旦。更精彩的是两个老夫子约了一个老和尚、一个老道姑，四个人聚在一起，谈天论地，从宇宙到人间，凡天文地理、世间百科，无不论及。好几次他们谈论时各执其理，互不相让，甚至剑拔弩张，但从不影响他们的感情，不一会儿又哈哈大笑，重归旧好。真可谓是：儒释道各抒其理，而后又"三清同归"。听他们高谈阔论，简直就是诸道同修，受益多多。和他（她）们在一起，哪怕只有很短的时间，也可以悟到很多道理。这真是天赐良机，让我有幸遇到。这使我联想到秀才祖父，他在我童蒙之时教诲的很多启蒙名言，和这四位高人所言，大有异曲同工之妙，这对我学会做人、做医大有好处。大概有知识的人所见略同，他们都有很多相似之处。他们谈论的许多道理，不少都出自《论语》《道德经》《诗经》《史记》等，经、史、子、集及佛、道经说，这就是他们经常谈论的话题。我当时虽然听不懂他（她）们说些什么，但我记忆力很强，随着年龄增长，阅历加深，不断回味、理解他（她）们所谈论的许多深奥道理，慢慢地感受到了这些奥理的重要意义。比如说，孔子核心思想的一个重要方面就是"仁"，道家主张"善"，佛家提倡"慈"，这不正是医家所遵守的"医为仁术"的思想吗？高深的道理需要细嚼细咽，经历的多了，自会受益不尽，甚至成为一个人一生不变的行为准则。

在这艰苦的 6 年中，我不仅认识了三百余种中草药的植物形态，还了解了它们的生长环境、采集时间、药用部分和简单的炮制运用等，学到了一定的栽培方法。更难得的是，我有幸接触到两位"贡爷"、于师傅、苏师傅他（她）们，进一步夯实了秀才祖父教我做诚实人、善良人的根基。他们那里的纯朴民风和待人的热情真挚，都深深印在了我的脑海里，使我感受到一方人古朴善良的品质，给我的人生以滋润和影响。也了解到这里的人们需要什么样的医生，他们需要真诚、负责、有技能、体恤病人的医生，能及时治疗常见伤病和比较复杂的疑难杂病，还能就地取材，花钱不多。中医，只有中医能够做到这些。这又一次坚定了我学好中医的信心。

在这 6 年里，我不仅学习了数百种中草药基本知识，更学到了如何做人、如何做一个受人们欢迎的医生，意义重大。这时候我才明白父亲把我放到这深山老林里的真正用意。我感恩父亲，他的用心良苦，非但意义深邃，而且让我终生受益。

"三师"永在

我的先辈是我的宗师，宗亲之师，祖父、父亲是也。古圣先贤是我的祖师，先祖之师，岐黄、仲景是也。所有比我懂得多的，哪怕是只有一丁点我不知道的知识，我都十分谦谨地向他们学习。长我者为师，短我者不骄，这就是我随时都能遇到的老师，师不拘一格也。这三师使我不断修正错误，不断提高技能，逐渐成熟。我虽然已经年过七旬，三师依然不敢离开半步。祖师培养根基；宗师传授技能；老师使我知识更新。一生不离不弃，三师是我智慧的源泉。有此三师培育，才会不断成熟，技能不断提高。情系病人，心无杂念，能够终生做到如是，终生定能受人尊敬。我已经感受到了这一点，我不能松懈，还在继续努力。手不释卷，重温圣训，吸收他人之长，见贤若不及也。

记得我17岁时的一个秋天，有一次到深山老林里采药，偶遇两位年近七旬老者，他们也在那里采药。老者呼我到阴凉下休息片刻，我很谦谨地站到他们身边，老者问我的姓名，上代是谁？我如实告知，不料两位老者突然站起身来说道："原来是小周先生！坐下，坐下！"看来他们认识我的先辈，所以有如此举动。我谦谨地坐到他们身旁。谈话间我才知道他们一个是老草医，采药为人治病；一个是牛兽医，采药给家畜治病。我都称呼他们为老师，他们都很高兴。坐下刚一会儿，王老草医对我说："小周先生，你身后有一大片玉竹，顺手可拔。"我当时还不认识此药，便说："老先生，我不认识玉竹。"老先生走到我身后将玉竹拔起，并认真地教我如何识别、采集、运用等，我连声道谢。刚坐下不一会儿，老先生又说："小周，你对面小山坡上有两三棵藜芦，如果需要，你可以把它采了。"此药我亦不认识，老先生又将它们挖出来给我看。老先生坐下，又朝我右边看了看说："小周，你往前走大约三十步，那儿有几棵血三七，那可是草药里大补血的。"我又兴奋，又感激，又惭愧，可惜老先生说的我都不认识，但是老先生一点也不在意，依然继续耐心地教我……幸运的是，我一连三天都无意地遇到这两位老者，他们始终如一地耐心教我认药。几十年过去了，他们早已不在人世，可是他们的音容笑貌不时在我脑海里呈现。我很怀念他们，因为他们是我偶遇的老师。仅仅三天时间，他们就教我认识了六十余种中草药，对我帮助很大。

有一次我采药归来，路过一李姓门前，主人热情地叫我到他家歇息喝茶。主人年龄比我约大 10 岁，进门让座、端水，十分客气。主人说："我姓李，和你父亲关系很好，几十年来我都把你父亲当长辈，你不用拘束。"说着，他把我领到房后指指点点，让我看他种的中草药，"老弟，你看这是三叶七，能治跌打损伤；那是钩藤，可治风湿痛……"不一会儿我就认识了十余种中草药。从此以后，我俩经常交谈，我尊他为李大哥。他有意和我配合，他采药、种药、制药，我看病。我后来才知道他不但认识六百余味中草药，而且种植、炮制都很精通，可惜我当时还在医院上班，未能和他合作。但我依然尊他为师，因为他在中草药知识方面比我知道的多。可惜他不会看病，种植、采集的许多中草药都只是送人。没能跟他合作，是我一件憾事。

不是所有的事情都是天遂人愿，心想事成。记得 20 年前我就听不少人传说一种叫"霸王草"的野生中草药，说它能治跌打损伤、五劳七伤，即使是大伤昏迷，不省人事，用它煎汤加老黄酒灌服，亦能起死回生。听了三五次也没在意，听的时间长了，说的人多了，便引起我的注意。心里想，能有如此好的草药？从此我便开始认真寻访。经过三年多的打听，找到过几个提及此药的人，他们都有些神神秘秘，但是我从不死心。直到 5 年后，我的一个弟子才从他父亲那里得到真信，原来他父亲也知道此味草药。可惜的是秘不外传！哪怕是自己亲生儿子也甭想见到实物。又过了半年，有一天我的这个弟子非常高兴地连叫数声"老师"，接着从一个小袋子里小心翼翼地拿出一小把新鲜草药，边往外拿边说："老师，你可千万别告诉其他人，我父亲说了，要不是您是我的老师，咋也不会让您看到霸王草。"我怀着如获至宝的心情，仔细地看着。我看到了，我失望了！原来我孜孜不倦、梦寐以求的竟是红景天！此药我从小就认识，是有治跌打损伤的作用，但绝无起死回生的功效。我并不因此而失落，只是要调整一下心态，以后不再过分相信传说罢了。这就是我说的人生不会事事如意的例子。此类事情我几十年来遇到过不少，但与"霸王草"相反的结果，我却收获的更多。

我 16 岁时祖父西归，42 岁时父亲辞世，靠山——远去，心里空落落的。但是他们的音容笑貌从未离开过我的脑海，他们的谆谆教诲，我一刻也未敢忘却，因为他们给我的所有养分依然滋润着我的身体、生命和精神，指导和支撑我继续为人治病。我虽然已经年过七旬，但周一至周六上午的坐诊，病人基本都是满满的，有时甚至从上午 8 点一直到下午 2 点才能看完病人。只要还有一个病人没走，我从来没有因为自己饿了而下班先走，这些都是按我的先辈教诲去做的。三年困难时期，父亲经常到乡下出诊，多次差点饿死在途中，每次都是乡民把自己很少很少的口粮给我父亲做饭吃，将他救活。先辈时常告诫的一句话，先人后己，我不管在任何时候都没有忘记过。

晚年我只有两件事在认真地去做：一是看病，二是写书。无论我写得如何，但内容全都是真实的。医关民命，写书不能掺入丝毫虚假，更不能故弄玄虚，夸大其辞，一定要高度负责。因为医书绝不同于文学、科幻、神话之类的书籍，它更要科学严谨。《内经》《难经》《伤寒论》《神农本草经》及历代大家名著，都是楷模。即使个人在前人的基础上有那么一点小小的发挥，也不能有丝毫自满。凡事要有根有据，医书是绝不能胡编臆造的！

作为医者，一辈子不愧对生者，亦不获罪逝者，这是目标。虽然难以做到，但要努力去做。即使不能满足所有人的愿望，也要尽心竭力，问心无愧。人无完人，金无足赤。所以我常用"三师"鞭策自己，唯恐出错，亦怕落伍。

学以为用

在我读经典、学采药、记药性、背汤头、熟谙四诊的同时，还要学针灸、按摩和刮痧，这都是中医必学的基本内容。当我19岁时，在父亲指导下已经开始治疗一些常见病，如腰腿痛、胃火牙痛、无名肿毒等症。起始我只敢用一些比较简单的方法或方药给人治病，比如扎针、艾灸、拔火罐、刮痧，或用三两味中草药治疗，并仔细观察效果。如病人病情未见好转，从不敢一走了之，直到病情好转，所用方法没有任何不良反应时，我才放心。哪怕是很小的伤病，也都是认认真真地治疗观察，一趟一趟地询访，仔仔细细地记录，不论寒暑昼夜，路途远近，阴晴雪雨，总是战战兢兢地细心治疗，直到病人转危为安，或者痊愈，才算告一段落。这种做法一直延续到36岁，因为到医院上班，不方便出诊，只能追踪询访。我之所以一生谨慎，就是因为"医关民命"，责任重大，所以慎之再慎。

先辈经常告诫我说："临证必须把病情轻重缓急甄别清楚，急则治标，缓则治本。老年及多种疾病于一身的患者，要有方有守，不得乱投方药；婴幼儿除先天遗传及破伤风等难治和危急疾病外，大多疾病都较单纯，用药要对证，更要轻、清、灵，中病即止，不可过度。轻，用药要轻，不可过重；清，不可用重浊苦降等味，以免损伤小儿纯阳之气；灵，用药精专，不可杂投，以灵效为要。若临证诊断不清，辨证不明，或者明知自己力所不济，必须当机立断，速让病人另请高明，绝不允许只顾自己面子而延误患者病情。记住这些，则思过半矣。"临证已 55 年矣，先辈的话我一刻都未敢忘怀，如履薄冰，战战兢兢，不仅临证谨遵教诲，审慎用药，即便是总结写书，也是如此。若不如是，就是祸害生灵！不辜负生者，亦不获罪逝者，这是我的警言，也是奋斗目标。至于能否做到，我仍在继续努力。时刻记住人命关天，永远不可稍存懈怠，此我之秉性使然也。

这次整理入门、临证体会，将我所学所用的经过，以病症或方名作题目，治疗方法、方药续之，适当添加按语，尽力将一个病症的治疗过程写清楚，力求酣畅明了，尽可能地让读者容易看懂。但毕竟是医书，不能为了所有读者一看就懂而放弃原则。原则就是向生命负责。药有药法（现代《药典》、历代相关典籍如《神农本草经》《本草纲目》等），医有医规（自《周礼》至今各项医疗法规），不仅是现代，历朝历代医家无一不反对"以人试药"、滥用方药。学以为用，看懂了，融会贯通了，所选方药对证了，方可使用，以免造成不良反应。其中药茶、药膳、外用泡足、热敷、熏洗等方，用于治疗常见小伤小病，保健康复，只要对证，效果大都理想。

物极必反，人世间没有任何一种东西可以包罗万象，即使是日常饮食，也要搭配合理，烹调有度，饮食有节，方能养身。何况药物治病，岂能用一物而包治百病乎？"一日吃一至三斤芒硝"，"吃半斤绿豆、三根生茄子"，可以包治百病，根据在哪？无稽之谈，不可轻信。有病早治，才是唯一正确途径。

看书也是如此，得到一本好书，特别是好医书，就会受益多多，不但于己有益，还会惠及他人。我在这方面就深有体会。如在 1970 年秋末的一个中午，一个朋友拿着一本医书送给我，一看正是我梦寐以求、朝思暮想而苦寻不得的《外科症治全生集》，清同治十三年刊印。那些年月长各种疮疡的人特别多，得到这本书后，我的名声骤然提升，好多患大疮，包括要截肢（趾、指）的患者，我都一一治愈，保住他们身体完整，这就是得到一本好书的有力见证。又如药王孙思邈少年时有病，罄尽家资，吃了不少汤药，而其病却仍治不好。说明服药如不对证，即使花钱再多，也不会有好的效果，而且还会延误病情，小病拖延难愈，大病至危。这类案例很多，举不胜举。善于接受他人经验教训，也是智慧的体现。

学以为用，有时也会遇到一时诊断不清的疾病。除给患者讲清楚，让他（她）另请高明外，我第一想到的就是求教同仁。如果仍然不能明白，第二即是请教先辈。比如伤寒、杂病难题，就求教仲圣，重温《伤寒论》《金匮要略》；如是温病，则求教吴鞠通，重温《温病条辨》；脾胃病者，则求教李东垣，重温《脾胃论》；四时外感病，分不清六淫所感何邪时，求教雷丰少逸氏，重温《时病论》；痈疽疮疡辨不清阴阳虚实的，求教王洪绪，重温《外科症治全生集》……求教一个朝代的名著如果仍未明白，同时参看多个时期同类著籍，直至明白，方考虑接诊。还要结合现今诸多因素，诊断辨证，斟酌选方，对证加减，然后施治于人。我这样做，既在不断温习圣训，完善提高技能，更是不忘根基，承之有源。这也是"会诊"的一种方式，只要有书，想请谁就请谁，甚至还可以同时请到多个朝代的大名医。足不出户，也不花钱，他们也没有"架子"，何乐而不为？这就是我常说的"三师"之一，永远都不厌烦的最好的老师。不懂就问，谦能受益，学无止境。遇到难题勿惧，敢于克难则进。切身体会，仅为小结。

治验回眸，以启来者

临证所治典型案例，回眸理法方药运用，必要而有意义。虽然时过境迁，但值得回味。人们常说，"医生越当越胆小"，"越老越有经验"。这两种说法，在我身上究竟体现的是哪一种？只有小结回眸，加以比对，才能知道。下面，我大致按时间顺序，略分内、外、妇、儿，遴选较为完整验案，概要叙述，以作比较。

在我19岁那年秋天的一个傍晚，我们十余人同时吃了未熟透的豆角蒸面，时过不久，我和数人即感脘腹气胀，肠鸣泄泻，其他人也有不同程度的不适感。我自己可能体质较差，腹痛、泄泻比较严重。当时地处深山，数十里无人家，也找不到药物。我问主人有无陈莱菔子和陈橘皮？他说都有。随用数两陈莱菔子炒熟，再将陈橘皮煎汤，先吃莱菔子，后喝陈皮汤。莱菔子很好吃，陈皮汤微苦。大约过了半小时，腹痛、肠鸣减轻，泄泻随之停止。总共不到2小时，诸症悉平，大家获安。翌日，大家一切正常，依然各司其职。

莱菔子，味辛甘性温。功用行气导滞，消食止痛。生用则升散，吐风痰，散风寒，宽胸膈；炒熟则定痰喘咳嗽，调下痢后重而止腹痛。朱丹溪称它"有冲墙倒壁之功"。陈皮，辛苦性温。能散、能燥、能泻、能补、能和，调中快膈，导滞消痰，利水破癥，宣通五脏，通治百病，皆取其理气燥湿之功。多服、久服，损人元气。在这山野荒僻之地，又值夜晚天黑，能用农家常有之物，迅速平定伤食积滞、腹痛泄泻，若非熟谙医理、药性，岂能有此结果？此亦权宜速效之法也。

数日之隔，路遇一农家小伙，双眉紧锁，呻吟腹痛。近前一看，面色淡青，四肢不温，见他双手捧于小腹，我便略知一二。见患者门檐下有端午节采放的陈艾蒿，我便拿来择取其叶，同时让其家人找来一大块生姜，捣碎厚敷于丹田穴位，这时我已将艾绒搓好，捏成小鸡蛋大，如宝塔状，放于姜上，连灸七壮。当灸至第三壮时，患者疼痛即轻。此时，一家人连声道谢。我说别忙，还有话交代。遂问患者，是否性交后未避风寒？或者饮食寒冷之物？以致寒邪直中，小腹冷痛，四肢逆冷？患者应声道："二者皆有。"我前边所说已知一二，即此意也。我看这深山老林之地，找医生也不方便。再者，患者病情也不算很重，便嘱咐他们，按我刚才用的方法，每日1次，连续7天，以完全不痛为度。以后谨避风寒，切勿饮食寒凉，即可痊愈。时过不久，我又路过此处，一家人如见亲人，除道谢声不绝外，还让我到家里喝茶、吃饭，甚是热情。

由以上二例可见，"医者，依也。……斯病家有依赖焉（语出《时病论》）。"回眸意义在于：虽然所遇皆非大病，但听之任之，患者痛苦也不算小。能及时处治，是为医者之本职。能就地取材，随手取来治病，既是中医本能，更是患者所求。简便实效，何乐而不为？权宜之计，"呆板人"恐难做到。

我24岁时，有人邀我往诊。走到患者门前，我便打了一个寒战，只见檐下放着一副崭新的棺材，还有不少人在准备寿衣，人们出出进进，我便感到里边的病人病情绝非一般。到里边一看，只见一个年逾古稀的老太太，半坐半睡，手舞足蹈，焦躁不安。近前一看，面色红赤，唇色紫暗焦裂，舌尖暗红，满舌黑厚燥苔。勉强切其脉象，长则过尺泽，至数超数疾。神昏谵语，撮空理线。问及起病时日、治疗经过，近来饮食、睡眠如何？家人介绍：病已数月，起初感冒，一老中医开药3剂，吃下大汗淋漓，烦渴不宁；住院数次，回家不久，烦渴不宁复作；更一医当阴虚治，烦渴愈甚；又换一医，认为三焦火旺，大剂量苦寒药与服，谁知反而狂躁不安，即如眼前之状。还有3剂药未服，已经5日不进水米，即使少饮温开水，便立即吐出，所以正在准备后事。

我细细查看未服之药，生地黄、玄参、犀角、羚羊角、黄连、黄芩、大黄、栀子、地龙、钩藤等二十余味寒凉之药，几乎用尽所有大寒泻火药物，而且剂量之大，实在惊人。患者一派火势燔盛，已至"登峰造极"，无可复加；医者用尽寒凉，几无再选之味。然而病势日增，水米不入，我该如何？在我犹豫为难之际，患者家人诚恳地说道："病人已经如此，你只管死马当活马医，好了感谢，死了不怨。"我反复思考：患者年逾古稀，患病数月，辛温发汗，本伤肺阴；复用苦寒，续伤肾阳。几经折腾，其火是真是假？是虚是实？是否已成关格，以致虚阳外越，真阴将绝？不然，为何看似对证之药，服下却火势更旺，神情愈躁？病至非常阶段，辨证稍微疏忽，命将不保。况且我初涉临床，经验不足，如果稍有差池，后果不言而喻。

　　综合以上情况，我最后决定采取引火归原法，"热因热用"，方用仲师金匮肾气汤，思其津液亏乏，方中加入石斛、麦冬，一来生津止烦，二来权作"疑兵"，诱惑"热格"，使附、桂顺利通过"关隘"，以达到引火归原之目的。即使如此，仍感不够稳妥。嘱咐患者家属：一剂药二煎，药汤合为一处，待其冷透，均分八等分，每3小时服下一份，一日夜尽剂。此又"热因寒用"之法也。不然，患者"格拒"不进水米，尤其拒进温热之物，再不进药饵，其病何以得愈？即如是，我仍感忐忑不安。走出患者家门，我即匆匆上门请教老中医三人、比我中医基础好的青年中医一人。谁料得到的结果只有一句话："你胆子太大，简直就是给人送终！"原本以为患者病危，我用"激流挽舟，悬崖勒马"之法，力求救回患者性命，谁料竟然"初出茅庐"，便遭"身败名裂"的下场！吓得我如丧魂魄，昼夜不宁。一天，两天，天天如坐针毡，"魂不附体"，简直就像吓破了胆！甚至连去问一问的力气、胆量都没有……终于在第五天的一个中午，患者大儿媳妇带着"四色礼"（当地致谢最高礼物），高高兴兴地到我家表示感谢。她说："按你嘱咐，服药还算顺利，未出现呕吐。一剂药服至一半，狂躁即慢慢减轻，1剂药服后，知思饮食。共服药2剂，一切恢复正常。全家人都很感动，今日特来致谢。"当我获悉此讯，双腿一软，差一点坐到地上！心里连连自语道：谢天谢地，总算活了。就在此时，我是如释重负，"魂归身体"。当我神情恢复的一刹那间，第一个想到的就是千恩万谢药王孙真人"胆大心细，智圆行方"的教诲。今后只能加强，不可稍懈。此案的成功，除平时勤学深悟外，临证具体运用之时，胆大心细乃是决定成败之关键。后此患者又活了十余年，寿至九旬善终。

　　在我27岁时，街坊中一个德高望重的老者突然疯了，中医，西医，甚至"使法"的也请过，就是不见效果。老者依然怒骂嬉笑，爬树逾墙，甚至从10米高处跳下，不但毫发无伤，而且行走如飞。半月之后其家人请治，这时方能轮到我，因为我年轻，这也很自然。我用生铁落饮合朱砂安神丸加减2剂，尽剂病愈。因于此，我的名声也随之大振。

　　时隔2年，我次子不足半岁时，外感暑气，内伤饮食，发热泄泻，用药2剂热退泻止；不及3日复如前，体热、泄泻复作，再用清暑退热、健脾止泻之药与服，遂愈；未过5日，前症又作。之后，住院西医治疗，病愈出院。无奈不到3日，前症仍然如是，潮热、腹泻又来。如此3月有余，我儿已是身瘦如柴，皮包骨头。凡所治疗皆有效，就是转眼复发，依然潮热不退，泄泻不止，精神委靡，似睡非睡，双目半睁，几乎奄奄一息。能请到的人，包括我的父亲在内，无论谁治都有效，就是不能痊愈。我甚至一度失去信心，但毕竟尚存一息，况且还是自己的亲生骨肉。我反复观察，仔细揣摩，只见他每次发热时仅是躯体较热，四肢反而不温，难道是《伤寒论》中的"四逆证"？遂用四逆汤加人参与服，半剂热退，一剂病愈。后仅用饮食调理数日，身体康复。

甘温退大热，用之对证，效若桴鼓，立竿见影。"古方不能治今病"之说，纯属无稽之谈！我那时还不到 30 岁，此例使我终生难忘。所以我常说，学无根柢，《内经》《伤寒》，即是中医之渊源、根柢。民间常说的"都是飘学，没有根基"，就是一知半解。

我 28 岁那年秋季的一个中午，偶遇 18 岁吕某，他弟弟背着他正往卫生院走，问他为何？得知因为创伤感染，已经引起骨髓炎、骨坏死，要速去截趾，说不定还有截足的可能。我将其拦阻回家一看，右足大趾上部肌肉溃烂，流出污秽臭水，趾骨暴露灰黑，患侧足背至膝盖以下水肿色暗，身发低热，难怪要去截趾！遂用仙方活命饮合阳和汤加减 5 剂，水煎内服。黄芪、生姜煎水微温洗净患处，用去腐生肌膏（玉红膏）厚敷于上，净纱布包之。勿食荤腥油腻鱼虾等一切发病之物，谨避风寒。如此调治至第二日，水肿消尽，低热全退，溃烂坏腐去尽，跖骨色白，新肉复生；至第三日，嫩红色新肌生满，创口已平。但不能用力，因为新肌无皮，易破出血。7 天后采用"老皮法"方，5 天即可下地行走，其患治愈。未料第九日晨起，新肌复溃，流出鲜血，问他是否犯忌？方知夜寐遗精 2 次，随感患处疼痛，以致新肌溃破。嘱咐他继续服药，其余用法同前。因为如上情况出现过 3 次，耽误时间不少，直至 20 天后，总算完全治愈。吕某身体一直健康，今已退休，享受正县级待遇。

此患小小年龄，如果截去足趾，或者整足，岂非成了废人一个？我用保全之法，治愈创伤感染，安全速效，保全肢体，因而才有他以后的如意前程。范仲淹"不为良相，则为良医"之说，我初次似有感觉。

治愈吕某后，又治黄某，他夜行不慎，被柘刺扎伤右腿足三里穴处感染，迅速整腿水肿、发热，医院要他立即手术截肢，否则有生命危险！黄某因为经济拮据，更不愿年纪轻轻便成个废人，因而找我医治。经过内服外用，总共治疗十余日，伤患痊愈。花钱不到 100 元（1983 年 8 月），劳作如常。

余某患骨髓炎骨坏死多年，胫骨上端数次手术，伤口久不愈合，几乎天天换药。我用药 3 剂，伤口愈合，半月不到，生活自理，不久可以劳动。

秦某骨髓炎引起股骨头坏死十余年，两个伤口不断流出臭水，身发低热，无数次住院，要他截去整个患腿。因为家财早已耗尽，实在无力筹措费用，而来找我医治。我用中药70剂，花钱不足400元（1990年9月），伤患完全治愈，至今已过20年，劳作一直正常。

李某因为丹毒溃烂深入，不到7天，右下肢外侧踝骨以上腓骨暴露，色黑干枯，患肢漫肿，昼夜疼痛不休，医院多次要她截肢，她坚决拒绝，邀我予治。总共治疗1个月时间，坏死去尽，新肌复生，续用生石灰水敷法，皮肤老化，溃烂痊愈。

徐某因为车祸，左下肢多处粉碎性骨折，住院八个多月，骨折完全治愈，无奈左膝肿大，疼痛不休，3次手术，均无效果。要他截去下肢被拒。我用中药24剂，肿痛全消，1个月内完全康复，劳作如常。

余某因为乳痛误治，以致左乳房过半坏死坚硬，其色紫黑，疼痛不休，某医院欲切除整个乳房，患者抵死不允，我用治吕某法，半月化尽死肌，半月生肌痊愈，无论内外形色均与健侧无异。后生两个儿女，乳路通畅，一切无碍。

夏某头胎生后第三日，突然右乳房红肿焮痛，身发寒热，当地西医治疗7天不消，红肿愈甚，疼痛更剧。其母邀我往治，外敷内服，不到4个小时，自然脓出，肿消痛减。3日基本正常，5日痊愈。

略举中医外科数例治验，回眸历程，检验自己。提示要点是：感恩王洪绪《外科症治全生集》一书。此书"全生"二字是我追求的目标。王洪绪可谓大慈大仁之人，书中不用刀、针，不用升、降二药，不给患者增加任何痛苦，只要能分别阴阳二证，其中方药无不药到病除。这与兵家"全国、全伍、全卒为上"极其吻合；更与医、佛、道、儒之仁、慈、善、爱相通。我处处谨记"全生"二字，区别阴阳两治。凡经过我手者，皆可达到王洪绪先生的要求，速去痛苦，保全身体。从未玷污过他的名声，均如书中所训，皆得痊愈康复，医患两家同乐。

女性痛经，虽然不算大病，但看到她们疼痛时的情景，亦令人心酸。其实此病并不难治，只要对证用药，大都能够痊愈。尤其是习惯性小产，病家甚是痛苦。我治过各种原因引起的流产，少则三两胎，多则七八胎，虽然治疗不易，也都一一保全，皆大欢喜。这在我的《临证效为实》书稿中皆有详细记述。

在我50岁时，接诊一个出生仅9天、已经判了"死刑"的破伤风女婴，因为这家人年及四旬才得后，舍不得将尚有一息的女儿放弃，苦苦求我"死马当活马医"。我看女婴面色青灰，微微颤动，仅剩奄奄一息。明知破伤风是不治之症，出于怜悯之心，勉强用撮风散加减 2 剂，以尽医者之力。未想真的"死而复生"，而且长大后身体健康，美丽俊俏，成绩优秀，大学毕业，并且有了好工作。此案体会是：救人一命，胜造七级浮屠。明知不可为而为之，感动天地，有时也会出现奇迹。

65 岁这年，1 个月圆满治好一例胰腺癌、一例肺癌。尤其胰腺癌患者，当时全身发黄、奇痒，脘腹胀满疼痛，专家多次会诊，结论是：7 天内不动手术，寿命不超过 3 个月。因为家属知道术后状况，拒绝签字。我用茵陈蒿汤合血府逐瘀汤加减，服药 60 剂，复查 3 次，疗效之好，令专家感到惊诧。至今已经 11 年，患者反复复查，一切正常，身体较以往更健康。

肺癌患者，我用仙方活命饮加减，治疗不足 2 个月，复查 3 次，癌肿完全消除，身体较以往更好。媒体多次采访，我从不认为会治癌症。因为所用方药，没有一个是治癌症的专方，我也没有一个能治癌症的所谓"秘方"。找到我的患者，全是辨证施治，因人因证用药。手中压根没有什么法宝，所以无论患者从哪里来，我只有一句话：从不会治癌症。有人好了，那是奇迹，不是我的能力。我能做到的，只有辨证施治。

这两例的体会是：物从其理，古方新用。医者父母心，哪怕只有一分希望，也要百分之百努力。仅按传统治法，"同病异治，异病同治"，不过稍微灵活点而已。

70 岁前后，又遇到了"新问题"。女子 20 岁左右，经血奇少，甚至数月、数年不潮；男性不育，也在增多。这方面本来是我的长项，可是治疗难度也在"与时俱进"，颇使我感到头痛。这几年心脑血管疾病、中风偏瘫、多种癌症、不孕不育、颈椎病、腰椎病等，发病率趋高不下。不说癌症，就是有些常见病，也是越来越难治。是我七旬之后精力不够旺盛，还是治病能力在下降？总之，我已感到"疲惫"与日俱增，但患者依然不减，颇感力不从心。

以上治验涉及内、外、妇、儿诸方面，所提到的典型案例，只是概要叙述治疗经过，以证明所学所用之效果。其中各类案例体会不一，因为病证表现不同，采用治法各异，治疗效果参差不齐，因而心得体会就不同。凡所提到的案例，皆为实际经历，未做任何修饰。回眸历程，检验自身。趁晚年剩余的时间精力，来一次大致梳理，简要整理成册，对后人或许有一定参考价值，对自己这一生的行医历程，也算是一个小结和交代。通过以上治验案例的前后比较，胆略已见下降，处治渐显稳妥。是成熟？还是顾虑增加？我，自知人生句号将至，医苑耕仆的角色，一圈也将画圆。至于是非对错，留给后人评说。

梳理小结

从我入门习医，到临证大致经过，已经简要叙述于上。续将55年治病经过，即所学、所用的相关内容，俱纳入《医门课徒录》系列书稿：

《医门课徒录——一名基层老中医55年临证手记》（修订版）

《传世碎金方——一名基层老中医55年屡试屡效方》（修订版）

《草木皆为药——一名基层老中医55年中草药简易方》（修订版）

《本草体证录1——一名基层老中医55年临证用药秘法》

《本草体证录2——一名基层老中医55年临证用药秘法》

《本草体证录3——一名基层老中医55年临证用药秘法》

《回眸效验方——一名基层老中医55年实效验方辑录》

《简便廉验方——一名基层老中医55年效验小方秘录》

《沉疴治悟录——一名基层老中医55年顽疾诊治体悟》

《临证效为实——一名基层老中医55年治病经验实录》

为了较为系统地反映个人学用过程，本分册共分五部分内容。引子乃介绍笔者学医、从医历程。卷一：医门必读，乃为课徒专设，是谓笔者学习、临证体会总结，有助于初行医者得晋医阶。卷二：实效小方，是我多年经验累积，今将其较为系统地整理出来，一并列出。根据功效用法，共分七类：杂治类、药茶类、药膳类、熏洗类、热敷类、足浴类、药酒类。其中以药茶与药酒两类介绍品种最多。如能对证选用，各类小方均有实际效果，因为是从多年实践经验积累而来。卷三：临证经验，以归类个人治病方法，并将疾病按轻重缓急分为三类：① 发病较急类病症治疗案例；② 较为疑难类病症治疗案例；③ 常见病症类治疗案例。以上分类，属个人临证体会，并无任何刻意划分，只是区别轻重缓急而已。见之者，也不必钻牛角尖。因为每个人的思路不尽相同，处治疾病的方式方法有所差异。因而为此争论，没有实际学术意义。卷四：常见病脉症治法方略，乃简述个人常见病症基本理法方药思路，以备初涉医林者参考。至于其他内容，也是临证经验所积累，一并辑于本稿，可以相互参看。

各个大小经验方、药酒方等，都是从临证实际运用总结而来。安全第一，效果至上。可以说是个人几十年经验所得，不敢有丝毫轻率。于医患二者，均有一定参考意义。作为一个年近八旬的医者，将较为成熟的经验所得和盘托出，疗效得到广大读者的认可，我感到欣慰。好像把一生有用的东西留下来，传下去，相比随着自己生命的结束而消失要有意义。但由于个人能力有限，虽然倾其所有，亦难满足所有读者期待。所以我的网名叫做山野小草，意谓微不足道，但我的一生从未小憩，一直在苦苦探索，勤于临证。虽然名不见经传，但亦有自己的见解。哪怕只有一丁点收获，只要是有益于治病的，总想把它留下来。好像只有这样做，才是一个医者的本分。至于他人如何评说，我只守住做医的操守——医为仁术，竭力疗疾。岂能尽如人意，但求无愧吾心。

中医界名人云集，名著众多。我知道自己身卑力微，充其量也就是人们脚下不起眼的一棵小草。但我一生尊贤敬能，认真实践他们的教诲。继承，哪怕只继承了很少，也算是走的正途。晚年不揣鄙陋，将 55 年临证小获，整理成册，仅作回眸行医小结，并用于课徒。公开出版之后，得到了广大读者的认可。许多读者，以及中青年医者，按照书中方药，对证疗疾，使多年风湿痹痛、崩漏出血、年久顽癣等疾患，得以治愈或显效。普遍反映：书中内容是一个老中医真实经验的奉献。这是对我的认可与肯定，我当继续努力，把真实有用的实效方药及应用经验全部陆续写出来，以供读者参考。但我时间、精力、知识皆都有限，书中难免舛错谬误，渴望高人不吝赐教，欢迎读者多提宝贵意见。

卷一　医门必读

医门必读，前人有先难后易、先易后难之说。前者是先从《内经》《难经》《神农本草经》《雷公炮炙论》《伤寒论》《金匮要略》《温病条辨》等经典入门，以夯实国医根基；后者是从药性、汤头、诊法等开始，临证后再续读经典名著，以提高理论水平。无暇通读《内》《难》者，《内经知要》不可不读。笔者是在先人指导下，先读《内经》，同时实地认药，兼读《本草备要》，旁参多家本草，方剂、诊法、名医医案等著籍，以及内、外、妇、儿等专科著籍，亦都需要备读。以下诸篇内容，即是笔者学用体会，梳理于此，仅供参考。谬误之处，敬请读者指正。

常见病机九条

常见病机九条，为原十九条所未逮。增之宜否？未多虑也。愚虽识浅，非敢故弄玄虚，仅为时用也。

第一条：诸温烦心，皆属于热。

诸温，言温病之多也。烦心，温热伤营也。

夫病多而方少，莫过于温病矣。六气之中，除寒之外，莫不兼温；况伤于寒，不明表里，概以温散，又多化热，所以言诸温也，谓六气之中，病温者居多矣。时医凡治外感，首以发表兼以消导，继以攻下；更有甚者，不敢攻邪，妄用温补，以致病温者由轻转重，重则变生他故，而致不救者，时有之！是治温病者，若无成法，或可谅之；而刘河间、叶天士、吴鞠通等诸贤，俱各有真见，治温之方，详且备矣。医再失之，咎何辞之！

夫温邪之伤，先从口鼻，治宜轻清，且忌妄汗！盖温邪化热，极易伤阴，故见烦渴欲饮，干咳咯血；或热入心包，烦乱谵语等症见矣。故治温病，初在清解，时时护阴，若温邪伤营，必顾心肺。如有变生，视其所在，观其间甚，能使温邪不化热化火者，从卫从气解之，营血不伤，正气未碍，可谓善治者也。

第二条：诸壅凝泣，皆属于口。

壅，塞也；凝，结也；泣，不通畅也。

诸壅凝泣，概言今人贪食肥厚，自谓"天赐口福"，实乃以图口快者也。孰不知"病从口入"，自我戕害也。每见体胖肥厚之人，多为饮食无节，尤喜肥厚脂腻，其甚者，酗酒无休，起居无常，体胖气短，看似有余，实则脉细如丝，气息不畅，色多滞暗，而乏光泽也。西医诊之，病多"三高"；脂肪肝、酒精肝、冠心病、脑血栓、胆囊炎等病缠之一身！时髦语曰："体内垃圾！"因而自负过重，行动不便，动则喘嘘；不是头目晕眩，就是胸闷腰痛，倦怠乏力，步履蹒跚；或筋脉挛蜷，甚时脉管瘀阻，皆口入所积，形似有余者也，故曰血脉凝泣，瘀阻不通矣。气为血之司，脉细如丝，动则气喘，气不足也。经言形盛脉细，气不足以息者死，可不警之乎？夫医之治也，祛其有余，关乎不足，郁则疏之，瘀则化之，积则除之，脂则消之、通之、和之，"垃圾"除之，气以畅之，血以活之，视其病情，以意消息；力嘱病人，修其"口德"，去其脂腻，多加运动，起居有常，修养心性，如此则浊必去矣，病希可愈耳。《素问·生气通天论》曰："膏粱厚味，足生大丁。"膏粱之人，内多滞热，皮厚肉密，故内变为大丁矣。湿腻滞留，脏腑失和，受此邪毒，所以足生大丁，邪毒所伤耳。身生诸毒，疖毒湿疹，疮疡生矣。此其外也，治之尚不甚难。伤内则为脏腑，为血脉，若不"绝敌之资粮"，纵有"仙丹妙药"，亦难奏效也！

第三条：诸脱气陷，皆属于虚。

脱，滑出也；陷，中气下陷也。脱滑不固，故属虚。

诸脱气陷，谓脱肛、子宫下垂、中气下陷也。饮食劳倦，内伤脾胃，以致元气不足，故见心悸、气陷耳。东垣曰："脾胃之气下流，使谷气不得升浮，是春生之令不行，则无阳以护其荣卫""此皆脾之气不足所致也。"七情劳倦，寒温不适，元气耗损，内伤不足证也。《难经》言之，"出者为虚。"脾胃虚损，气难升扬，故见脱肛、子宫下垂矣。张璐曰："肛门之脱，非虚而何？况大肠与肺为表里，肺脏蕴热则闭，虚则脱。"脾为肺母，脾伤则气虚，气虚则营亦虚，升降之职失矣；或孕育过多，劳伤肾气，或泻利日久，脾肾阳虚；或小儿气血未充，老人气血已衰，而致脱肛、子宫下垂者，是虚则不能约束禁固也。治之大法，升阳益气为主，健脾固肾续之，即所谓"陷者升之，不及者补之"之义也。

又汗之一证，亦多属虚。景岳曰："有自汗者，有盗汗者。自汗者，濈濈然无时，而动作则益甚；盗汗者，寐中通身汗出，觉来渐收。……自汗者属阳虚，腠理不固，卫气之所司也……盗汗者属阴虚，阴虚者阳必凑之，故阳蒸阴分则血热，血热则液泄而为盗汗也。"此言内伤病汗证也，非谓外感发热，治之不可不别也。此条乃言脱、陷虚证，临证之时，医必因其所因，责虚责实，必合病证，庶无误也。

第四条：诸遗带浊，皆属于肾。

遗，失精、遗尿也；带浊，带下、白浊也。

诸遗，遗精、带下也，屡堕不育也。经曰：怵惕思虑则伤神，神伤则恐惧流淫而不止。肾者，主蛰，封藏之本，精之处也。肾为五脏藏精者也，伤则失守，谓一脏之真不得其正，则一脏之病作矣。故梦遗失精、肾虚自遗、带下白淫症见矣。如相火邪客，则梦交而遗，肾虚肝实，易动而泄。所谓肝实，肝藏相火耳。亦有不在肝肾者，如心脾不足，传于肾肝，以致精滑也；或心包相火下乘，心肾不交，亦致梦滑，此阴阳失和，水火不济也。梦交失精，乃相火所为；无梦而遗，心肾多虚。若夫思虑惊恐，或所欲未遂，日久阴虚，肾元不固，因而带下白浊，时时淫出。析其病机，多与心脾肝肾相关。惊恐扰之，思虑伤之，邪火下乘，肾精不安，因之脱出，带下见矣，胎元失固，动而小产也。

以上诸证，属之于肾，因之以邪。邪之所干，有内有外，如寒温不适则伤于外，饮食劳倦则伤于中，喜怒惊恐伤于内，以致阴阳不和，诸症作矣。治之之要，清其邪火，舒其心脾，固其肾元，乃可安也。

第五条：诸幼消瘦，皆属于口。

诸幼，10岁左右儿童；口，喜入、恶入也，或称挑食、厌食、偏食。

诸幼，指厌食幼儿之多也；消瘦，言幼童身体瘦弱，肌肉不长也。因于口，言其所食喜恶也。观今之幼儿，普多喜食杂零，而早、中、晚正餐，恶而拒之，亲长百般劝食，亦难使进三两口，使尽招数，无可奈何。《素问·五脏别论》曰："胃者，水谷之海，六腑之大源也。五味入口，藏于胃以养五脏气。"胃受水谷，荣养四傍，谓之运化之源，故为六腑之大源；脾主肌肉，以布营气，诸脏皆得其益也。《素问·脏气法时论》曰："五谷为养，五果为助，五畜为益，五菜为充，气味合而服之，以补精益气。"今之小儿偏食，厌食，甚者拒食谷蔬，专食杂零，以合其味者喜之，商家便迎合之，于是乎，五花八门、千奇百怪之所谓食品，琳琅满目，令人眼花缭乱，不知所措，小儿则听广告，看商标，寻玩具，找贴画矣，以玩为是，以怪味纳之，日换数种，不胜数矣。气血未充、脾胃尚弱之幼童，岂能耐之？盖杂乱之伤也，害匪浅矣！故多消瘦，且伴体弱，易感外邪，或吐泻利下者，多矣。甚者十余岁，尚面黄肌瘦，动则汗出，身虽苗条，但无耐力，如此等等，皆厌食"四五"（五谷、五果、五畜、五菜），贪食杂零之祸也。

第六条：诸痛麻强，皆属于骨。

诸痛，痛证多也；麻，疼痛麻木也；强，活动不便也。

诸痛，指头身各处疼痛；麻强，麻，血不活也，非痛非痒，亦非木；木者，不仁也；强，活动不便，甚则强硬，难以屈伸也。"病机十九条"第十三条曰："诸暴强直，皆属于风。"言内风所致，责在肝，治宜活血润燥息风。此条属骨，言骨刺、椎突（椎间盘突出）也。《素问·痹论》曰："痛者，寒气多也，有寒故痛也。其不痛不仁者，病久入深，荣卫之行涩，经络时疏，故不通，皮肤不营，故为不仁""痹在于骨则重，在于脉则血凝而不流，在于筋则屈而不伸，在于肉则不仁。"王冰曰："尻以代踵，谓足挛急也。脊以代头，谓身蜷屈也。"踵，足跟也。骨刺一病，自古有之，而今尤甚。究其病因，初即《素问·痹论》所言："风寒湿三气杂至，合而为之痹也。"诸痹不已，入于筋骨，荣卫不行，血流不畅，气滞血凝，骨失荣养，复加寒暑不适，劳逸失度，久而久之，骨刺生矣。刺轻则痛轻，刺甚则痛甚，若有骨刺、椎突，疼痛更甚，甚则瘫痪者有之。故颈椎骨刺者，头项强痛，或肩臂麻木，甚则眩晕呕吐；腰椎骨刺者，臀外侧至足背，麻木疼痛，难以屈伸，活动不便，甚则不能履地也。周身各处，皆可生骨刺，而以颈、腰、膝、踝、肩、肘、腕、指为多见。病痛而剧者，颈、腰二处为最甚。治之大法，以活血通络为先，补肝肾为本，加以他法，综合治之，以减其痛。

第七条：诸疮焮痛，红肿根束，皆属于阳。

焮痛，热痛也；根束，根脚收束而高肿也。

诸疮焮痛，红肿根束，皆属于阳。诸疮，言疮名之多也。赤痛，灼热而痛也。红肿根束，如一切痈疖疔疮，无名肿毒，无论肿疡溃后，均见红肿赤热，根脚收束，边缘齐整者，谓毒不散漫也。此等证候，皆属阳属火，治之得法，多顺而易愈。盖痛者，壅也，不通之义。阳实之证，初起即红赤热痛，肿而高起，疮顶光亮，根脚不散。证重毒深者，多有寒热不适，或心烦口渴，或便秘溺赤。患大逾寸，甚至数寸者，曰痈；不及一二寸者曰疖；患小初如粟米，多生于四肢关节及颜面，来势急而畏冷畏热，患处麻木或木痒，乃疔疮也。疔疮虽小，其毒尤深，其变尤速，治之不可稍缓！初起木痒，切忌抓破，抓破毒发更速，以面部为最忌！阳实之证，治之得法，则易消、易溃、亦易敛也。治法非良，亦多变逆，甚至致残者有之。乃病非致残，实医者残之也。医者患者，皆当审之！

第八条：诸疽隐痛，白硬散漫，皆属于阴。

隐痛，痛不甚也；白硬，色如常肤而硬也；散漫，根脚不收束也。

诸疽隐痛，白硬散漫，皆属于阴。诸疽，言疽症多也。隐痛，谓痛之不甚也。白硬，谓初起之形，肤色不变，有坚硬难移者，有绵软圆滑者，或痛或不痛，痛则隐隐然耳。散漫，谓阔大平塌，根盘散漫，色不明亮也。属于阴者，一切平塌散漫，毒不收束，皮色不变，肿之而不高，痛之而不甚，皆属阴寒虚证。消、溃、敛皆难也，治之不易耳。若医非良善，治之失度，误用寒凉，犹雪上加冰，疽毒愈凝而难化，毒深而难消矣。

王洪绪曰："概不论阴虚阳实，惟凭经并治，以致乳岩横痃成功不救，瘰疬恶核溃久成怯，全不悔凭经之误！夫红痛乃阳实之证，气血热而毒滞；白疽乃阴虚之证，气血寒而毒凝，二者以开腠理为要，腠理一开，红痛毒平痛止，白疽寒化血行。……如以阴虚阳实分别治之，痈疽断无死证矣。"信矣！能识阴阳，分别治之，百无一失，纵使坏证，亦能由逆转顺，使病者无冤残矣。余非戏言，仅余两代，用之百年，可谓千无一失矣。

第九条：诸疮溃久，腐脓清稀，皆属于虚。

溃久，烂久不敛也；脓水清稀，虚寒之象也，故曰寒。

诸疮溃久，腐脓清稀，皆属于虚。诸疮溃久，言痈疽等患，失治溃烂，日久不敛也。腐，肉坏肌腐，甚者骨死也。腐脓清稀，言肌肉腐化，脓水不尽，或如酱油状，或如烂豆渣状，污浊清稀也。虚者，诸如上述，无论何证，多由医之失治，以致正气衰败，阳失温煦，日久成怯，故曰虚也。

善治者，痈肿能消，有脓能溃，溃后能敛。其不善者，肿痛难消，毒脓难尽，溃久难敛。善之善者，腐坏能化，脓水能尽，即使溃久，亦能敛之，不使留邪，不使遗患也。其理朗朗，在于医也。何谓朗朗？辨阴阳之虚实也。如虚实不辨，阴阳未别，譬犹寒暑不知，男女不分也。寒则温之，虚则益之，阴阳不和则和之，即是坏证，未有不转顺。然不知阴阳虚实，唯用清热解毒，譬犹三冬寒凛，万物不生，何言毒化？坏死何去？新肉何生？是谓人之生生之气，犹三春温煦，万物生长也。其理明乎？故概以某病某法而弃之虚实阴阳者，是失其大也，疏其要矣。故断指截肢者，屡见不鲜。我遵洪绪氏理，师洪绪氏法，治之百无一失，欲锯腿截指者，一一俱保全之，无一例有后患者，岂不快哉！王洪绪曰："阳和转盛，红润肌生，当投补养气血之剂""若妄投清解，反伤胃气。"此王氏治阴证虚证之真言，溃久不敛之正治，我坚信不疑也！

《素问·至真要大论》病机十九条，文深而义奥，所言大而宏，所注精而要，义理至道，久诵揣读，时有新悟，乃病机之典范也。常见九条，文浅而义专，只言某病也。一为圣典，一为俗说，仅设时用也。石顽曰："齐一变至于鲁，鲁一变至于道，道之兴废，靡不由风俗之变通，非达道人，不能达权通变，以挽风俗之隤弊也。今夫医道之变至再至三，岂特一而已哉！"若夫文立一端，而病兼不一，非穷研古圣奥义，难以达今时之变，则用莫济事矣。故伸以九条，非为混视耳目也。乃小神时用也，我再伸言也致此。

四诊叙要

中医治病，须详四诊。望闻问切，不可偏废。神圣工巧，各有所能。临证参伍，庶无差误。故圣人造精微，通神明也，未有不先望而得之者。续以耳占口审，指切同参，以识病之根源，则可减少误漏矣。若佐以现代辅检，则更加诊断精准；辨证论治，勿失传统。事中医者，需要不断完善，随时代之变而变，不能闭门自守。但，万勿本末倒置，轻此重彼，而失传统医学之宗旨！取长补短，不断创新，才能保持国医永久不衰。闭门保守，非我愿矣！然，今之很多中医，仅靠辅检断病，不重四诊，甚至全然西化，我甚惑之！故叙四诊之要，意在律己也。

望以目察，人之气色光泽明亮，且胃气不衰者，虽病重而易愈；若晦暗滞浊，精神不振，胃气衰败者，虽病轻亦难速瘥。如青黑之色成片如拇指，出于庭面者，则病多凶逆，须防猝死。若目合阴缩，舌卷口开，手撒唇缓，汗油如珠，目瞑不见，面色土黄，目盲戴眼，张口气出不返，舌伸难缩，干瘪无津等象者，多为难救。此外象之易见者也。至于面之五官各部，则各有所属，五脏六腑，五行五色，生克顺逆，七情六淫，猝病凶吉等，《内经》早有详述。欲精望神之妙，当深研之。今所笔之，乃望诊浅而易见者也。如妇女面黑，俗称黑气，成大片者，或斑点，色或淡紫，久不退者，非痨疾即血病，若无肾病，即经血失调，或虚或实，或热或寒，加问则详。如经血超前，色暗有块，行经不畅，或伴腰腹疼痛者，为实为滞；经期退后而色淡，小腹畏冷，腰酸腹痛者，为虚为寒，观其多少，以知所偏。又面色黄黑，纹绕口角，伴见消瘦者，多是噎膈。白色者非脱血即虚寒，若脉见如乱丝，神情恍惚不定，乍白乍赤，羞愧神荡，脉浮气怯者，则多是惊恐所致，毛发焦枯，或乱如麻，神脱肉削者，病多重危。

夫形强肉坚之人，邪气自然难犯，形弱肉脆者，邪易侵入。体肥厚食之人，最忌其形如绵。瘦人多火，最怕消瘦如柴。如形气已脱，虽九候脉调亦危。形盛脉小，形衰脉大者，皆难治。病人颈脉大动，主喘息不得卧。目上下肿者，主水病。从面上肿者，曰风水阳水；从足胫肿者，曰石水阴水。若肿至腕踝、颈项者，乃阳虚证也。病人头倾视深，目无神光，精神夺矣。背屈肩随，坐则腰偻，胸府败坏而肾将惫矣。行则振掉，骨将惫矣；行则偻俯，筋将惫矣。形神将夺，筋骨尪颓，皆为难医也。

小儿诊法，望尤为要。小儿哑科，稚弱之体，易病而变速。故诊小儿病，当步步审慎，差之毫厘，谬之千里也。观气色苗窍，山根额前，看三关指纹为首要。听声音，问父母亦不可忽。如山根色见青主风，红主热，赤主热甚，紫黑邪热愈盛也。又小儿以六淫外感、饮食内伤为多，故常见发热积滞；然高热惊厥，肺炎喘咳，心不健全，脾虚消瘦，五软五迟等，为儿医者，当倍审之。儿科名作甚多，为儿科医者，当仔细揣摩。

闻以耳占鼻嗅，望以观其神色。闻则听其声音，嗅其气味也。相传古有隔墙闻声，以断其病者，可谓闻之圣也。而闻其气味，以知顺逆死生，以辨虚实寒热，或中于毒，亦当知之也。夫五脏心肝脾肺肾，五音角徵宫商羽，声出常异，合脏之变，以断疾病顺逆、虚实寒热，历有专著，兹不赘述。所提者，乃临证常见而易辨者也。如喜之所感，其声忻散；怒之所感，其声忿厉；哀之所感，其声悲嘶；乐之所感，其声舒缓；敬之所感，其声正肃；爱之所感，其声温和，此其常也。医者以此类推，可识有病无病之声也。夫五声之变，变则病。如肝呼而急，心笑以雄，脾歌以漫，肺哭声促，肾呻低微，若兼色克，其病多逆。此五声之变也，故为病。所谓色克者，假如肝病，见相克之白色，肝主木，其色青；肺主金，其色白，金克木，故相克而主凶也，余脏类推。

好言者多热，懒言者主寒。言壮为实，言轻为虚。言出难以接续者，夺气可知也。谵妄无伦，亲疏不辨者，神明失也，实证可治，极虚难医。失音者声重，内火外寒也。疼痛日久者，声多劳哑。小儿抽风不语，大人中风不语，皆难治。讴歌失声，不治亦愈。若无故而失音，病人躁急，张口无声，以手指其喉者，多为喉痹或急乳蛾，俗称火喉，乃咽喉血疱所堵，故难出声而急也。当速刺破，以放积血，吹以清凉之味，速可愈之。医遇此若不知其故，病人窒息闭死者时有之。又有夏秋暑湿蒸腾，人猝至污秽之地，中于湿秽浊气，亦有郁闷不语者，面色如尘垢，脉隐乍见，速以芳香开窍药治之，必愈。闻以耳占，略于此矣，复以闻之鼻嗅言之。

闻其气味。气味者，口中之气味，身躯之气味，或称尸臭及呕吐之物气味，唾液痰涎之气味形色，二便之形色气味等。对于识病之情，知其所伤，大有裨益也。如声粗气壮，口出臭味，则多为外感热病，或湿热所伤；或平素胃热，贪食厚味，饮酒无度，中焦积热；若见舌苔板厚，黄而腻者，脾胃湿热也。若感口苦，渴而饮少，湿重于热也；苔燥烦饮，热重于湿也。未近病人，便闻尸臭，其气如腐肉状，形色或脱，脉如虾游，或如雀啄者，多难救。欲嗝而回，或连嗝不畅者，多为胃气上逆，而谓之呃。病人呕哕，吐出新食，或伴水饮，其味臭腐者，多为暴食伤胃；若兼异味，必问其所中何毒？医当倍加审之！唾液之形色气味，亦当辨之。唾少而黄，或黄而有腥味者，必是肺热伤津；若为清稀，气味不浓者，则是外感风寒，或肺胃素虚；痰色白而有泡沫，无腥味者，亦为肺胃虚寒，或复感寒邪；痰黄而稠，气味腥者，肺热为多；痰中带血丝者，热伤肺阴，或咯咳发热所致；痰稠灰硬，或两颧潮红，或夜汗低热者，多是肺痨；吸烟过度者，痰亦灰黑，但无他症者，不作病论。大便溏稀，气味不甚者，脾胃虚寒，或命火不足；利下黄赤，臭气浓烈者，则是肠胃湿热，或夹积滞；大便燥结，或伴烦渴，或腹痛胀满者，多为肠胃燥热；无热而秘者，多是血枯阴结。尿中有蒜味刺鼻者，多为有机磷农药中毒；有烂苹果味者，应为下消糖尿病；有氨味者，多是尿毒症；有肝腥味者，肝性昏迷；酒味浓烈者，醉于酒；有死鼠味者，多精神错乱；尿黄而臊，眼黄、肤黄者，必是黄疸；尿黄而短，烦渴甚者，三焦湿热；尿清而长，下肢畏冷者，肾阳不足；夜尿多而无臊味者，亦是肾阳虚。此闻诊之常见者也。

问以口审。问病之起因，以知病情，审其所入，以知起止也。假如自入喜焦，病生于心也；入脾喜香，病生于脾也，余脏类推。脾主五味，凡病者喜味、恶味，皆主于脾，此统而言之也。分而言之，则自入喜甘，病生于脾也；入肝喜酸，病生于肝也，余类推。肾主五液，凡病者多液、少液，皆主乎肾。此统而言之也。若分而言之，则自入而为唾，病生于肾也；入心而为汗，病生于心也；入肝而为泪，病生于肝也；入脾而为涎，病生于脾也；入肺而为涕，病生于肺也。声之微壮，色之顺逆，如法类推，以辨难易也。

问精神盛衰，以知虚实。夫百病之常，昼安朝慧，夕加夜甚，正邪进退，潮作之时，精神为贵也。神强则实，神困则累。昼剧而热，阳胜于阳。夜剧而寒，阴胜于阴。昼剧夜寒，阴上乘阳。夜剧而热，阳下陷阴。昼夜寒厥，重阴无阳。

昼夜烦热，重阳无阴。昼寒夜热，阴阳交错，饮食不入，胃气败矣，难治之症。食多气少，非为胃热，即病新愈贪食；食少气多，或为胃病不食，肺气逆也。喜冷有热，喜热有寒。寒热虚实，在多少之间也。如实热则饮冷多，虚热则饮冷少是也。

大便通闭，关乎虚实。通为虚，闭为实。若内外无热而闭，为阴结而闭；若内外并无寒证而通，为阳实热利也。小便红白，主乎寒热，红热白寒也。若平素浅红淡黄，则为阴虚也。平素白如米泔，则为湿热所化也。

问食野味，以别疮虫。问病人是否生食虾蟹，则可别疮毒、肺吸虫等，有人咽喉、胸臂及头面连生如疮，愈而复发，缠绵不绝，时伴喘咳，西医查之，乃肺吸虫也，治之痊愈。食他类野味，亦当问之，以免误诊。又务农事者，突患肿、喘、气粗而急，或伴寒热胸闷，或吐泻交作等症，必问是否农药中毒？或人粪氨气侵害？夏秋之时，尤当细审。不可以常诊断之，以免漏诊误诊！又有轻服药饵中毒者，如以生草乌，俗称"羊角七"，以治风湿痹痛，中毒者屡见不鲜，若加热酒送服，其毒更凶！服量过大，死者时有之。有用罂粟壳治腹泻腹痛、新久咳嗽者，往往因过量而中毒，以致面色紫暗，呼吸窒息！如此种种，难以尽举。问法内容，提及一二，在医者临证细审，不可疏忽也。

切以指参。切者，以指诊其脉也。脉者，血之府也。周身动脉运行，始于手太阴肺经，会于掌后高骨，谓之三关。前为寸，后为尺，中为关，或名曰寸口，为脉之大要会也。趺阳、胸膺、人迎、气口等，今人已多不用。十二经中皆有动脉，独取寸口，以决死生。十二经脉，由此贯通，或云"朝宗"。故独取寸口，以诊诸病也。自《脉经》之后，言脉作著者，岂止百家？嘉彦、濒湖、念莪、滑寿等，书传最广。其中阐发经义，独创见解者，屡屡有人。堪称岐黄、仲景之功臣者，难以尽举。使我辈后学，饱飨其成矣。

薛雪云："脉者，血气之征兆也。病态万殊，尽欲以三指测其变化，非天下之至巧者，孰能与于斯？"故著脉书家，为便于记，利于用，易于辨别，多以提纲挈领，阴阳类比法，笔墨授之。有以浮、沉、迟、数为纲者，有以滑、涩相加，以统余脉者。亦有以上、下、来、去、至、止察脉者。滑寿曰："不明此六字，则阴阳不别也。上者为阳，来者为阳，至者为阳；下者为阴，去者为阴，止者为阴。上者，自尺上于寸，阳生于阴也；下者，自寸下于尺，阴生于阳也；来者，自骨肉而出于皮肤，气之升也；去者，自皮肤而还于骨肉，气之降也。应曰至，息曰止。此义至浅而至要，行远自迩，登高自卑。"浮、数、滑为阳；沉、迟、涩为阴。阴阳相对，六者为纲，统类诸脉，以辨表里、寒热、虚实、阴阳也。浮为阳为表，沉为阴为里，迟为脏为寒，数为腑为热，滑为血有余，涩为气血虚。比类附之，浮为在表，散大而芤可类也；沉为在里，细小而伏可类也，迟者为寒，徐缓涩结可类也；数者为热，洪滑疾促可类也；虚者为不足，短濡微弱可类也；实者有余，弦紧动革长可类也。此为大概而已。六者之中，临证之时，大有殊异，故不可不辨也。浮为表为阳，然阳虚者，脉多浮而无力，假若散之，必造重虚。沉固为里为阴，而表邪初感甚者，阴寒束于皮毛，阳气不能外达，脉又先见沉紧，岂可攻其内乎？迟为寒矣，而外感初退，余热未清，脉见迟滑者，岂可轻用温中乎？数为热矣，而虚损之候，阴阳俱亏，气血败乱者，脉必急数，愈数愈虚，岂可概言热而用寒凉乎？微细类虚矣，而痛甚壅闭者，脉多伏匿，是伏又不可概言虚，而可骤补乎？洪弦类实矣，而真阴大亏者，必关格异常，是强而又多假，而可轻用攻伐乎？是又领中有纲，有时领重于纲也。

欲之脉诊无误，必以四诊合参。勿忽于大，必审乎微，庶免无失也。医系人命，错之毫厘，祸福反掌，可不慎之乎！望闻问切，谓之四诊。而望色为之先，耳占鼻嗅，口给以审，然后指切其脉，合而透参，辨而识证，精之于理法，熟之以方药，而后可以司人命矣。切不可单凭一脉，而轻施之以药饵，司命者其慎之哉！经言切脉动静，而视精明，察五色，观五脏有余不足，六腑强弱，形之盛衰，以此参伍，决死生之分，能合色脉，可以完全。仲景尝以明堂阙庭，尽不见察，为世医之咎也，乃言四诊合参之要耳。

《素问·徵四失论》曰："诊病不问其始，忧患饮食之失节，起居之过度，或伤于毒，不先言此，卒持寸口，何病能中？"言诊脉者，必先察致病之因，而后参之以脉；不问其始，是不求其本也。如喜、怒、忧、思、悲、恐、惊过度者，内伤也；六淫、刿溺、跌仆、虫毒所伤者，外因侵害也；饮食劳倦失度者，不内外因所伤也。不先察其因，而卒持寸口，自谓脉神，无暇于问，岂知真假逆从？脉病有时不吻合者，必审之以弃取，或弃脉从症，或弃症从脉，必审症求因，详其所受，如此，方免疏漏。故仓卒仅脉之一诊，安能知病之详情乎？不知病因，妄言作名，误治伤生，不可为之！可见四诊合参之要也。

按肤叩敲，亦为指参。如水肿病人，以指按之，应指而起者，曰风水而属阳；按之深陷，久不起者，曰石水而为阴。触摸体温，以知寒热。右下腹疼痛发热，或伴恶心呕吐，按之热而痛，应是肠痈；左下腹痛而硬，问之多是秘结。腰胁膀胱，疼痛拒按，痛时难忍，止时如常人者，多是石淋；中腹疼而胀急，按之痛甚，或伴肠鸣，或得矢气痛减，多是积滞伤中，胃病居多。右上腹隐痛日久，胀满拒按，按之失软，必是肝病非轻。按肿疡上下软硬，观其色之红白，以别痈疽。肿在皮下至骨，不红不热，按之痛不甚者，为阴为疽；肿在肉上，红赤痛甚拒按者，为热为痈。又有肿块绵软，色与肤同者，多为流痰，小者为痰核。大人、小儿腹痛或胀，喜按而软者，多虚；拒按满硬者，多实。以左手平贴其腹，以右手无名指蜷而叩左手背，声空则多为气胀，声实则多为停滞，须防积聚癥瘕。摸跌仆者，以辨伤损，及摸胎位等，皆为切诊之辅助也。

《难经·六十一难》曰："经言望而知之谓之神，闻而知之谓之圣，问而知之谓之工，切脉而知之谓之巧。"望者，望其五色，以知其病；闻者，闻其五音以别其病；问者，问其所欲五味，以知病之先后也；切者，切其寸口，别其虚实，知其病在何脏腑也。经言以外知之曰圣，以内知之曰神。外者，望、闻也；内者，问、切也。神圣工巧，合而同审，加以辅检，以作旁参。如此，始终不失古圣先贤之旨，以诊今人之病。而使本末不乱，以显国医精华，祛病卫生，而岐黄圣道得以光大矣。余也愚鲁，所识甚浅，故笔难尽意。学者博览细揣，历症详审，久必大悟。我寥寥数语，不过粗浅体会而已矣！心志可鉴，执着无瑕也。

脉诊理奥，测之尤繁。非熟读《内》《难》《伤寒》，不能明其理，不久揣细玩脉书，难以晓其详。欲达至巧至妙，不可畏繁惧难，穷研日久，自知其妙也。此文粗论，经验之谈。

八纲叙要

夫辨证之要，无处不在也。如以诊病论之，治法论之，立方论之，用药论之，病因论之，病机论之，脏腑气血论之等，皆当明辨之。故有以病因辨之，有以病机辨之，有以脏腑辨之，有以经络辨之，有以卫气营血辨之，有以三焦辨之等，皆在识标与本，知病所在也。诸辨皆有所重，各有其用。今概论八纲者，源自《内经》，详由诸家，堪为众辨之纲也。八纲者，阴、阳、表、里、寒、热、虚、实是也。盖人之受病，非表即里，非寒即热，非虚即实，而阴阳为之纲也。然有大虚似实，大实似虚，或大实小虚，或大虚小实，或阴盛格阳，阳盛格阴，假热假寒，病变纷乱者，辨之不易，治之多逆，常法莫能济事之时，在医者临证发挥，神而明之，以求断病辨证之准也。夫医者，宜也。谓诊不可误，辨不可偏，必宜乎证，不可躁急也。如是，方合病宜，以利其治也。

阴阳

《易》曰:"太极动静,而生阴阳。"阴阳者,主天与地,天为阳,主乎动,以生四时五气也;地为阴,主乎静,以主生长收藏也。一阴一阳谓之道,其道大矣,故谓之生杀之本。阴在内,阳为之守也;阳在外,阴为之使也。孤阴不生,独阳不长。阳生阴长,此其常也。重阴必阳,重阳必阴,寒极生热,热极生寒,此阴阳消长之理也。人之阴阳,男属阳,女属阴;上为阳,下为阴;背为阳,腹为阴;六腑为阳,五脏为阴;外为阳,里为阴;气为阳,血为阴,有阳中之阴,阴中之阳,有半阴半阳等。阴阳离决,精神乃绝。阴精所奉,其人寿;阳精所降,其人夭。能窥阴阳升降之微,深达造化之旨,则阴阳之理明矣。

阳损及阴,阴损及阳,阳虚阴虚之理当明也。又有阴阳两虚者,是阴阳俱衰矣。其症见色亮声洪而壮者为阳;色晦声微难续者为阴;脉来浮大长实,数急洪实者为阳;沉迟小短,涩濡微细者为阴;表里俱实为阳,表里俱虚为阴,此病与脉色阴阳也。谨察阴阳,以平为期。损其有余,益其不足,热者寒之,寒者热之,或壮水之主,或益火之源,总以阴平阳秘,令其调达,而致和平为目的。此明阴阳之理,平阴阳之道也。故病症纷然,辨法繁多,不越乎阴阳也。

李中梓曰:"诚于体之脏腑腹背,上下表里,脉之左右尺寸,浮沉迟数,时令之春夏秋冬,岁运之南政北政,察阴阳之微,而调其虚实,理其寒热,则万病之本咸归掌握,万卷之富只在寸中,不亦约而不漏、简而可据乎?"故曰"治病必求于本。"人之疾病,虽非一端,而阴阳为纲。故知其要者,一言而终是也。此言其概也,临证之时,尚须八纲同审,四诊共参,大不可忽,细必察之,如此,则无误也。

表里

表里者,言病之深浅,以分内外也。夫六淫之侵,自皮毛口鼻,而入于腠理,其病浅而在表。盖肺主皮毛,开窍于鼻,故先受邪。然六淫风寒暑湿燥火各异,各主其时,故人受之,证非一端也。如风性善行数变,又多夹寒夹湿,转温化热,症见肌强畏风,咳嗽喷嚏,发热恶寒,头痛身重,脉浮苔白。或正邪交争于肌腠,症见寒热往来、咽干目眩等,此邪在半表半里也,其为病尚轻;或邪胜正虚,由表入里,而致表里同病;或表证未罢,里证又起;或本为里病,伤之由内,病在脏腑气血骨髓也。里证多由七情过极,或饮食劳倦所伤,其证多杂,其辨亦难也。夫七情之伤,正气多乱,故病深而难治。劳倦伤脾,七情耗精,气血多虚而紊乱;或寒邪直中,或中于秽浊之气,吐泻并作,或郁闷不语,脉来滑濡，甚者沉匿等，皆属于里证类也。然表里时有互见，脉见参差不齐者，又不可不慎审也。

寒热

寒者，阳气不足也，或寒邪自外而入；热者，阳气偏盛也，或热邪由表及里，即所谓"阳盛则热，阴盛则寒"是也。一寒一热，病情不同也。"阴盛则内寒，阳盛则外热"，此之谓也。或寒邪侵袭肌腠，或寒邪直中，或湿邪阳虚化寒，寒胜不能温煦，故见畏寒喜暖、肢冷蜷卧、口淡不渴、澄澈清冷等症。寒邪日久，易于化热，或外感热邪，或七情过激，郁而化火，或饮食失节，膏粱厚味，积而化热，故身热喜凉、口燥咽干、小便短赤、大便秘结也。然寒与热多混而杂，或表热里寒，或里热表寒，或上热下寒，或下热上寒，以及真寒假热，真热假寒，阳虚畏寒，阴虚内热，又为之常见，是又不可不辨也。

虚实

《素问·通评虚实论》曰："邪气盛则实，精气夺则虚。""此二语为医宗之纲领，万世之准绳也。故善辨者，只求'虚实'二字而已。其言似浅而易明，其旨实深而难究。夫邪气者，风寒暑湿燥火。精气即正气，乃谷气所化之精微。盛而实者，邪气方张，名为实证；三候有力，名为实脉。实者泻之，重则汗吐下，轻则清火降气是也。夺则虚者，亡精失血，用力劳神，名为内夺；汗之下之，吐之清之，名为外夺。气怯神疲，名为虚证。三候无力，名为虚脉。虚者补之，轻则温补，重则热补是也。……故精于法者，只辨'虚实'二字而已。其中大实大虚，小实小虚，似实似虚，更贵精详。大虚者补之，宜峻宜温，缓则无功也。大实者攻之，宜急宜猛，迟则生变也。小虚者，七分补而三分攻，开其一面也，小实者，七分攻而三分补，防其不测也。至于似虚似实，举世淆讹，故曰至虚有盛候，反泻含冤；大实有羸状，误补益疾。辨之不可不精，治之不可不审也。或攻邪而正复，或养正而邪自除。千万法门，只图全其正气耳。嗟呼！实而误补，固必增疾，尚可解救，其祸犹小；虚而误攻，真气立尽，莫可挽回，其祸至大。生死关头，良非渺小，司命者其慎之哉！"（李念莪）虚实之义，精辟之辨，治法之宜，堪称虚实析辨之真言也。余学以致用，几十年无一时忘焉，尊李氏念莪为贤达，崇尚有加。医能遵此，辨虚实无遗漏矣。其剖析阴阳虚实之理，至细至微，至善至详，我遵之敬之，未敢稍有懈怠也。凡遇疑似难辨之症，师李氏论，用李氏法，辨证从无失误，治之亦皆回生。

以上八纲证候，不过大概而已。但作病症分类，以提纲挈领，分而属之，使临证便于掌握也。盖阴阳者，生杀之本，万病无不由之而统领也。是阴阳之要，则可以言一而知终也。表里寒热，正虚邪实，皆统领于阴阳也。故表里者，别病内外；寒热者，知病之性；虚实者，知正与邪，虽病情纷乱，八纲为之统领也。统而辨之，法可施也。薛立斋曰："人之有病，犹树之有蠹也。病之有能，犹蠹之所在也。不知蠹之所在，遍树而斫之，蠹未必除，而树先槁矣。不知病之所在，广络而治之，病未必除，而命先尽矣。故病能置颐，即较若列眉，犹惧或失之；病能未彰，而试之药饵，我不忍言也。世医矜家传之秘，时医夸历证之多，悖悖卖俗而不知其非，叩之三因之自，与其所变，翻以为赘，是不欲知蠹之所在，而第思斫树以为功者，嘻！亦惨矣。"八纲虽简，诸病分而领之；知病所在，免却"遍树而斫之"之烦琐，提纲挈领，思过半矣。八纲叙要，粗略于此，临证活法，在于医也。

重温先贤虚实说

《素问·通评虚实论》曰："邪气盛则实，精气夺则虚。"李念莪曰："此二语为医宗之纲领。"张景岳曰："此虚实之大法也。"朱丹溪曰："气有余，便是火。"张景岳曰："气不足，便是寒。"李念莪曰："其言若浅而易明，其旨实深而难究。夫邪气者，风寒暑湿燥火。精气即正气，乃谷气所化之精微。盛则实者，邪气方张，名为实证；三候有力，名为实脉。实者泻之，重则汗吐下，轻则清火降气是也。夺则虚者，亡精失血，用力劳神，名为内夺；汗之下之，吐之清之，名为外夺。气怯神疲，名为虚证；三候无力，名为虚脉。虚者补之，轻则温补，重则热补是也。无奈尚子和、丹溪之说者，辄曰泻实；尚东垣、立斋之说者，辄曰补虚。各成偏执，鲜获圆通。此皆赖病合法耳，岂所谓法治病乎？精于法者，只辨'虚实'二字而已。其中大实大虚，小实小虚，似实似虚，更贵精详。大虚者补之，宜峻宜温，缓则无功也。大实者攻之，宜急宜猛，迟则生变也。小虚者，七分补而三分攻，开其一面也。小实者，七分攻而三分补，防其不测也。至于似虚似实，举世淆讹。故曰至虚有盛候，反泻含冤；大实有羸状，误补益疾。辨之不可不精，治之不可不审也。或攻邪而正始复，或养正而邪自除。千万法门，只图全其正气耳。嗟乎！实而误补，固必增邪，尚可解救，其祸犹小；虚而误攻，真气立尽，莫可挽回，其祸至大。生死关头，良非渺小，司命者其慎之哉！"

重温先贤之论，结合时下之病，颇有释疑解难之益。作为传统中医，实感病情越来越杂。一人身患多病，上下内外，脏腑经络，阴阳气血皆病者，天天面临。譬如心悸气短，动则汗出，夜寐多梦，健忘神疲，纳差倦怠，畏寒怕风，看似心脾阳虚，但却脉来沉数，兼见口干口苦，五心烦热，夜寐盗汗，头晕头痛，骨节酸楚等症，心脾两虚，肾阴不足，同时显现。西医诊断为糖尿病、高血压、脑梗、冠心病等多病于一身，此类患者颇为多见。你问他（她）身体何处最感不适？先治何病迫切？回答多是：心悸气短最重要，不！烦热盗汗更迫切，血糖、血压也要降，脑梗头痛都要紧，不！还是先治纳差倦怠最最重要，因为吃饭太少，玩着也不舒服。随之又问？我这是阴虚还是阳虚？你给患者解释，多病日久，已见阴阳俱虚，用药施治，如理乱麻，需要稳步调理。患者反问：那到底先治何病？回答：阴阳平调，循序渐进。患者复问？何时能够治愈？解释许久，看似已经满意；当药拿到手里，却又反复问道：你这药到底是治什么的？治阴虚还是治阳虚？……即使很有经验的医者，也会累得口舌干燥，心身疲惫。不知道古人是否遇到过此类病人？本人孤陋寡闻，学识浅薄，苦于找不到类似案例，以作参考。无奈谨遵先贤"千万法门，只图全其正气"为要。尽力使其纷繁复杂之症，正气羸弱之身，服药应验，症状续除，而使正气得到恢复。至于辨别虚实寒热轻重，用药补泻多寡，皆需慎之又慎。稍有偏颇，必会损不足而益有余，不适症状随之即来。非但患者不依，医者亦损名声。所以在辨别"虚实"二字上，颇感费神。老中医遇到新问题，着急、退缩，皆无意义。唯有结合今病，请教先贤，重温经论，细心领悟要理，用于指导施治，方能步步为营，稳妥应对错综复杂之症。尽力使更多疑难杂病患者疗效满意。医者医技，从处治纷繁复杂的疑难杂病中，逐步成熟、提高。

"气有余，便是火""气不足，便是寒"，亦有虚实之分。譬如肝气过旺，或者肝阳上亢，多见胸胁胀闷、头痛眩晕、口苦易怒等症，此为肝气有余、肝火过旺无疑；心阳偏亢，口舌生疮；肺气膹郁，胸满气急；肠胃燥热，渴饮便秘；肾阳过旺，溺赤梦遗等症，皆与脏腑气实火旺有关，或清或泻或润，但须分清实火虚火，实火则清之泻之，虚火则滋之润之，总以适证为要，不可一味泻火，反伤气阳。"气不足，便是寒"，比较"气有余，便是火"，更需仔细辨别。譬如脾肺气虚，动则喘息，易受六淫侵袭，但实寒者少，虚寒及寒热交织者多，故不可概以实寒治，需要分清内外，寒多热少，或热多寒少，审慎辨别施治。例如肾虚畏寒怯冷，却又足心烦热，梦遗失精，若概以寒治，岂不反助相火？虽然畏寒怯冷减轻，却又足心发热、梦遗失精加重，如此等等，皆非一言可以尽之。故先贤所言，乃为大则常法，而临证所见，则多兼症变症。大则出于先贤，活法在于医者。若无大则，对于后之医者，岂不是茫无头绪，临证不知所宗？所以前人有"临证犹临场（考场）"之说，中与不中，全靠考生（医者）发挥。温故知新，同样内容，因为面临病症不同，领会切勿执泥，生搬硬套。细心品味，屡读屡新。对于处治疑难杂症，颇有裨益。然而无依据、想当然，即使是偶获"奇效"，亦只能算是"运气好"，道理自圆其说，但却无可稽考。盲目仿效，非但不能治病，而且增加患者痛苦。丢弃先贤至训，自作聪明之为，实不可取。

形与脉浅识

"独小者病，独大者病，独疾者病，独迟者病，独热者病，独寒者病，独陷下者病。"

七诊之法，九候之中，见之独异于诸脉者，则病。病在何脏腑？视其独见之部，假如右寸独见疾，肺热可见也，余部类推。

"脉者血之府也。"

营行脉中，故为血府。然气司血行，故脉之盛衰，所以候气血之虚实也，病之所在脏腑部位也。

"长则气治，短则气病，数则烦心，大则病进，上盛则气高，下盛则气胀，代则气衰，细则气少，涩则心痛，浑浑革至如涌泉，病进而色弊，绵绵其去如弦绝死。"

气足则脉长，气虚则脉短。心属火，数则热，数甚热甚，故心烦。邪盛则脉满而有力，故大则病进。上盛者，寸脉盛也，寸为上，气高者，火亢气逆也。下盛者，关尺脉盛也，邪入于下，故为胀满。代者，时一止复还，气血亏虚，心肺病甚，脾营失布也，故见气血衰。曰衰者，则少之甚也。细脉见者，气血不充。涩则气血凝，气失畅通，故心痛。浑浑者，汹涌之貌；革脉之至，如皮革之坚急也；涌泉，状其盛满也。见此脉者，病渐增进，而色夭不泽也。绵绵弦绝，则胃气渐无，人无胃气不生，真脏脉见，故死。

"形盛脉细，少气不足以息者危。形瘦脉大，胸中多气者死。形气相得者生。参伍不调者病。三部九候皆相失者死""形肉已脱，九候虽调犹死。七诊虽见，九候皆从者不死。"

形盛者脉亦盛，其常也。形盛脉细，脉不应形矣。甚而少气，难以布息，死期不遥矣。形小脉小，其常也。形瘦脉大，即不相应，甚而胸中气逆多上，阴败阳孤，故病逆而进，不死何待？身形与脉气相得，如形小脉小，形大脉大也，故生。三以相参，伍以相类。不调者，或大或小，或迟或疾，不合常度，皆脉之应也。不调而独异者病。三部者，上中下，寸关尺也。寸象乎天，尺象乎地，关象乎人，分胸膈腹也。九候者，每部有浮中沉三候，三部各三，合之为九候也。或应浮而反沉涩，应沉细而反浮大，谓之相失，失则不合揆度也。脾主肌肉，为四脏之本。若肌肉脱，则脾绝矣。脾绝则四脏无所主，故九候虽调，亦无益也。七诊者，独大独小，独疾独迟，独热独寒，独陷下也。从，顺也，合也，脉顺四时之令，及合诸经之体者，虽见七诊之脉，不至于死也。

"形气有余，脉气不足死。脉气有余，形气不足生。"

此言脉气重于形气也。与上文"形盛脉细，少气不足以息者危"义近。形气有余，外貌无恙也；脉气不足，内脏已伤也，故死。若形虽衰而脉未败，根本犹存，尚可活也。形虽衰，而不至于少气不足以息，羸状未显，故生。《素问·三部九候论》曰："形肉已脱，九候虽调犹死。"盖脱则大肉去尽，较之不足，殆有甚焉！脾主肌肉，肉脱者，脾绝矣，故无生还之理也。

以上经文取录于《素问·三部九候论》。乃言异常之脉，盛衰之理，形之与脉，死生之象也。医能详其脉，观其形，度其盛衰，知其死生，则思过半矣。不明盛衰之理，死生何以度之？不知其始，焉知其末。不知其异，焉知其常？初学者，二十七脉必熟读之，细细领会，一一铭记，然运用之时，病多错杂，脉不单见，一病多脉，一脉多症，时多兼见。故谓之"心中了了，指下难明"。是要医者细心领悟耳。如伤寒脉浮而紧，伤风脉浮而缓；风寒化热，脉必浮而兼数；由热生痰，脉必数而兼滑；肝病脉弦，有热兼数，有湿兼滑；气滞脉涩，甚则沉匿，医当细辨之。至于七诊独见，尤当细审。独见何部，知病所在；视其兼脉，以别其邪；平以别部，以知其脏。如肝病脉弦，视右关部，脉来如缓，知木未乘土，病人尚可以食，缘胃气未伤也。假如肺病，左寸独浮而疾，乃心火灼金也，须防肺痨咯血。此七诊独见，他部无克者，则病易愈，时逆来克者，治之不易。余脏类推。

诊脉之道，繁且难矣。因临证脉病多不一，或有克逆，甚则纷乱无绪，然病不在脏腑，则在血脉，医当握其要，度其势，知其进退，心当明之。何谓要？谷气化营，血行脉中，脾胃为之本也。故大肉脱尽，脉调犹死，胃气绝矣。势者，言其进退盛衰也。形盛脉盛，自然为顺；气衰脉衰，亦为病久之常。新病脉夺，久病色夺，亦病之常。反之，如年高病久，或年壮多病，脉色当与病合，与时顺，顺合则虽病而不危，此示其常也。假如心病冬甚，尺脉反盛，是水来凌火，心脉反泣，故心病者，多死于冬。此言脉不合经，顺时也。故形之与脉，必度其势，观其病，适其时也。脉顺则生，逆则危也。故正气复则病愈，邪气盛则病进。医能审时度势，自可胜算在握，不知盛衰之道，纵然囊括良方万帖，只是眼盲背驼，劳困难明其理。故善诊者，只求正气；其不善者，惟求病名。然非通悟经义，把握盛衰之理者，孰能为之？故见微知著者，观始知终；愚钝者遇脉论脉，只索一时之名焉！而不知脉病错杂，变速难测也。故智者临证不乱，愚者遇乱无主，此亦医之优劣也。余言大略，笔难尽意。无虑见者褒贬，我只谓之浅识而已矣。

绝脉小识

常脉主乎常人，病脉断其疾病。绝脉者，真脏脉见也，故又谓之死脉。绝脉之见，多乖异非常，不可不知也。

《素问·三部九候论》曰："凡持真脏之脉者，肝至悬绝，十八日死。"肝脏真脉见，中外急如循刀刃，劲如新张弓弦，胃气绝矣，故悬急欲绝而死也。

"心至悬绝，九日死。"脉至如洪涛状，如火燃薪，轻取则坚强而不柔，重取则牢实不动，无冲和之气，是无胃气也，故死。

"肺至悬绝，十二日死。"肺悬绝，脉如风吹羽毛，又如羽毛中人肤，皆但浮无缓，胃气先绝，人无谷气必死矣。

"肾至悬绝，七日死。"脉来如夺索，辟辟如弹石。或云搭指散乱如解索。弹石，沉也，肾为生命之根，绝则死也。

"脾至悬绝，四日死。"脾绝，脉来似雀啄，如屋漏，连数至，少一刻再来，又如覆杯水流，皆脾绝，故死也。

命门将绝，如鱼翔似有似无，似虾游静中一跃。"浑浑革至如涌泉""绵绵其去如悬绝""浮鼓肌中"，皆死证也。

《素问·大奇论》曰："脉至浮合""一息十至以上，是经气予不足也。"浮合者，如浮波之合，后浪催前，泛泛无纪，血热血败，气亦败矣。一息十至以上，死期大迫耳。

"脉至如丸泥，是胃精予不足也。"丸泥者，泥弹然，动短之状也，主胃精气不足，故亦死脉矣。

"脉至如颓土之状，按之不得，是肌气予不足也。"土下虚则颓，脉来虚大，按之不可得，正下虚之象也。脾主肌肉，肌气即脾气也。土居四维，土绝则亦死也。

"脉至如丸，滑不直手，不直手者，按之不可得也，是大肠气予不足也。"如丸者，流利之状，正滑脉也。不直手者，滑而不应手，按之则无也。大肠与肺相表里，火盛金绝，故亦死矣。

"脉至如华者，令人善恐，不欲坐卧，行立常听，是小肠气予不足也。"如华者，盛满而轻浮也。小肠与心相表里，小肠虚，则心亦虚，故善恐，不得坐卧也。行立常听，恐惧多而狐疑也，亦危证也。

据《内》《难》二经所言，论死脉危脉者多，难以胜记也。夫脉之一理，愈弄愈玄，愈细愈难矣。岐黄创脉诊，以诊常人、病人，而定衰旺死生。《太素》引申增义，玄至定人贫富寿夭，故谓之愈弄愈玄矣。至于牵线把脉纯属虚说。故愈玄愈惑，愈细难握也。今关临证直接而验者，辑之十一条，以备绝脉之见，合乎临证之断也。盖诸脉皆关乎心，心真不损，败脉暂见，不可概以为死证。况其形色亦关重要，闻问尤不可废，四诊合参，方无误耳。

假如脉来雀啄、屋漏，色如死土，形肉已脱，又闻尸臭，同见有声无音，或肝脾同病，日久水米难进，服药不应者，死证无疑矣。至于某日死，必视当时诸况，不可轻言死时也。

又如心病日久，脉如燃薪，或洪然不缓，胃气先绝，面见黑色，目无神光，神情乖异，或谵语颠倒，不省人事，尸臭焦腐，亦死象矣。如数日不食，近期可定也。是又不可忽于他诊也，余脏类推。

无论病之新久，凡色脉同夺者，多危。脉与证逆者，亦非吉象，服药屡不应者亦危。凡诊病，定死生，神为最也。如神色已脱，状如僵尸，或双目无神，色见枯死，不进饮食，百药不应，脉虽调犹死。此经验之谈也，或有不合经义者，心存济生也，岂敢妄存私念也！

结促代三脉小识

四至曰缓脉，时一止曰结脉。六至为数脉，时一止曰促脉。五十动一止，三十动一止，皆曰代脉。代之甚者，不满十至二三止，或不满五至二三止者，乃病之甚者也，但多非近期即危者。然促脉病甚，结代稍缓，多为心脏诸病，青少年最为多见也。无论结促代，均能止而复还，还不能满部，心脾虚极也。旧言不满五十动一止，谓之某年月日死，然临证多不应，是不可全信也。如卒遭恐吓，脉亦促代，心定则自复常也，岂可轻言死证哉！又有脾肾两虚，中气下陷，或忧思过度，心脾两虚，皆见脉来无力，缓而时止，止而复来，但调心脾肾三脏，使精实血旺，脾气得升，结代自无，人自安矣。然心脏有缺陷者，必往医院手术，以期早得根治，或借物理相助，以辅心跳。以往结代促脉多见于大病、久病，今则不然，上三脉反多见于青少年，且多为心脏发育不全，或有障碍。此因莫明，尚待细研之。为医者，必有见微知著之智，方少困惑也。

夫促脉又多为热证所致，如三焦火盛，或为温病热邪所伤，或因气盛血热，痰饮食伤，总为阳热之证，脉来急数，时一止复来，与心及心包郁热有关，是与结代不同也。然结代不散，正气未坏者，不可概言死证、危证是也。

脉理玄奥，不可因脉论脉，故愈弄愈玄，愈细愈难把握也。若能四诊合参，不独据脉，虽病因错杂，不难辨也。四诊皆为诊病辨病而立，若舍此从彼，便为不全之诊，不全必漏，既漏则必有失，岂可以凭一而断乎？故虽偶见绝脉，或见死脉，然他诊有救则必不死，既不死，何言必死也。是又用药图验，诊病图准也。不经之言，谨自律也。

妇人妊娠脉

《素问·三部九候论》曰："妇人手少阴脉动甚者，妊子也。"手少阴，心脉也；动甚者，流利滑动，血旺而然也。故当妊子。"阴搏阳别，谓之有子。"此明女科妊娠脉也。阴搏阳别者，寸为阳，尺为阴，言尺阴之脉，搏指而动；寸阳之脉，则不搏指，迥然分别，此有子之诊也。或手少阴心脉独动而甚者，盖心主血，血主胎，故胎结而动甚也。动者，谓往来流利动而滑，非厥厥摇动为病之象也，疾即数甚也，滑而且数，按之而散，三月之胎也；按之不散，五月之胎也。五六月后，孕妇之乳房有核，吮之有乳者，亦主有子也。

"阴阳"二字，所包者广。以左右言，则左为阳，右为阴；以部位言，则寸为阳，尺为阴；以九候言，则浮为阳，沉为阴。然手少阴脉动甚者，亦在寸也。故会通阴阳，而后可决也。心阳肾阴，独动迥别，血旺精实也，故有子。若禀赋素弱，阴搏阳动不彰显，但六脉滑匀者，亦应有子；或脉虽细弱，但匀动不绝，亦为有子，此断体弱之人妊娠脉也。然体胖湿盛之人，或素禀痰湿偏盛，脉虽动滑，必询之经信，不可轻言妊子也，此又不可不辨耳！

攻补和三法，治法之大要

夫治病之法，上自《灵枢》《素问》，细由《伤寒论》，晋唐以来，名家辈出，莫可胜记。其法之多，如夜空繁星，明与暗者，难以胜数！然星有系，法有宗。宗者，阴阳表里，虚实微甚也。盖阴阳者，以统病本；表里者，以别内外；虚实者，知正与邪；微甚者，辨轻与重，此法之制也，因此八字而已矣。然运用之时，病变莫测，时有脉证相悖者，有大虚似实，大实似虚者；有大虚小实者，有大实小虚者；有格阴格阳者，故非广学博识，难以明其理，不知风会移易，莫可切今病。予喻百家理，诊八方疾，即如善弈者，下手辄成谱势；善医者，由博返约，用法少而不漏，众而不乱。纵然千变万化，然不失其宗。宗者，大法也，攻、补、和也，治法之大要矣。不知其要，愈辨愈繁，愈繁愈乱，医反不知所措也。故古曰："艺术之道，唯医最繁。"如临证只作意师古，或弃古效今，皆非善法也。故以浩瀚之法，约而为之，裨临证提纲挈领，握其要而循其领，可以减少临证之乱也。能依此三法为纲，则运用自无繁惑之困矣。

《素问·至真要大论》曰："高者抑之，下者举之，有余折之，不足补之，佐以所利，和以所宜，必安其主客，适其寒温，同者逆之，异者从之。"王冰曰："高者抑之，制其胜也。下者举之，济其弱也。有余折之，屈其锐也。不足补之，全其气也。虽制胜扶弱，而客主须安。一气失所，则矛盾更作，榛棘互兴，各伺其便，不相得志，内淫外并，而危败之由作矣。同，谓寒热温清，气相比和者。异，谓水火木金土，不比和者。气相得者，则逆所胜之气以治之。不相得者，则顺所不胜气以治之。……何者？以其性躁动也。"

抑其高者，折其有余，攻法之用也。举其陷下，济其不足，补法之用也。佐以所利，和以所宜，和法之用也。能于此三法之中，揣度审析，切证用之，则阴阳虚实，表里微甚之疾，可以无漏遁矣。在医者善用之耳。

诸病之生，概而言之，无外乎虚实失和。故以攻补和三法，以统其治，乃粗迹也。然粗迹不知，何以言细哉！

攻法，高者抑之，有余折之。抑盛折实，此攻法之用也。何谓攻法？凡攻邪克实，皆谓之攻法。如表实无汗，壮热不退，则攻其表，以开鬼门，邪从汗解也。从寒从热，观其证也。攻气则攻其聚，或降其逆，散其满，通其壅滞也。攻血者，攻其瘀，活其栓塞，化其瘀积，以通血脉也。攻积者，以攻其坚，消其积聚也。攻痰者，攻其壅急也。攻结者，速而下之，通大便也，利小水亦然。攻毒者，更以急，或吐或下，速以去之也。痈毒者，初实消之，有脓溃之，速消为贵，延久防逆耳。攻者，攻其标实，本元虚者，万不可攻！观邪之微甚，攻以轻重。在阳不可攻阴，在阴不可攻阳；在表不可攻里，在里不可攻表；在脏不可攻腑，在腑不可攻脏，以防病邪内陷也。攻必攻其邪实，剪凶除暴也。虚证不可攻，攻则气脱，祸不旋踵矣！攻为峻猛之法，非邪实者，不可轻用。然除暴之法，非闲制也。盖邪之一日不去，则正气一日不安矣。故邪早平一日，则人少受一日之害。防暴安良之法，攻之用大矣。然攻法之用，必辨表里寒热、脏腑虚实与邪之微甚，以定方之大小，而后用之，必伏其所主，衰其大半，用和法调之，以尽其邪，复其元气为要也。故攻不可过，过则伤正也。

补法，下者举之，不足补之。攻者，攻其有余，泻其盛实也。补者，补其不足，举其下陷也。补法之制，补其虚也。气虚者，补其上，益脾肺也；精虚者，补其下，滋肝肾也；阳虚者，补而暖之；阴虚者，补而清之。气因精虚者，补精以化气；精因气虚者，补气以生精。血虚者，补之以气，气为血司也，故补其上则举其陷；补下者，益精血也。阳虚补而暖，治其畏寒也；阴虚补而清，治其虚热也。气为血司，血为气守，故补血者，气中求之也。补者济其虚，以治气血津液不足也。故养阴生津法以治烦渴也，补益精血法以治须发早白也。补气之法，以治诸脱陷下也；补阳之法，以治畏寒自汗也；补阴之法，以治虚热盗汗也。补法之用，多矣。大凡虚证皆可补，然必辨阴阳气血津液，不可概以十全、六味。又大实似虚者，尤当审之，误补益疾也。阴格阳者，勿用寒凉，误用亡阴也。在医者，审而辨之，慎而用之，万勿补有余而伤不足也。此补法之制也，略言于此。临证之用，必审所需。

和法，佐以所利，和以所宜。此和法之用也。攻以克实，补以扶弱，然主客不安，稍怠必乱。譬之余敌未除，伺机躁乱也。以病言之，元气未复，邪气未清，倘内淫外并，败乱不免矣。是犹溃敌之后，必安其民，肃其残余；大病之后，益其元气，和以安之，防其复虚也。故和者，和其不和。如兼虚者，补而和之；兼滞者，行而和之；兼寒者，温而和之；兼热者，凉而和之；兼寒热者，和而解之。畏风自汗者，和其表卫；烦渴而热者，和其卫气；发斑谵语者，和其营血；倦怠纳差者，化湿和脾胃；燥热干咳者，凉润生津；膨胀神疲者，和其脾胃；胁满口苦者，和其肝胃。和气和血，和脏和腑，和表和里，和寒和热，和阴和阳，和之为用大矣。故和之一法，犹土兼四气，补泻温凉，宣通上下，和以内外，无所不及，无所不用矣。唯大实大虚者另论。其在调平元气，和活气血，而显中和之贵也。故寒热温清，气相比和者，谓之同；水火木金土，不相比和者，谓之异。气相得者，可以逆其胜，杜其躁动也。又犹战和不定，相持难下，以使者和之之义也。假如一人多病，治此则碍彼，治同则多逆，元气复虚者，何以治之？当此之际，唯用和法，和其气血，调其肠胃，使上下顺，纳消旺，必待元气渐复，然后治其甚者，此先存其人，后治其病法也。况元气复旺，病邪自遁矣。此和法之用，王道之政也。如围魏救赵法，无死伤之战，何不为之？蔺相如"完璧归赵"，不损乎本，又休其战，皆和之功也。故和之一法，功不在攻补之下。欲其神应，在医者临证之用耳。

攻补和三法，粗论于此矣。本意驭繁从简，便于临证掌握运用也。盖繁则郢书燕说，用者愈滋其惑；然又不能太简，简则井蛙鼹鼠，临证罔知所措，觉法之不能应其疾。今约之为三，用法归类也。犹如辨证纷繁，仲景归为六经；温病古无成法，鞠通只辨三焦，此外感热病辨证法也。又如脏腑气血诸病，及五官疮疡等病，有用八纲辨者，有用卫气营血辨者，有以阴虚阳实辨者，皆属归类法，均为后世医家临床辨证提供便捷。我非趋世骛名，依据临证体会，将众多治法归为三类，仅为便于掌握运用也。比喻大路小径，大路者，干道也；小径者，分支也。夫大路可以联小径，而小径者，崎岖一支也。故以三法统之，众法附之，所以为纲也，喻其路也。路即明，小径自联也。

王冰曰："脏位有高下，腑气有远近，病证有表里，药用有轻重，调其多少，和其紧慢，令药气至病所为故，勿太过与不及也。"

人之患病，有急有缓，有内有外，有上有下，或阴或阳，或虚或实，或内外合病，或上下同染，然治之之法，总不逾乎宜攻、宜补、宜和也。攻之或解表实，或攻坚化积，或散毒消肿等；补之有益气填精，养阴生津，健脾补血等，皆其常补也。其功至大者，莫过于"急流挽舟""悬崖勒马"，挽阴阳于离散之乡，救生命于垂危之际，如独参汤、参芪术附汤，皆可以治危候也，此其非常之补也。而和之一法，更为可贵，用途最广。凡可和者，尽可用之，乃化干戈为玉帛之法也。常见之病，多有须和者。而需峻猛攻实之法，与大补羸状之方，病不为多。故和之一法，犹土居四维，生万物者也。善用和法，则病愈过半矣。余常见一人多病，色无生气，脉见不齐，若只治其病，又多矛盾，方药难下，欲其完全，难矣。然用和法，每收奇效。心脑肝胆，肺脾肾肠诸病，多患于一身之人，难以施法用方之时，每用和法调之，辄获良效。和平王道之法，用于疑难之症，犹如理丝，得其头绪，功不缓矣。用之得宜，效不凡矣。病种之中，需和者多矣。仅以攻补和三法为粗迹，而诸法可以类属之。此乃经验之谈，不可示之大雅耳。

浅说习医入门用药

学习中医者，多从熟悉药物性味、功能、主治、配伍等内容入手，而后方剂、四诊、识病、辨证、选方化裁，务使对证有效，有条不紊地治愈疾病。能得到名师指点或师承、家传，则成熟更稳，这是所谓"先易后难"的普遍学医方法，也是既传统又有效的习医程序。据传还有一种"先难后易"一说，那就是先从《内经》《难经》学起，而后续读《神农本草经》《伤寒杂病论》等经典名著，药物、方剂、诊断辨证的内容，则顺理成章而就。此乃是满腹经纶、国学知识深厚之人，方能为之。这两类有成就的名家、名著，中医史上都不少见。我属于第一种学法，自然要先在认药上下功夫。不但要从书本上熟悉药物作用，还要实地考察药物生长习性、采集、炮制等相关知识，以及识别药物真伪等，凡与临证治病有直接关系的相关内容，都要学习，为以后深入实践，夯实基础。至于临证之时如何应用，还需要参看不同时期的本草专著，当然首先是《神农本草经》及《雷公炮炙论》，之后历代本草名著，相互参看，续有收获。唯有如此，才能较为全面地熟谙药物性能用法，治病效验。

李东垣说："人徒知药之神者，乃药之力也，殊不知乃用药者之力也。人徒知辨真伪识药之为难，殊不知分阴阳用药之尤为难也。"我以为药物乃是治病"武器"，武器优劣，无疑直接影响到疗效，但若病属阴而误用寒，病属阳而用热，那就不是影响疗效而已，乃是关乎生死攸关矣！故东垣谓"殊不知分阴阳用药之尤为难也"。所以理、法、方、药，药在其后。理不明则法难定，法不明则何以选方？无方何谈药物？理，有致病之理、病机变化之理、素体禀赋强弱之理、妇幼老壮及其居处、饮食习惯、劳逸，等等之理，忽略其一，都会影响到辨证、治法、选方、用药是否对证有效、效果优劣、预后反应等，甚至关乎生死。这不是夸大其词、危言耸听，而是医关民命，生死攸关的大事。人世间很多事情做错了可以重新再来，唯独生命失去了绝无挽回之理。当然，金无足赤，人无完人，不可能一生不出错。但作为医者，要比任何一种职业风险都大。除了不断提高医技，胆大心细地处治每一个病人，能尽量做到安全、有效、不出意外，这就万幸啦！我经常脑海里思忖：患者有了病痛可以向医者倾诉，而医者的难处又不能轻易言之。常见之患，或者多病一身，只要正气未败，饮食、精神、睡眠及二便都还基本正常，治疗起来就是难一些，但都有希望治愈；而那些大病晚期，或者癌症身兼多病，身体虚弱，年龄过大，手术、放化疗都不能实施的患者或其家属，也要求你表态能否治愈？吃多少药？需要多长时间治愈？你要说实话，要么患者立即泪下如雨，泣不成声，要么患者家属失望、沮丧。不是医者铁石心肠，其实对方没能理解苦衷。苦衷就是现实中有些疾病，尚无完全可靠的方药能够治愈。这是亲历体会，只感做医太难。不知患者、读者、旁观者，你们能够理解吗？

用药小议

有人用药，好大喜功，故补则不分脏腑气血，概以参、芪、鹿茸、龙眼肉、紫河车，富者易得，穷人难济。泻则承气、四黄，体实者可受，身弱者难当。滋润则龟甲、西洋参、羚羊角、麦冬，有钱者固易，拮据者望叹也。夫人之有病，病必有因，邪之所伤，须分内外，内外诸病，必有虚实，或脏或腑，或气或血，视其所偏，纠之以正，阴平阳秘，精神乃治，岂独药力乎？医犹宰相，理民安国，依之法度，稳稳而治，国乃久安也。虽无显赫之功，而国泰民安也。故治病亦犹宰相治国，不可概施恩赏，更忌一律苛罚！善用药者，补气补血，不可倾库而用；清热泻火，岂可轻动重师？！黄芪补气，熟地黄养血，麦冬生津，沙参滋润。当归枸杞，照可补肾；黄连黄芩，实火可去。看似平常，效不凡也，在医者善用之耳。况人之有病，本为灾难，医者仁术，只图救灾，万勿图财！趁火打劫，处以贵药，使其重灾，心忍否？故用药要在应验，贵在对证，故犯忌则参芪无疑毒饵，对证则常药亦效，盖邪去则正安也。助邪伤正为犯忌，邪去正安为对证。夫医者，宜也。用药必合时宜，不然，皆属妄为！合时以用，十无一失者，方称宜也。合时以宜，用药以验，自是上医矣。

担当重任之药举要

人参、黄芪、白术、熟地黄、麻黄、附子、肉桂、石膏、大黄等味，非但功效非凡，而且皆为担当重任之药。能够用当其时，则立见显效。但若诊断有误，或者用量失度，非但无效，甚至险象立至！即使参、芪益气扶正之品，若用非其证，或者量非其宜，亦能贻误病机，甚至病情加重。故我称为"担当重任之药"。所谓能担当重任，即如诸药下所述，能治大病、危症，用之必验，其功效非但独当一面，且能影响整体，关乎生死。欲其药到病轻，效若桴鼓，还需医者辨证无误，用当其时。因为方药之效，皆各具其性，各有其能，若非熟谙善用，岂能显现功效？！

黄芪

黄芪，补药之长。古称耆，老者也。元气不足，阴血亏乏，脾虚气陷，诸脱羸弱，疮毒深陷不起，溃烂见骨，或者表卫不固，阳虚自汗，不耐六淫之所侵，易患感冒；或者气不摄血，诸脱下垂等症，药用黄芪，不仅独当一面，而可总揽"全局"；用多用少，用生用熟，能视其病证而定，大有起死回生之功。故诸书皆言其性味甘温，生用固表，无汗能发，有汗能止，温分肉，实腠理，泻阴火，解肌热；炙用补中益气，温三焦，壮脾胃，生血生肌，排脓内托，为气虚及疮家之圣药。我用它治疗痈疽恶疮无论初起溃后，以及股骨头坏死、气陷诸脱、阳虚畏寒、脾阳不振、痹痛缠绵等症，适量用之，皆获良效。用量常在 18～180g，其效果之佳，不愧为耆老长者也。若与当归配伍，大能补气生血，故有当归补血汤之名方。我仅述其大概，实际功效远不至此。经验案例，书中多有记载。

人参

人参，百草之王。性味甘温，大补元气，开心益智添精神，定惊除烦治虚劳。自汗喘促，疟痢滑泄，皆可治之。人病虚衰，正气羸弱，甚至生命垂危，奄奄一息之时，独一味煎汤服之，大能起死回生，故有独参汤一方。脾肺虚损，元气将绝，唯有人参能够挽回生命于危笃之乡。用量多寡，必视病情而定。配黄芪，补肺益气之功倍增；配白术，脾肺同补，中土旺矣。用量最多可至 180g，以救垂危之症。常虚之人，15g 左右可矣。药无人参，则众草无主。血虚气弱，他药难以代替。如若精虚，又可配以枸杞子、熟地黄及龟、鹿二胶，即所谓阴中求阳，阳中求阴，下虚者补之以精之法，神用在于医者也。

地黄

地黄，补阴益血，我视为首选。四物汤、六味地黄汤等方，我将其用量倍于他药，君权至上也。此药大有"滋肾水，补真阴，填骨髓，生精血，聪耳明目，黑发乌髭"之功，为补血之上剂（《本草备要》）。精虚者，补之于下，熟地黄之属是也。气不虚而精血亏乏者，用量常在 15～60g。与附子、肉桂配伍以助肾阳，即所谓益火之源，以消阴翳也；与知母、黄柏配伍，壮水之主，以制阳光也。"阳光"者，肾阴不足，相火妄动也。

附子

附子，辛甘有毒，大热纯阳。能引补气药以复散失之元阳；引补血药以滋不足之真阴；引发散药开腠理，以逐在表之风寒；引温暖药达下焦，以祛在里之寒湿，一切沉寒痼冷之证（《本草备要》）。脾肾虚寒，畏寒蜷缩，四肢不温，下元虚冷，精虚不育，或宫寒痛经，或寒邪直中，小腹冷痛，睾丸内缩，以及脾虚泄泻日久等症，用之适宜，效若桴鼓，立竿见影。按它的功效，称它为大将军、大元帅，当之无愧。不仅独当一面，乃可力挽狂澜。用量常在 3 ~ 15g，大剂量 30g 以上，每收良好效果。非但能治大病、危症，运用得当，且无任何不良反应。书中不乏案例，此处不复赘述。

麻黄

麻黄，我常用于寒哮喘促、阴性疮疽、骨痹冷痛、风寒感冒等症。以上诸症若无麻黄，则寒凝不得化解，阴血难以复活，寒哮喘促不能平息，风寒束表难以疏解，亦属独当一面大将也。无论骨痹、肌死，皆与熟地黄配伍，麻黄仅温分肉而不发散；熟地黄得麻黄亦无寒凝之偏，相得益彰。血旺寒化，毒自去矣。故用于治疗肌死、骨坏、骨痹（无菌性股骨头坏死），以及阴疽不消、不溃、溃久不敛等类似症候，屡获显著效果。若与当归、黄芪、鹿角胶等味相合，治疗阴疽寒凝不化或溃烂，其效更佳。个人用量常在 2 ~ 12g，疗效显著。数十年尚未发现因为用量而影响疗效者。书中案例，可以佐证。

大黄

大黄，大将军也。欲解风寒束表，头痛壮热无汗者，非麻黄莫属；而攻里实胀满，大便燥结不通者，除大黄，谁能担当？故有大承气汤、茵陈蒿汤、桃仁承气汤、抵当汤等名方，以应寒邪入里化热、胃实便燥、脘腹胀满、大便不通、神昏谵语、眼黄、肤黄、尿黄等湿盛、热盛之里实诸症，皆借大黄苦寒泻下之力，以摧枯拉朽之势，推荡胃腑积热，以除里实邪热。攻法之用，攻其里实，泻其积热也。个人用法：体弱者用酒制，分量因人因证而定；体实者生用，以通为度，适证增减。曾治多例湿热黄疸，正实邪实，"三黄"，壮热，便燥，溺赤，一日夜 2 剂，日 3 夜 1 服，大剂量频服，以速祛实邪。其中一例第 3 日生大黄量加至 240g，另外轻煎兑服，大便遂通，小便亦利，"三黄"、壮热消退，患者获安。此为个案，因人、因病、因证而定的治疗结果。舍此"三因"，不辨轻重，而轻易大剂量使用，必遭不测之祸！盲目效仿，则谬矣！个人经验之谈，亦遵《内经》关于"大毒""小毒"治病之理，中病即止、不可过之之义而用，总以病去人安为要。此药配以枳实推荡之力，其攻下效果更速，大承气汤即是经典方之一。若无大黄，里实证欲求速去，他药难当此任！

以上人参、黄芪、熟地黄、麻黄、大黄、附子 6 味，功效非凡，皆为担当重任之药。其与阴阳（附子、地黄）、表里（麻黄、大黄）、虚实（人参、黄芪、大黄）、寒热（附子、生地黄、鲜地黄）八证，均可覆盖担当，依此为纲，触类旁通，余可类推也。能够用当其时，则立见显效。但若诊断有误，或者用量失度，非但无效，甚至险象立至！即使参、芪，亦能杀人！欲其治病神验，唯在医者之妙用也。

除以上 6 味之外，尚有众多可以担当重任者。方为病制，药随证施。如平常之莱菔子，乃很不起眼的一味药，但它的消食导滞、宽胸利气之功，却十分显著，故前人说它有"冲墙倒壁之力"，一点也不为过。此药不仅消食导滞，而用于痰喘咳逆、胸脘痞闷等症，效果亦佳，故三子养亲汤中用之，以宽胸利气、消痰平喘。体实之人新食停积、胸脘胀闷、肠鸣腹痛等症，用陈莱菔子 30 ~ 90g，文火炒熟，缓缓嚼服，味甘而香脆，服下 1 小时左右，其胀其痛，肠鸣腹泻，便可迅速减轻，乃至痊愈。屡用屡效，无任何不良反应，价廉物美之真良药也。脾虚气弱、素体内热者慎服。

又如肝阳上亢、肝经血热引起的头痛眩晕，我几乎天天遇到，天麻、钩藤、羚羊角 3 味为首选，佐以凉血活血之味，以助其平肝潜阳、息风平眩之功。因为羚羊角昂贵，常以水牛角、蔓荆子、胆南星、牡丹皮之类代之，效果亦可。天麻常用量 9 ~ 30g；羚羊角因为价高仅用 3g 左右；水牛角用量常在 30 ~ 90g；蔓荆子 15 ~ 24g，基本能达到治疗目的。再配以川芎、白芷、薄荷之类，可提高止痛效果。甚至磁石、赭石、丹参、红花之类，亦属常用之品。

寒湿痹痛、陈旧作痛、骨刺、椎突等病引起的疼痛，制二乌、祖师麻、鸡矢藤及制乳香、制没药等味，则是方中常用之品。运用得当，分量适度，内服外敷，常可收到满意疗效。若能对证佐以活血化瘀之味，其止痛效果随之明显提高。止痛品种很多，以上仅为我习惯使用之味。制二乌，个人用量每日最高未超过 12g；祖师麻 1 ~ 3g；鸡矢藤，体实者 30 ~ 120g，鲜品 120 ~ 240g，身体较弱者，分量减半；制乳没用量常在 6 ~ 15g，吞服 3 ~ 6g，外用适量。

生黄芪、丹参二味，用量常在 30 ~ 60g，最高用至 60 ~ 180g，甚至 200g以上。其次为熟地黄、薏苡仁二味，常用量为 30 ~ 60g，最高用至 60 ~ 120g。因为这 4 味药量轻则难以奏效。其中丹参、薏苡仁都不能独当一面，必须用量超大，方见显效。丹参如凉血活血，若无桃仁、红花、当归尾、水蛭等味的配合，难以起到所需活血化瘀效果。其代表方有丹参饮、天王补心丹、少腹逐瘀汤等方。薏苡仁渗湿利水健脾，单用利水消肿，则嫌功效不足，若无五加皮、大戟、芫花等味合用，难以显见功效。其中常见名方有三仁汤、小分清饮等。但作为渗湿健脾、消肿排脓药使用，功效不可小视。丹参用于心、脑、肝、胆、血脉、月经等诸病，屡见不鲜，所以前人有"一味丹参，功同四物"之说。血热血瘀，用量需要加大。薏苡仁用于脾虚湿滞、小便不利、湿痹重着、肺痈咯吐脓血等症，亦不可缺。

至于"三胶"（龟甲胶、阿胶、鹿角胶）、紫河车、鹿茸、鹿胎、鸡子黄等血肉灵性之物，精血极度亏乏者，非此不能填补。大病之后、经血早枯、恶疮久溃、骨坏肌死、肝肾极虚之人，适量配合于草木常药之中，则立见非常之效。但是，补阴之味必需温阳之药以宣导鼓舞方能起效，即所谓阴中求阳、阳中求阴是也。

每药各具其性，如人各有其能，知人善任，则事半功倍，反之则效果不佳。药之神验，乃用药者之智慧也。如韩信用兵，多多益善；孔明则善于出奇制胜。"规矩"只是"法则"，"庙算"出于将帅。所以古人有"医者，意也"之说。"意"也者，诊病无误，深谙方药，加以笃情体恤，对证施治，用当其时，所以屡验。此即知药善任，因而效验非常。

井蛙观天、管中窥豹之见，谨谈临证体会而已矣。仲圣一生用药不过百种，其严谨程度，举世无双。《伤寒》《金匮》书中，字字句句，皆为经典。恨我生性愚钝，领悟奥义甚少，所以一生仅为"小医"，大自然一棵小草是也。

浅谈个人用药经验提要，亦属提纲挈领之为，若能触类旁通，虽然众多之药尚未提及，但能推而广之，则可以应无穷之变化。所谓知其要者，一言而终是也。

卷二 实效小方

所谓实效小方，就是多年临证反复使用，不断记录，陆续整理而来。对确切有效、无不良反应、使用方便的，初次进行小结，分为杂治、药茶、药膳、熏洗、热敷、泡足、药酒七类，每类遴选小方若干个。其中方药组成及对功用主治的解释，有可能与以后书中的同类方有差异。此种情况，多与当时针对的病症有关，或在不断实践、应用中观察疗效，而有所改变，因而前后书中出现的相同方名，药味组成及主治用法等内容可能不够统一。加上不能集中整理，故而缺乏连续性，前后可能不够一致，还请读者谅解。今将我55年临证所积累的有效方药粗略整理，和盘托出，或可对中医药业者有一定参考、实用价值。

本书中所涉及到的部分中草药为鄂西北地方品种，有些中草药别名乃为当地人士习称，植物来源及正名考证请参见本系列《草木皆为药》一书，限于篇幅，本书不再赘述。因中草药别名甚多，有些品种业界应用不一，地域应用差别很大，读者请勿盲目"对号入座"，为避免不良反应，一定要在中药专业人士指导下应用。

一、杂治类方

慢肾蛋白尿验方减少蛋白尿

组成：鹿衔草、芡实、金雀根（为豆科植物锦鸡儿的根或根皮）各30g，莲须、山药、金樱子、覆盆子、山茱萸各18g，糯米15g。水煎温服。此方连服7天即可见效。

功用：固肾涩精。用于肾虚及肾炎蛋白尿，白浊，膏淋，腰痛水肿，精神委靡。

体会：以上诸味，均具涩敛精气、补益脾肺肝肾之功，无毒无害，对于以上诸症，尤其是肾病日久，蛋白尿，小便浑浊者，以及膏淋、虚寒带下，用之均有一定效果。仅作辅助调理，不可单纯依靠。

失眠健忘方养血安神

组成：丹参18g，石菖蒲、土远志、合欢皮各12g，夜交藤（首乌藤）15g，灵芝、龙眼肉、柏子仁各12g。水煎温服。

功用：养血安神。用于失眠多梦，心烦不宁，健忘怔忡，头昏神疲等症。

方解：丹参凉血清心，龙眼肉养血驻颜，其余6味，各具舒郁安神之功。用于上述诸症，安全有效，为一般失眠者常用实效良方。如能按方下加减，其效更佳。

加减：有热加莲子心、麦冬；便秘加酒大黄、郁李仁；气虚加人参、炙黄芪；血虚加当归、熟地黄；纳差加白术、砂仁；失眠甚者加茯神、朱砂、龙齿。余随症。

安神止痛方用于失眠体痛

组成：灵芝18g，鸡矢藤60g，缬草15g。水煎温服。

功用：安神止痛。用于失眠，肢体困乏，全身酸痛，头痛，胃痛等。

方解：方中灵芝安神，鸡矢藤止痛，缬草舒郁，三味同用，舒郁、安神、止痛之功甚佳。失眠体痛者服之立见效果，睡一觉起来，大有诸症尽失之感。

体会：此方用治失眠，肢体酸痛，效果甚佳，良方也。此方水煎，口感适宜，不苦不涩，微微甘甜，无毒无害。失眠体痛者，服之见效甚速。

二神饮止痛安神

组成：鸡矢藤30～120g，缬草9～18g。水煎服，开水泡服，均可。

功用：止痛安神。用于失眠头昏，心绪不宁，胸脘郁闷，腰腹诸痛等症。

体会：此方我本人或因体劳过重，全身强痛，困乏不舒；或因脑劳睡眠不实，头痛郁闷，心烦不宁，即用本方，或水煎服，或泡水服，均能达到迅速祛除症状之目的。其止痛安神之效果不亚于大方重剂。且其药味十分平常，山野之中唾手可得，无毒无害，效果甚佳。

跌打伤肿外敷方散瘀止痛

组成：生草乌、生川乌、独活、生南星、生半夏、红花、白芷、川芎、羌活、独活各等份。上药共为细末，酒、醋各半调成糊，厚敷患处，1 日一换。

功用：活血散瘀，消肿止痛。用于跌打损伤，瘀积肿痛，活动不便。

体会：此方诸味，以祛湿消肿、活血散瘀为主要作用。其中四生（生天南星、生半夏、生草乌、生川乌）均有大毒，切不可入口内服！生用消肿止痛之功甚大，无论外伤瘀肿，还是寒湿痹痛，外敷皆有明显效果。

另方：扦扦活根皮（俗称接骨丹）、泡桐树（俗称毛桐树）根皮、八棱麻根（俗称八力麻，亦名陆英）、酢浆草连根（俗称酸黄瓜草）、桃树叶各等份。上药共捣烂如泥，加陈醋、白酒少许，厚敷于患处，1 日一换，或干则随换。功用：消肿散瘀，活血止痛。用于跌打损伤（软组织损伤），瘀肿疼痛，效果良好。此方民间广泛使用。以上诸味，皆为活血散瘀、消肿止痛之品。药物易得，运用方便，消肿止痛效果甚佳。

二穿饮治肺热咳嗽

组成：穿破石（俗称柘刺，药用根或根皮）15g，穿山龙、吉祥草、映山红叶（秋末采，晾干）各 30g，桔梗 15g。水煎温服。

功用：清热化痰止咳。用于肺热咳嗽，无论有痰无痰，痰多痰少，久咳不愈，胸咽不舒者。

体会：此方为治肺热咳嗽屡验方，药味平常易寻，屡用屡验，效果颇佳。方中二穿治久咳肺气失宣、湿郁、痰郁者，大有宣肺化痰止咳之功；吉祥草、桔梗、映山红叶皆具养阴润肺、清咽爽喉、化痰止咳功效。故用于肺热湿郁，咽干久咳，诸药效果不佳者，用此屡验。或单用穿山龙一味，每日 60g，水煎温服，连服 7 天，久咳即愈。或穿破石、吉祥草、映山红叶任何一种，单味水煎服，均有清热化痰止咳之功。农村、山区，极易采得，无毒无害，安全有效。

鼻衄速效方

组成：小蓟，春末至秋拔取连根全草，其他季节可挖根，洗净泥土，甩净水，捣取自然汁约 100mL（小儿酌减），无糖尿病者加蔗糖适量，开水适量冲搅令糖化，1 日 2 ~ 3 次，饭后微温服。若加鲜白茅根 30 ~ 60g，鲜侧柏叶 15g，同绞取自然汁混合服，其效更佳更速，因二味均有良好的凉血止血功效。

功用：凉血止血。用于肝肺火旺，血热妄行，血自鼻孔流出，甚至双鼻孔皆出血者。先用此方止血，轻者即愈，重者亦可暂时止血。

体会：小蓟，俗称刺脚芽、刺儿菜，山地荒坡及空旷处多有生长，尤其是向阳黄土地为多。我行医数十年，用此方治愈男女老幼患者很多，皆收良效，从未发现有不良反应或后遗症。如果此方只能暂止一时，不久复发、反复无度、病情较重者，应辨证清楚，对证选方，如小蓟饮子、四生饮、十灰散等成方，因人选用，加减煎服，未有不愈者。

泻痢不止灵验方

组成：红药子 9～30g（最大剂量 90g），加入粳米 15g，同煎 40 分钟，饭后温服，小儿酌减。

功用：凉血涩肠，止血止痢。用于久泻不止、妇女崩漏及一切血症、痢下，诸药无效者，用此如法服之，其效甚速。

体会：红药子，当地民间习惯称呼朱砂七、朱砂莲（正品朱砂莲为马兜铃科植物，具有肾毒性）、雄黄连等，为蓼科植物毛脉蓼的肉质块根，生于海拔1000米左右乱石缝及崖缘处，秋末采，药用块根，洗净泥土，切片晒干备用。气味微臭，近似牛粪气味，味涩，性微寒，无毒。功用涩肠止泻，凉血止血（止血不留邪）。此药不可生用，如研末吞服，服之可致呕吐，水煎温服，即无任何不适反应。

崩漏单味良方

组成：断血流 60～120g，水煎温服。

功用：凉血止血，引血归经。用于妇女经血过多，或淋沥不净，甚至大量出血者，用之皆效。

体会：出血量大为崩，淋沥不净为漏，通称"宫血"（功能性子宫出血）。此方单味，效果甚佳。断血流，形似薄荷而无麻凉香气，形态匍匐，不像薄荷直立，高可达1米许，河岸林缘及沟边空旷处多有生长，长江流域盛产。夏秋季节采割地上部分，去净杂质，切段晒干备用。此药味淡性微凉，无毒。功用凉血止血，引血归经，止血而不留邪。用于以上诸症，其效独特，可谓妇科止血第一实效良药。若再加入红药子 15～60g，止血作用更强，效果更快、更稳。比仙鹤草、血余炭等药的止血功效还好。个人经验，仅供参考。

活血止痛饮治跌仆伤痛

组成：鸡矢藤 30g，海风藤 9g，红花 9g，当归 12g，穿破石 12g，鬼箭羽 9g，牡丹皮 9g，土鳖虫 6g，八棱麻 12g，藤三七 18g。水煎，加黄酒温服。

功用：活血散瘀，舒筋止痛。用于跌打损伤，气滞血瘀，肿胀疼痛，甚或发热郁闷，烦躁易怒。

加减：便秘或大便不通加大黄适量，以大便通畅为度。

体会：上味均具活血散瘀、消肿止痛之功。常用于外伤瘀血不散，肿胀疼痛，效果理想。药渣亦可热敷患处，起效更速。

独一味止痛饮活血止痛

组成：鸡矢藤 30 ~ 120g，水煎半小时，加黄酒适量温服（开放性外伤出血、用过抗生素的，禁止加酒）。药渣热敷患处，冷则加热再敷。创伤出血者忌用。

功用：活血散瘀，速效止痛。用于跌仆伤痛，术后疼痛，肝胃气滞脘腹胀痛，内外一切诸痛。

体会：鸡矢藤，味甘味酸性平，无毒，有活血止血、消滞解毒功效。用于风湿痹痛、跌打伤痛、胃脘疼痛、胆绞痛、肾绞痛、手术后疼痛及神经痛等症，并可单味使用，大有止痛之功。一般用量 30 ~ 60g，大剂量可用至 120g。鲜品用量 60 ~ 120g，最大剂量可用至 240g。用量根据体质强弱、病情轻重而定，不可一味追求大剂量，以免服后产生不适感，如眩晕等。

接骨方祛瘀接骨

组成：续断 24g，当归 15g，煅自然铜 12g，类叶牡丹根（俗称红毛七）12g，八棱麻 15g，牡丹皮 12g，扦扦活根 12g。水煎，兑黄酒适量温服。

功用：活血祛瘀，续筋接骨。用于跌打骨折，瘀血不散，肿胀疼痛，筋骨难续。

加减：疼痛加鸡矢藤 18g；下肢伤加土牛膝 15g。

体会：此方亦是民间草医习惯用方，和上方一样，内服外敷，效果不比大方剂差。

伤痛速效方

组成：八角莲、祖师麻各等份，共为细末，每服 1g，日服 2 ～ 3 次，温黄酒送服。

功用：活血祛瘀，消肿止痛。用于跌打损伤，瘀血不散，患处青紫瘀肿，疼痛不休，甚至瘀血内积，发热神昏等症。

体会：八角莲，本地有江边一碗水、一碗水、鬼臼、百步还原等名称，苦辛性寒，有毒，功能活血散瘀，消肿止痛，多用于跌打损伤、热毒疮疖、虫蛇咬伤等症；祖师麻，本地有金腰带、瑞香等名称，味甘辛，性大热，有小毒，功能祛湿通痹，活血化瘀，消肿止痛。常用于风湿痹痛、跌打伤痛瘀血不散等症。二味一寒一热，都有活血化瘀、消肿止痛之功，为民间草药医生治疗跌打损伤的拿手法宝之一，但无二味同用者。我将二味同用，先在自己身上试用以疗伤痛，证明二味合用效果明显优于单味使用。

我从小进入大山从师求教，因而熟知此二味之功效非同一般。但不能多服，量稍多（超过 2g）服下少时即腹痛泄泻，内有瘀血者，瘀血随泻而出，虽然伤痛速减，但虚人切不可轻试！曾亲身经历过一个案例：某八旬老中医不甚熟谙八角莲，患者指名要此味，而且要量很大，老中医按三七量嘱咐服用，每次 3g，日服 3 次，温黄酒送服。患者嫌用量太轻，擅自加量 6 倍，竟然 1 次服 18g，随之吐血、便血不止，不治身亡。当地卫生行政及司法部门人员找到我识认此药时，方知此事。因为他们请教了很多中医，都说不识此药。问我是否用过？我说已经用过数十年，效果很好，从未出过事故。后来得知，老中医虚惊一场，问题出在患者擅自增加药量。由此可见，药物用量一是根据病情轻重、体质强弱，二是根据药性功用，尤其是大热、大寒、有毒、发散、泻下、峻补、攻伐类药物，切不可随意滥用！凡事皆有度，度就是法规。各药都有其用法、规矩，活法应在其规矩内，不可离谱太远。无根无据，随意太过，迟早会出事故。到那时，只能自食恶果。

三叶散散瘀解毒

组成：八角莲叶（夏末采）、菊叶三七叶（夏末采）、石楠叶（四季可采）各 30g，藤三七、土大黄、红景天、天麻、白芷、七叶一枝花、防风、羌活各 15g，天南星、生草乌、生川乌各 9g。晒干，共为极细末，收贮备用。

功用：活血解毒，消肿止痛。主治跌打伤肿，创伤出血，以及虫蛇咬伤，毒血不散，红肿疼痛，痈毒疮疖等症。

创伤出血：先用淡盐水洗净患处，干药末撒患处。如仓促间无盐水，亦可直接将药末撒于伤口。如大伤、血管破裂，或有内伤脏器者，应到医院处治。

跌打伤肿：用酒、醋各半调糊厚敷患处，干则以酒润之，一日夜一换，以消为度。虫蛇咬伤及痈疖用法同此。

毒蛇咬伤：先切口排出毒血毒液，再用此药敷之。

热毒疮疖及一般虫蛇咬伤，肿毒不散：用杠板归鲜草汁调敷，其效更佳。

外用疥癣验方杀虫止痒

组成：苦楝树根皮（或用成熟果实焙存性）、藜芦各 30g，土槿皮 60g，斑蝥、大风子仁各 15g，苦参 30g，露蜂房、蛇蜕皮（上两味放净瓦上微焙）各 15g。共为极细末，备用。无论何种癣，俱用香油或桐油调稀糊，涂敷患处，1 日一换。仅可外用，严禁入口！

功用：清热燥湿，杀虫止痒。用于头项、手足、躯体癣，或干或湿，瘙痒难忍。

体会：此方大有清热燥湿、杀虫止痒之功。包括顽固性湿疹，用之皆效。方中多数药物均有大毒，只可外用，严禁入口！如嫌药味偏多，配制麻烦，可用土槿皮、苦楝树皮等份，共研细末，用法同上，亦有效果。单用苦楝树皮（去净外层栓皮，根皮力胜），晒干研极细粉，香油调敷，杀虫止痒效果亦很明显。

雷公藤根皮一味，研极细末，麻油调糊敷之，杀虫止痒效果更强。或煎汤熏洗，治诸癣甚佳。只能外用，严禁内服。

二味拔毒散：雄黄、枯矾等份，共研极细粉，和匀备用。湿癣可直接将药粉干撒于患处，干癣用香油调糊敷之。功能燥湿杀虫，解毒止痒。主治创伤感染、手足湿气、湿毒瘙痒等症。

二、药茶类方

所谓药茶方，即用来预防或治疗小病小伤，以少量药物泡水当茶饮，用来预防或治疗小病小患，简便易行。如咽喉肿痛、口腔溃疡、胃火偏旺口臭、小疮小疖、面目毒疹、胃热口渴、阳亢头痛、暴发火眼、小便黄赤、大便秘结等，均可运用此法治之。大病用此作为辅助，亦可起到缓解、减轻的作用。此法运用较广，如选方对证，常收到很好效果。

二叶饮治暑伤元气

组成：人参叶 15g，鲜荷叶 30g（分量可随意）。开水泡，当茶饮。

功用：清暑益气，养阴止汗。用于暑热伤津，胃热口渴，头痛胸闷，或虚烦自汗，暑伤元气，汗多气短等症。

体会：单用鲜荷叶泡水饮，功能清暑解热，用于心烦头胀、小便黄赤等症；单用人参叶，功能祛暑清虚热，主治热病伤津，心烦口渴，虚火牙痛等症。二味相合，其清暑解热、止渴除烦之力增强。其味甘淡，其气清香，为夏季养阴清热、消暑除烦之良方。

除夏秋汗出伤阴外，虚热患者，口渴心烦、小便黄赤等症，随时可服。无鲜荷叶，干荷叶亦可，但颜色要灰青或淡灰，有荷叶淡淡的清香气，味淡微涩方可。若黄褐色、深灰褐色，无清香气、有霉变气味的，绝不可用。人参叶最好购买真品，三七、珠儿参叶可代替，其科属相同、形状相似，草医虽有应用，但药效尚不明确。

二味饮治气阴两虚

组成：西洋参片 3 ~ 6g，小石斛 6 ~ 9g。开水泡服，1 日 1 剂，当茶饮。

功用：益气养阴，生津止渴。用于气阴两虚，心烦气短，肺胃津伤，虚热咳嗽，口渴，尿黄，虽然不甚，但缠绵不愈持久者。此为气阴两虚，津液不足，本方宜之。

体会：小石斛，亦称小黄草、金钗，价格较高，作用比粗大石斛、铁皮石斛等品种的滋阴生津效果要好。但要注意人工伪造成小石斛而当金钗卖的。如果不识货，还是购买细而紧实、色泽古铜黄或金黄的铁皮石斛为好。

三味饮治气血两虚

组成：炙黄芪 9g，当归身 3g，龙眼肉 6g。开水泡服。水煎服加量 3 ~ 5 倍。

功用：益气养血。主治面无光华，气短疲倦，妇女经血色淡，经量偏少等气血不足之症。

体会：炙黄芪补中益气，当归身、龙眼肉养血和血，气旺则血生，血足则容美。气血不虚，精神自振。

咽喉肿痛方治上焦火旺

组成：薄荷 3g，金银花 6g，桔梗 3g，甘草 0.9g，玄参 3g，麦冬 6g。上 6 味为 1 日量，小儿酌减。开水泡，当茶饮。

功用：清热泻火，消肿止痛。治急慢性咽炎，口腔溃疡，咽喉肿痛，口渴咽干等症。

又：罗汉果半个，桔梗 6g，鱼腥草 3g，莲子心 1.5g，山豆根 3g。功用：清热润燥。用法同上方。

又：胖大海 6g，桔梗 3g，甘草 0.9g。功用、主治、用法同上方。

又：甘葛 9g，金银花、连翘、麦冬、桔梗各 6g，甘草 0.9g。开水泡服，1 日 1 剂。功用：清热解毒，消肿止痛。主治心肺胃火旺，烟酒过度，熬夜过多，以致津液耗伤，咽干舌燥，口苦烦渴，甚则咽喉肿痛等症。

又：西洋参 0.9g，沙参 6g，麦冬 3g，桔梗 1.5g，甘草 0.9g，胖大海 3g。开水泡服。早晨泡至晚间，约泡 6 次，最后放砂罐内加水煮沸数滚，一次温服。来日重泡如上法。功用：清热养阴，润燥止渴。主治素禀阴虚火旺，咽喉干痛，时轻时重，缠绵难愈，时或心神不宁，或口舌溃疡等症。

咽喉肿痛速效方一治肺胃火旺

组成：金果榄研细粉 3g，温开水调服。或用蜂蜜和为丸，含于口中咽下。或用大块金果榄磨深黄色浓汁，含口中片刻咽下，不到半日即有明显效果。或用上好金果榄（外皮淡黄或金黄，内色洁白或微黄，个大紧实质重者为上品），每 30g 加冰片 1g，共研细粉，瓷瓶密贮。用时以少许吹于红肿处，其效亦佳。

功用：清热解毒，消肿利咽。主治肺胃积热，咽喉红肿疼痛，无论已溃未溃，用之皆效。亦治胃火气滞，灼热疼痛，以及无名肿毒、疮疖等症。

体会：金果榄苦寒无毒，民间用它治疗的疾病很多，如咽喉肿痛、气滞胃痛、跌打伤痛、湿热腰痛、虫蛇咬伤、疮疖肿毒等。有大量案例证明，效果良好。自《本草纲目拾遗》收载以来，知之者视它为宝，得之者却很少。其中原因，《本草纲目拾遗》有详细阐述。用金果榄薄片泡水饮亦可。但无以上方法见效快。

咽喉肿痛速效方二治热毒上攻

组成：开喉箭 6 ~ 12g。开水泡服。

功用：清热解毒，消肿止痛。主治肺胃热毒上攻，咽喉红肿疼痛，甚至水米难下，心烦口渴等症。

体会：开喉箭，又名万年青、小万年青，可花盆种植。鄂西北海拔 1000 米以上山阴处有稀疏生长，夏末秋冬采集全草连根，野生者佳。根（除去须根，洗净）、叶俱可，药房无售，多用鲜品。此药见效快慢优劣，与金果榄不相上下，甚至更快、更好。只是此药有小毒，但不妨碍使用。除我自己使用多年外，民间尚有很多用它治疗咽喉肿痛的案例，未发现有一例因用开喉箭而中毒的。但用量过大，或者服用时间过长，胃部有不适感，故不可大剂量及长时间服用。

咽喉肿痛速效方三治心火过旺

组成：桔梗 6g，莲子心 3g，山豆根 6g。用法同上方。体实者可加量 1 倍。

功用：清心火，利咽喉。主治心火过旺，烦躁口渴，咽喉肿痛，小便时黄，肺热咳嗽等症。

体会：桔梗清咽利喉，莲子心清心泻火，山豆根善治咽喉诸病，其性味皆偏寒，故用于肺胃火旺、津液不足而致咽喉肿痛等症。如心火亢盛，烦躁不宁，小便黄赤者，可加麦冬、淡竹叶、连翘各 5g，效果更好。病情重者，泡水饮药力太小，可将药量加至 3 倍，用水轻煎，1 日 1 剂，饭后温服。

咽喉干痛方治虚火偏旺

组成：西洋参 3g，沙参、麦冬各 6g，桔梗 3g。开水泡服。早晨泡至晚间，至药味清淡，最后放砂罐内加水煮沸数滚，一次温服。来日重泡如上法。

功用：清热养阴，生津止渴。主治素禀阴虚火旺，咽喉干痛，时轻时重，缠绵难愈，时或心神不宁，口舌溃疡等症。

体会：此方滋阴益气、生津止渴，故用于阴虚火旺引起的咽喉干痛、口腔溃疡及心神不宁等症。实火咽喉肿痛者勿用。

口臭方治胃家湿热

组成：白芷 6g，白豆蔻 3g，薄荷 6g，甘葛 9g，桔梗 3g，甘草 0.9g。开水泡服，1 日 2 剂。

功用：清热利湿，化浊除腐。主治胃家湿热偏盛，口腔不爽，或有异味，或时有肿痛等症。

又：甘松 1.5g，徐长卿 3g，白芷 3g，薄荷 6g，地骨皮 3g，桔梗 3g。功用、主治、用法同上方。

面目毒疹方治头目风热

组成：野菊花 3g，防风 3g，荆芥穗 3g，紫草 3g，玄参 9g，甘草 0.9g。开水泡服，1 日 1 剂。最后一次（晚间）用以洗面，保持一夜，勿用清水洗去，每日如此。

功用：疏风清热，凉血解毒。主治上焦头目风火偏旺，皮肤干燥，时感灼热，或起毒疹，痒痛相兼，或红或紫，时愈时复，缠绵难愈。

体会：如能坚持饮食清淡，保障睡眠，心情平和，勿食生冷辛辣油腻及发病之物，其功效更佳。

又：金银花 6g，连翘 3g，紫花地丁 3g，七叶一枝花 1.5g，甘草 0.9g。功用、主治、用法同上方。

胃火烦渴方治胃热口渴

组成：甘葛 9g，麦冬、莲子心、小石斛各 3g。用法同上方。

功用：清热生津，养阴止渴。主治胃家素热，或饮酒过多，或时常熬夜，或过食辛辣，以致胃火偏旺，耗伤津液，咽干口渴，心烦不宁。

又：天花粉、连翘、沙参、生石膏（研细末）、芦根各 3g。功用、主治、用法同上方。

阳亢头痛方治肝阳上亢

组成：天麻 6g，决明子（微炒，研碎）、丹参、栀子各 3g。开水泡服，1 日 1～2 剂，可以经常代茶饮。

功用：平肝潜阳，凉血活血。主治肝阳上亢，血热头痛，或血压素高，时感头晕头痛，心烦口苦，或夜梦惊恐，或健忘失忆等症。

加减：脑梗死患者酌加水蛭 1.5g，红花 3g；肝火血热甚者加黄芩、地龙各 3g，或生地黄、大蓟各 3g；目赤加菊花、薄荷各 3g。

肝火目赤方治肝火目赤

组成：刺蒺藜 6g，薄荷、生地黄、野菊花、川木通各 3g。用法同上方。

功用：清热泻火，凉血明目。主治肝经火旺，目赤头痛，或小便赤涩，淋沥黄短，或视物昏糊，时作时休，遇热便发。

又：木贼、黄芩、玄参、栀子、密蒙花各 3g。或用下方轮换泡服，以免产生抗药性，影响效果。黄连 1.5g，青葙子、车前草、牡丹皮各 3g，羚羊角 0.9g（磨汁兑服，或另煎兑服）。功用、主治、用法同上方。

胸痹方治心前区痛

组成：丹参 15g，川芎、红花、三七（剉细末分 2 次吞服）、乌药各 3g，生姜 1.5g。开水泡服，1 日 1～2 剂。

功用：宣通心阳，活血止痛。主治胸前闷痛、刺痛，痛连后背，痛时难忍，遇寒冷、闷热天气则疼痛更甚，心情不悦时亦然，劳累过度即发，便是此症。多与冠心病心绞痛有关。

又：乌附子（剉碎末）1.5g，薤白、生黄芪、当归、川芎各 3g。

又：丹参 9g，葛根、川芎、乌药各 6g，红枣 3 枚。

注意：此三方仅作辅助治疗，不可当主方治疗。

胃脘痛方治气滞胃痛

组成：红木香（五味子的根皮）9g，砂仁、延胡索（剉碎）、佛手各 3g，甘草 0.9g。开水泡服，1 日 1～2 剂。如有效，亦可加量水煎服。

功用：理气和胃止痛。主治胃脘疼痛，因于湿热气滞，或肝脾不和，或脾胃虚寒，或各种胃炎、溃疡，或饮食失度，饥饱无常，或暴饮暴食伤胃，以致胃脘气滞胀满，泛酸嗳腐，疼痛不休，屡治屡愈，屡愈屡发，缠绵日久。用此小方可缓其痛，治愈首在忌口，不可全靠医药。

加减：胃寒加生姜 3g；胃热加黄连 1.5g；呕哕加姜半夏 1.5g，竹茹 3g；泛酸加煅牡蛎 3g；嗳腐加莱菔子 3g，陈皮 1.5g；脾虚加党参、白术各 3g；气弱加黄芪 6g；常饮酒者加葛根 6g；夏秋季节加藿香、厚朴各 3g；气滞甚者加木香、枳实各 3g。

体会：此方性味温和，理气止痛。用此方泡水常饮，能够缓解疼痛，减轻不适症状。此病首在饮食有节，注意保养，不可全靠药物。

气滞腹痛方治脘腹气滞作痛

组成：乌药、木香、佛手各3g。开水泡服。

功用：消食导滞，理气止痛。主治肠胃因寒因热、因气因食而胀气疼痛。

加减：因食滞加焦山楂、炒麦芽各3g；因气滞加枳实、厚朴各3g；因寒凝加煨姜3g；因热郁加黄连1.5g；血虚加白芍、当归各3g；气虚加党参、黄芪各3g；便秘加大黄、郁李仁各1.5g。无间夹症用本方。

注意：肠痈（阑尾炎）、绞肠痧（肠扭转）或外伤所致内脏破裂出血，以及一切重大内脏疾病引起之疼痛，皆不可用此方，以免延误病情，失去最佳治疗机会。

便秘方治便秘

（1）生大黄、枳实、厚朴各3g，芒硝1.5g。清热通便。治肠胃燥热便秘。

（2）郁李仁、火麻仁、当归、龙眼肉各3g。润肠通便。治津血不足便秘。

（3）炙黄芪6g，西洋参、郁李仁、厚朴各3g。益气通便。治气虚无力便秘。

（4）当归6g，桃仁、郁李仁、生何首乌各3g。养血通便。治血虚肠燥便秘。

（5）生山楂9g，草果、番泻叶、桃仁、大黄各3g。荡污通便。治肠胃积滞便秘。

以上5方皆因其所因而制，对证用之，方能有效。药茶小剂，只起辅助作用，因其量小，不堪大用。

普济方凉血活血生津

（1）丹参30g，生地黄、红花、桃仁、川牛膝各9g。凉血活血。用于痛风及肝经湿热。

（2）丹参、甘葛各9g，天花粉、麦冬、沙参各6g。生津活血。用于糖尿病及阳亢头痛。

（3）生山楂30g，酒大黄、桃仁、生何首乌各3g。消脂化瘀。用于脂肪肝及肥胖症。

每日1剂，开水泡服。恐药性难以泡出，最后一次可煎10分钟，去渣服下。翌日再换，仍如上法。用至7日，即能初见效果。

注意：此 3 方剂量较大，年老体虚及小儿慎用。

解酒方生津止渴解酒

（1）白葛花 9g，枳椇子 6g，麦冬、乌梅各 3g。用于醉酒不醒，昏睡蒙眬，或欲吐不出，胃中难受者。开水泡，或用冷水煎 10 分钟，微温频服。

（2）甘葛 15 ~ 60g，芦根、石菖蒲、石斛、沙参各 3g。用于酒醉吐或未吐，烦躁口渴，频频欲饮，情绪不安者。用法同上方。

注：甘葛，野生，俗称"绵葛"，生津止渴，升发胃气。解肌退热、解酒安胃之功效在人工种植"粉葛"之上。近用其葛粉常服，对糖尿病、痛风、胃热型胃炎有明显治疗作用。经验之谈，尚须深研。

（3）甘葛 15g，砂仁、芦根、白术、山药各 3g，或甘葛 15g，白豆蔻、茯苓、陈皮各 3g，甘草 0.9g。此 2 方用于吐后或未吐，胃脘嘈杂，似饥非饥，似饱非饱，烦躁不安者，皆有醒酒和胃之功。用法同上方。或单用甘葛粉 30g，温开水冲服亦良。待酒完全醒后，用稀粥续调，切勿骤食荤腥油腻及难以消化食物，以免重伤胃脘。

扶正方治气血两虚

（1）人参（切薄片）1.5g，炙黄芪 3g，当归 3g，红枣 3 枚。用于气血两虚。

（2）西洋参 1.5g，龙眼肉、枸杞子、百合各 6g。用于精虚阴虚。

（3）炙黄芪 6g，红参、山药各 3g，红枣 3 枚。用于气虚气短。

（4）生黄芪 9g，防风、白术各 6g，红枣 3 枚。用于表虚自汗。

（5）九制何首乌 9g，枸杞子、当归、桑椹各 3g。用于精虚，须发早白。

（6）人参、白术、山药、茯苓各 3g，淡附片、炮姜各 0.9g。用于脾阳虚，畏寒便溏。

（7）鹿茸片、巴戟天、肉苁蓉、熟地黄、当归各 3g，盐附片 0.9g。用于肾阳虚，容易疲劳，性早衰，腰膝畏寒乏力。

（8）覆盆子 6g，五味子 1.5g，枸杞子、莲须、芡实、龙骨、山药各 3g。用于肾虚遗精。

（9）龙骨、牡蛎、龟腹甲（上 3 味剉碎末）、知母、地骨皮各 3g。用于肾阴虚盗汗。

以上诸方，我数十年因人、因症，用于辅助疗法，常常收到较好效果。泡水代茶，晨泡至晚，再用水煎 10 分钟，尽取药效，一次温服。能连渣食之的如芡实、鹿茸、人参、西洋参、枸杞子、百合、龙眼肉、大枣等，亦可连汤服下，以免浪费。其用法简便，对证选方常服，均有一定效果。

诸花泡茶，功效各异

甘菊花　味甘微苦，性禀平和，疏风清热，降火明目。有养目血、去翳膜、治头目晕眩之功。可药、可食、可酿、可枕，自古备受仙经所重视。常和枸杞子同泡做茶饮，大有益肺肾、清肝火、退翳明目之功。常服久服，有益肝肾，滋养双目，以防昏花。

野菊花　味苦性寒，清热解毒。用于风火赤眼、疔疮疮毒、咽喉肿痛等症，大有去火退热之功。秋采晒干做枕，清头目风热，素日头火重者宜之。论其清热解毒之功，应在同类花中位居榜首。不可常服、久服，脾胃虚寒者忌服。皮肤若生热毒疮疖，可用全草捣取自然汁加温开水内服，将其渣敷于患处，即可迅速清热解毒、消肿止痛。其清热解毒之功，不在蒲公英、金银花之下。

雪菊（蛇目菊、血菊、高山菊、昆仑菊）　味苦性凉，清肝明目，泻火解毒。用于肝阳上亢，"三高""五高"，头痛眩晕，咽痛目赤等症。与白菊花、野菊花功效相近，更有软化血管之功，用以预防及辅助治疗心脑血管疾病、清除体内垃圾、美容、健身等。用它泡水，色似红茶，味道也很相近，时下甚是流行。

金银花　味甘微苦，性寒，清热解毒。用于外感风热、热毒疮疖、咽喉红肿、热毒血痢、肺胃素热烦渴者。外感风寒、脾肺无热者不宜服。此药用途很广，无论外感风热，还是内脏热毒，均可用此消除。譬如口舌溃烂，热毒泻痢，或者体生大疮，皆可用此配伍，功效甚大。平时少量泡茶，大有清火去毒之功。虚寒人不宜服用。

辛夷花　味辛性温，宣散通窍。主治鼻渊（鼻炎）鼻塞，头痛齿痛，面部黑斑（可做面膜）等症。肺胃寒湿或湿热阻遏致鼻窍不通者可服，上焦发热或气虚火旺者忌服。此花温而不热，宣通诸窍，善治鼻渊（鼻炎），单味泡水饮，亦有明显效果。

腊梅花　味酸涩性平，疏肝解郁，开胃生津。适用于肝气郁结头晕、胸闷、脘痛、梅核气及暑热心烦等症。其他梅花如绿萼梅、白梅等的花蕾或花，凡含有清香气、味酸涩或微苦的，都具有腊梅花的功效。肝胃失和、肝气郁结之胸胁不舒、脘痞纳差者宜之，气虚之人慎用。

代代花功效相近，可相互替代。如感胸胁痞满疼痛，腊梅花、绿萼梅、白梅花、代代花选一，泡水当茶饮，皆可舒郁清心，缓解症状。

厚朴花　辛苦性温，理气化湿。治胸膈痞闷气胀，胃脘气逆。脾胃湿滞痞闷胀气者宜之。症状轻的，单用此花泡水饮，即可消除胸膈痞闷。

桂花　浓香辛温，化痰散瘀。主治痰饮喘咳，肠风血痢，牙痛口臭。此花格外芬芳宜人，泡茶常饮，宽胸祛垢，清爽口腔。若是虚热之体，切勿久服，以免芳香耗散津液，反致口舌干燥。

三七花　味甘性凉，清热，平肝，降压。用于高血压头昏目眩耳鸣、急性咽喉炎等症。此花我喝过一段时间，也看到不少人泡茶常饮，即如所述，确实有一定效果。

荷花　味甘涩微苦，性微温，清心凉血，涩精止血。用于外伤呕血、妇人血逆神昏、天疱湿疮等症。气色不佳、心神不宁者，可用此花镇心、益气、驻颜（养颜），泡水常服，辅助调养。

合欢花　味甘性平，理气舒郁，安神活络。主治郁结胸痞、失眠健忘、风火眼疾、视物不清、咽痛、胃痛等症。山合欢花、银合欢花功用相近，而山合欢花易得，泡水当茶饮对于舒缓郁结、改善睡眠有一定效果。风火眼疾等症，亦可用此花泡水饮。

杜鹃花　酸甘性温，和血调经，疏风止咳。主治月经不调、闭经、崩漏、吐泻、衄血、内伤咳嗽、外伤肿痛等症。此花亦称映山红、满山红等，以粉红色、红色入药，无毒。黄色者绝不可用，因其类似杜鹃花，而有大毒，故名"断肠草"。

芭蕉花　甘淡辛凉，清热化痰，平肝和郁。主治胸膈痞胀、呕吐痰涎、头昏目眩、经血失调等症。此花与根功用相近，甘淡性凉，用于治疗肺痈（肺脓肿）、肺热干咳、吐血（用根）等症，有一定疗效。

雪莲花　甘苦性热，除寒壮阳，调经止血。主治阳痿、腰膝酸软、风湿骨节痛、月经不调、寒湿带下、跌仆伤痛等症。此花内地人尚不熟悉，有人竟然把它当成下火药使用，喝了不到3天，咽喉红肿疼痛。热性助阳之药，只能用于虚寒性疾病。此花固然名贵，但如不了解它的性能，切勿轻易服用。

金雀花　味甘微温，滋阴益阳，健脾。主治劳热咳嗽、头晕腰酸、妇女气虚白带、小儿疳积等症。此花对于脾肾虚弱、阴阳失衡诸症，均有一定作用，属于滋补一类，不能把它当成下火药乱用。

藏红花　味甘性平，活血化瘀，散郁开结。主治忧思郁结、胸膈痞闷、吐血、伤寒发狂、惊怖恍惚、妇女经闭、产后瘀血腹痛、跌仆胀痛等症。久服滋养下元，和颜悦色。此花无论治病、养颜，效果毋庸置疑，但价格昂贵，非大众普及之品。力所能及之人，不妨少量泡饮。久之，自见其功。

红花　辛甘性温，活血通经，祛瘀止痛。用于闭经、癥瘕、难产、死胎、产后恶露不行、瘀血作痛、跌打损伤等症。多用则行血破瘀，少用则和血养血。《本草汇言》："红花，破血、行血、和血，调血之药也。"此花容易种植，大小药房都有出售。血虚血热、外伤出血而无瘀者禁用或慎用。

山茶花　辛甘苦凉，凉血止血，散瘀消肿。用于吐血、衄血、血崩、肠风、血痢、血淋等症。血热者宜之，虚寒者慎服。

水芹花　辛甘性寒，清热除烦。用于暴热烦渴、小便黄赤等症。水沟、河沿等潮湿处多有生长，取之甚易，风干储备，四季可服。火旺者宜之，虚寒之人勿服。嫩时可做菜蔬，与芹菜相似。夏秋采全草煎水加陈醋泡足，有清泻肝火、调节血压、减轻头痛眩晕及心烦郁闷的功效，肝火偏旺者宜之。

玫瑰花　甘苦微温，行气和血，疏肝解郁。用于月经不调、胸闷胁痛、胃痛纳呆、损伤瘀肿等症。功效近似腊梅花，而兼有活血行瘀的作用。

野玫瑰花功用相近，或称白残花。对于滞经、痛经、经行不畅等症有一定效果，可在行经前5～7日，每用15g，加红糖适量泡水饮，可以减少血块、减轻疼痛。跌仆伤痛，野玫瑰花细末，黄酒、陈醋各半调糊，厚敷于患处，有消肿散瘀止痛之功。

月季花　味甘性温，活血调经，消肿止痛。用于月经不调、胸腹胀痛、扭挫伤痛等症。此花作用与玫瑰花相似，肝气不舒、经血失调者宜之。

凌霄花　味辛微寒，破瘀通经，凉血祛风。用于瘀滞闭经、周身风痒等症，血瘀闭经、行经腹痛、经血有块者宜之。血虚无瘀、妊娠孕期禁用。

桃花　味苦性平，泻下通便，利水消肿。用于便秘、水肿、痰饮、风狂等症。便秘、心烦不宁者宜之。

杏花　味微苦性温，滋虚，补诸不足。用于女子伤中、寒热痹、妇人无子等症。和桃花等份，为末服，或泡水当茶饮均可。

茉莉花　辛甘性温，理气开胃，辟秽和中。治下痢腹痛、目赤、疹毒等症。脘腹痞闷、食欲不佳者宜之，取其芳香之气，以化辟秽，故有开胃功效。

栀子花　微苦性寒，清肺凉血。用于肺热咳嗽、鼻衄不止（焙干为细末，吹入鼻孔）。此花清香宜人，肺热干咳、鼻衄、心烦尿黄者宜之。

百合花 味甘微寒，清火润肺，安神。主治肺热咳嗽、夜寐不宁、老年眩晕等症。此花家植一盆，形色美丽，其芬芳之气随风飘逸，满院皆香，令人心旷神怡。肺热干咳、神情不宁者宜之。泡水作茶，别有韵味。

白扁豆花 甘涩性凉，清暑化湿。适用于感受暑湿、肌热泄泻等症。要白花白豆者，白花赤豆、褐色豆或红花赤豆等品种的花，暂未发现有药效。

以上诸花，皆选无毒无害较为常用之品，且各具特性。或寒或热，或补或泻，都具有一定药效。用它们泡水当茶饮，或养颜保健，或祛病强身，必须根据自己的具体情况，咨询中医药专业人员，详实了解功用后，再决定使用哪些有针对性的品种。只有如此，才能有想要的效果。否则，寒证用寒药（花）、热证用热药（花），实证用补，虚证用泻，岂不是适得其反？寒证用寒性药，必会加重病情，尚可解救；热证用热性药，犹如火上浇油，祸不旋踵，若不及时处治，恐生他变；虚证用泻药，顷刻间必有生命危险，其祸之大，不言而喻。这不是危言耸听，而是一个年近八旬老中医的善意警示。诚望诸君，多多珍重！

三、药膳类方

药食同源，由来已久。《周礼》有疾医、食医、疡医、兽医之分；《素问》提倡五谷、五畜、果蔬和而食之，"以补益精气"。数千年来，药膳良方无数，涉及养生、祛病、强身、延年内容者，不可胜记。我非专事营养业者，所知甚少。今仅以临证所需，用于辅助祛病、康复，举其一二，皆为经验之谈，仅供临证参考选用。

脾虚羸弱方补脾复元

组成：人参9g，红枣30g，大米200g。加水2500mL，砂锅文火慢炖至米化，以粥汤适量，缓缓食之。

功用：健脾益胃，恢复元气。用于大病之后，脾胃羸弱，饮食难进，正气未复，极度虚弱者。以此方法循序渐进调理之，逐渐恢复正气。

体会：脾虚胃弱者，不可一次食之过多，待其消化知饥，方可再食。若胃寒畏冷，时欲呕哕，或口泛清水，酌加煨姜3～6g。待胃气旺，可再加补益之味，如肉、奶、禽蛋等。但必须以能消化吸收为要，不可陡进大补，以防脾胃大伤，反而饮食难进，正气复损，旧病复作。因为大虚不容大补，只宜循序渐进，以逐渐康复为目的。故古有"虚不受补"之训。

脾肺气虚方治自汗喘息

组成：生黄芪 60g（纱布包），山药 15g，人参、麦冬各 9g，红枣 5 枚，糯米 150g，百合、冬虫夏草各 3g。用净水 3000mL（六大碗），慢火砂锅炖煮，浓煎至两碗，分 4 次 2 日服尽。隔三五日再服 1 剂，至喘止汗收，可 7 ~ 10 日服 1 剂，直至康复。

功用：补脾益肺，滋虚济羸。用于大病之后，或素禀脾肺气虚，正气羸弱，动则气息不接；或自汗盗汗，易受风寒外感者。

加减：胃寒者加煨姜 3g；纳差者加砂仁 6g；虚喘汗出五味子 3g（纱布包扎）。余随症。

气血两虚方补气养血

组成：炙黄芪 60g（纱布包），人参、当归各 15g（纱布包），红枣 10 枚，大米 120g，肉桂 1.8g。用法同上方。

功用：补气养血，扶正济羸。用于素体虚弱，或病后正气未复，精神委靡，精力不足，气色欠佳，畏热畏寒，以及老年、幼儿身体虚弱者。

精血两虚方补益精血

组成：九制何首乌、当归（上 2 味纱布包）、枸杞子、鹿角胶、龟甲胶（上 2 味另加水炖化，分 6 次和粥服）、人参各 9g，炙黄芪 15g（纱布包），红枣 5 枚，黄小米 200g，净水 5000mL。慢火砂锅炖至三四斤，分 6 次，3 日服食尽剂。1 周 1 剂，调至气色红润、精力旺盛为度。

功用：补益精血，健体养颜。用于精血不足，面色无华，爪甲苍白，女人经血早少，男人房事不济，精神欠佳，耐力不足，记忆力下降，眩晕乏力等症。

心脾两虚方补益心脾

组成：龙眼肉、莲子、人参各 15g，柏子仁、当归身、茯苓各 9g，黄小米 200g。2 日量，煎服法同上方。

功用：补脾益气，养血安神。用于心脾两虚，气血不足，多梦健忘，动则汗出，或心悸乏力，夜寐易醒，或操劳过度，以致早衰，面色萎黄，精力不足者。

心阴虚方治心阴虚

组成：西洋参、麦冬各15g，五味子3g，龟胶（加水炖化和粥服）9g，百合60g，糯米200g，净水5000mL。2日量，煎服法同"精血两虚方"。

功用：滋阴养血，益气安神。用于心阴不足，虚烦不寐，入睡胸前潋潋汗出，气短心悸，神疲乏力，时感困倦者。

肾阳虚方温肾壮阳

组成：鹿茸18g，当归30g，肉桂、盐附子（上2味剉碎纱布包）各3g，熟地黄、肉苁蓉、锁阳各30g，核桃仁120g（微炒），糯米1000g，净水10L。先将前7味煎煮3小时，滤去渣，用煎取之药汁入糯米、核桃仁再煮一二个小时，煮至米化为度。分6次3日服食尽剂。气温高于15℃时，可将药粥放冰箱中，以防变质。无冰箱则每次用原方量1/3，1日服食尽剂。

功用：温肾壮阳，暖腰膝。用于肾阳不足，下元虚冷，腰膝乏力，动则汗出，房事不济等症。

注意：以上诸方同此，变质切勿再食，以免中毒。

肾阴虚方滋肾养阴

组成：九制何首乌、枸杞子各9g，山茱萸、龟甲胶、黑大豆各3g，糯米100g，净水2500mL。上6味同入砂锅慢火煎煮2小时，以糯米煮化成稀糊状为度，每日分2次服食。1周服1~2剂即可。

功用：滋肾养阴，补益精血。用于肾阴不足，精血亏虚，腰膝酸软，四肢乏力，夜寐汗出，精神委靡等症。

助消化方振食欲

组成：煮粥时少加煨姜、陈皮、炒山楂，或人参、红枣、山药，或草果、肉豆蔻（此2味纱布包），或炒麦芽、炒鸡内金（此2味纱布包）均可。

功用：健脾胃，助消化。用于素体脾胃虚弱，食欲欠佳，多食难消，时感腹胀，甚至肠鸣腹泻，肌肉消瘦。或病后疏于调理，胃肠纳消失常者。

小儿脾虚虫积方健脾杀虫

组成：炒鸡内金、炒山楂肉、炒使君子仁、焦白术、人参、陈皮、砂仁、槟榔、木香各 3g，共研细粉，饴糖 150g，麦面粉 1000g。先将麦面粉水和、发酵，再和入药粉、饴糖，务令均匀，做薄饼，后于锅中慢火烙熟至微焦酥即可。令患儿做零食，久服自可见效。

功用：健脾胃，杀虫积。用于小儿脾胃虚弱，夹有虫积，食欲不振，时感脐腹疼痛，甚至面黄肌瘦，精神委靡者。

体会：味道可口，小儿大多都能接受。服用方便，久服自见其效。我用此方教其父母如法调治，均可见到显著效果。以 3 岁左右小儿为例，服用最多未超过 3 剂，基本都从厌食消瘦、容易生病变为增食量、长肌肉而健康。药味平平，制作不难，口感适宜，容易接受。只要饮食增进，脾胃不虚，身体自然就会健康。小儿要想健康，第一要务就是调理好膳食，或者说饮食。因为饮与食同等重要。只重视吃，而轻视喝，也会造成偏颇，甚至滥喝很可能生病。脾胃为后天之本，生化之源。小儿正长身体，如果脾胃虚弱，挑食厌食，即是根本不足，何以健康生长？经验之说，仅作参考。

食疗辅品效用简介

所谓辅品，即辅助之品。五谷、禽、畜肉等皆不属于此类。辅品指的是熬粥或炖肉时添加有一定药效的辅助品，如大枣、核桃仁、枸杞子、莲米等味。食疗远古即有，不乏各种著籍。我作为传统中医，偶尔用此，亦视病情或者身体需要而定，用于恢复健康，可以起到一定治疗作用。若求系统、详实的食疗内容，请另参相关专著。

人参 味甘微苦，性温（《神农本草经》"小寒"，《本草纲目》"微寒"）。补五脏，安精神，定魂魄，止惊悸，除邪气，明目，开心益智，久服轻身延年。治男妇一切虚证，发热自汗，眩晕头痛，反胃吐食，滑泄久泻，小便频数淋漓，劳倦内伤，胎前产后诸病（《本草纲目》）。大补元气，固脱生津，安神。治劳伤虚损，食少倦怠，虚咳喘促，自汗暴脱，惊悸健忘，眩晕头痛，久虚不复，一切气血津液不足之证（《中医大辞典》）。脾肺气虚者宜之，湿热中满者忌服。

黄芪 味甘微温。生用：益气固表，利水消肿，托毒生肌。治自汗、盗汗、血痹、浮肿、痈疽不溃或溃久不敛。炙用：补中益气。治内伤劳倦、脾虚泄泻、脱肛、气虚血脱、崩带及一切气衰血虚之证（《中药大辞典》）。性味甘温。生用固表，无汗能发，有汗能止，温分肉，实腠理，泻阴火，解肌热；炙用补中，益元气，温三焦，壮脾胃，生血生肌，排脓内托，疮痈圣药。痘疹不起，阳虚无热者宜之。为补药之长，故名者（《本草备要》）。此味不能直接食之，熬汤、煮粥，可用纱布包之，或将其煎水去渣，用黄芪水熬粥或炖汤。气虚、血虚，无此味难以达到补益之目的。气旺则血生，黄芪补气，非他药所能代替，故为补药之长。

当归　甘辛性温。补血和血，调经止痛，润燥滑肠。治月经不调，经闭腹痛，癥瘕结聚，崩漏；血虚头痛，眩晕，痿痹；肠燥便难，赤痢后重；痈疽疮疡，跌仆损伤（《中医大辞典》）。血虚眩晕，面无华色，以及月经量少、紊乱者宜之，用以滋养调和。肠滑、泄利者忌用。

紫河车　甘咸性温。本人之气血所生，故能大补气血，治一切虚劳损极、恍惚失志、癫痫。以初胎及无病妇人者良，长流水洗净，亦可调和煮食（《本草备要》）。久病体虚，身体素弱，抵抗力差，或者大病化疗后正气不足，白细胞低下，气血两虚者，用以大补气血，恢复元气。身体不虚、素有内热及兼有外感发热者忌用。

大枣　味甘性温，补中益气，调和营卫。有养气血、补脾胃、润心肺、生津液、悦颜色、和百药之功。心脾不足、气血两虚者宜之。多食损齿，中满证忌之。入药、熬粥、炖汤、嚼食均可。

莲子　味甘微涩性温，补脾，涩肠，固精。交水火，媾心肾，靖上下，宁相火，益十二经脉血气，涩精气，厚肠胃，除寒热。脾虚久泻、白浊、遗精、妇人崩漏、心神不宁、睡眠不实者宜之。大便燥结者不宜食。入药、炖汤、熬粥均可，亦可生食。

又有一种叫石莲子的，即落入水中陈久色黑者。味苦微寒，有除湿热、开胃进食之功。用于噤口痢、久痢、久泻等症。仅可入药，不作食疗。

莲藕　味甘微温，生食性凉。主补中焦，养神，益气力，除百病，久服轻身耐寒，不饥延年。生食治虚渴、烦闷、不能食。长服生肌肉，令人心喜悦（《食疗本草》）。此书还说莲藕仙家历来重视，能厚肠胃，久服不饥，可以代粮等，总之好处很多。细细回顾品味，其说并不为虚。难怪炖肉、熬汤，多用此物为主要辅料。莲藕还可以做出很多菜肴、加工藕粉等，不仅味美，而且健身。

芡实　味甘微涩性平，有补脾祛湿、固肾涩精的功效。用于肾虚不固，梦遗滑精，小便失禁，脾虚不运，腹泻不止，妇女带下，腰膝酸痛等症。熬粥宜之，炖汤亦可。

山药　味甘性平，补脾胃，益肺肾。用于脾胃虚弱，食少倦怠，大便溏稀，妇女带下，肺虚久咳，肾虚滑精，小便频数等症。《本草备要》有"益心气，治健忘"的记载，可作参考。此味可药可食，性味温和，补益肺肾，亦健脾胃，味道可口，乃佳品也。

百合　味甘微寒，润肺止咳，宁心安神。用于肺燥咳嗽，以及热病后余热未清，心神不宁等症。白花及鳞茎色白、口味甘甜者佳，赤色及其他杂色者仅可外用，不可内服。

核桃仁　味甘性温（肉甘皮涩），固肾涩精，敛肺定喘，润肠通便。用于肾虚腰膝酸痛、肺肾不足虚喘、肠燥便秘等症。《本草备要》有"通命门，利三焦，温肺润肠，补气养血"的叙述。《食疗本草》有"黑人鬓发，毛落再生"的记载。今人因其果仁形似脑，商业辞藻宣扬其有补脑功效，肾脑相通，其实补肾也。肾气不衰，精气神自然充沛，记忆力何尝不好？！因有补命火及润肠作用，腹泻、便溏、痰火炽热者慎用，或暂时勿用。熬粥、炖汤、嚼食均可。

栗仁　亦称板栗。味甘微咸，性温。厚肠胃，补肾气。脾肾不足者宜之，多食滞气。用法同核桃仁。多炒熟食，生食不易消化，容易滞气胀胃。

枸杞子　甘肃及周边地区所产，红润个大、味甘微酸者良，色暗黑或暗红、瘪枯个小、味酸涩者不可用。味甘微酸，性平。有滋肾益气、润肺清肝、生精助阳、补虚劳、强筋骨、祛风明目、利大小肠之功。用于肝肾不足，梦遗滑精，头晕目眩，腰膝酸痛等症。《本草备要》有"治嗌干消渴"的记载。汪昂注解说："出家千里，勿食枸杞。其色赤属火，能补精壮阳。然气味甘寒而性润，仍是补水之药，所以滋肾、益肝、明目而治消渴也。"入药、熬粥、煲汤、炖肉、生食均可。叶名天精草，味甘淡微苦，性凉。有清上焦心肺客热作用，代茶饮治消渴。

龙眼肉　味甘性温，益脾长智，养心补血。用于思虑劳伤心脾，健忘，怔忡惊悸，血不归脾，肠风下血等症。劳心血虚、面无华色者宜之，血不虚而素热者慎用。用法同大枣。

落花生　味辛甘性温。辛能润肺，香能醒脾。用于燥咳、反胃、乳妇奶汁偏少等症。脾虚血燥者宜之，肺胃火旺者慎服。用法同大枣。

薏苡仁　味甘淡性微寒，有渗湿健脾胃之功。用于脾虚水肿、湿痹重着、风热筋急拘挛、泻痢、热淋等症。药效力缓，多作辅助之用。脾虚湿滞者宜之，阴虚火旺者慎服。《食疗本草》有"去干湿脚气，大验"的记载，可作参考。

黑大豆　味甘性平，滋肾明目，利水消肿，散热祛风，与甘草同用解百药毒（《本草备要》）。用于水肿胀满、风毒脚气、黄疸浮肿等症。肾水不足者宜之，虚寒者慎服。切勿认为其形似肾，气色黝黑，就是入肾大补，作为制药入肾，如古法炮制何首乌等，起辅助作用可以，指望大补肾气，则无根据。

胡麻　即芝麻。味甘性平，补肝肾，润五脏，添精髓，坚筋骨，乌髭发，明耳目，耐饥渴，利大小肠，逐风湿气，凉血解毒，生嚼敷小儿头疮。皮肉俱黑者良，栗色者名鳖虱胡麻，更佳（《本草备要》）。

赤小豆　味甘酸性平，清热利水，散血消肿。用于水肿腹胀、脚气浮肿、小便不利、疮疡肿毒等症。治疗黄疸用赤小豆，取其利水之功。今人视其色红，便作补血之品，其实并无直接依据。中医传统说法"色赤入心，心主血"，引申而言，说它补血，亦无可厚非。作为食疗，其味甘美，清热利水，还可解毒，亦不愧为中上之品。

绿豆　味甘性寒，清热解毒，利尿消暑。用于暑热烦渴、疮疖热毒、泻痢、消渴等症。去皮则功效大减，连皮清凉解毒力胜。可解巴豆、附子、草乌毒，绿豆150g研细粉，滚开水冲搅1分钟，待冷透，频频饮下，其毒可解。我曾用此法救过3例生草乌中毒者，最重的牙关噤闭、双目直视、面色发青、四肢抽搐，用此法治之，十余分钟症状完全平息，一切恢复正常，均未见有任何后遗症。因于此，服中药时多不吃绿豆，恐其降低疗效。热毒者宜之，虚寒者慎服。

白扁豆　味甘微温，消暑化湿。用于暑湿内蕴、脾虚泄泻、妇女带下等症。外感暑湿、脾胃虚弱者宜之，气滞中满者勿用。

刀豆　味甘性温，温中止呃。用于虚寒呃逆，俗称打嗝，其功效胜于柿蒂。其豆荚长尺余，嫩时可作菜蔬。其豆硕大，其色红艳美观。脾胃虚寒呃逆打嗝者宜之，气滞中满者勿服。

大茴香　俗称八角，煮肉、炖鸡等时常用香料之一。味辛甘性温。理气止痛，温中和胃。用于寒疝腹痛、睾丸偏坠、胃腹冷痛、胃寒呕哕等症。取其温中散寒、理气止痛之功。入药治病者少，凡煮肉、炖禽畜汤，无不用之，以取其甘美香味。脾胃虚寒者宜之。素体火旺者慎用，以免助热生火。

肉桂　习惯称桂皮，煮肉、熬鸡汤常用香料之一。味辛甘，性大热，气味纯阳。补命门相火不足，益阳消阴。治痼冷沉寒，能发汗疏通血脉，宣导百药，去营卫风寒，治表虚自汗，腹中冷痛，咳逆结气，以及脾虚恶食，湿盛泄泻，通经堕胎（《本草备要》）。脾肾虚寒、气血不足者宜之，素体火旺者勿用。

花椒 香料之一，用途广泛。味辛大热，有小毒。有温中散寒、止痛杀虫、暖胃燥湿、消食除胀之功。用于心腹冷痛、蛔虫腹痛、痰饮水肿等症。脾肺肾湿寒者宜之，肺胃素热者忌服。

胡椒 香料之一，喜食者甚广。味辛性热，纯阳之品。暖胃快膈，下气消痰。用于寒痰食积、阴寒腹痛、胃寒吐水等症。脾胃虚寒者宜之。多食动火，发疮、疹、痔、脏毒、齿痛、目昏及肺胃素热者勿服。

辣椒 刺激食欲，消除腥臊气味。味辛性热，温中散寒，开胃消食。用于寒滞腹痛、食欲不佳，外用熏洗治冻疮等症。很少入药，多作菜蔬。脾胃湿寒者宜之，肺胃火旺者慎服。久服上火，咽炎、鼻衄、痘疹、皮癣、痔疮等症忌服。

生姜 调味品，用途亦广。味辛性温。行阳气而祛寒发表，宣肺气而解郁调中，畅胃口而开痰下食。治伤寒头痛，伤风鼻塞，咳逆呕哕，胸壅痰膈，寒痛湿泻。消水气，去秽恶，救暴卒，疗狐臭，擦冻耳。杀半夏、南星、菌蕈、野禽毒。辟雾露山岚瘴气。捣汁，和黄明胶熬，贴风湿痹痛。久食兼酒，则患目疾、发痔疮。积热使然。疮痛人忌服（《本草备要》）。用生姜汁擦斑秃，可刺激毛发再生。尚有干姜、黑姜、炮姜、姜炭、姜皮数种，各具功效，主要入药治病，除干姜外，少有用于调料者。

大蒜 蔬菜香料之一。味辛性温，开胃醒脾，通五脏，达诸窍，去寒湿，解暑气，辟瘟疫，消痈肿，破癥积，化肉食，杀蛇虫蛊毒。治中暑不醒、鼻衄不止（捣，贴足心，能引热下行）、关格不通（捣，纳肛中，能通幽门），敷脐能达下焦，消水，利大小便。切片灼艾，灸一切阴疽、恶疮肿核，独头者尤良。然其气熏臭，多食生痰动火，散气耗血，损目昏神。忌蜜（《本草备要》）。

韭 习惯称韭菜。辛辣微酸，性温。助肾补阳，散瘀血，逐停痰。治噎膈反胃，解药毒、食毒、蛇毒、虫毒。多食昏神（《本草备要》）。脾肾虚寒、胸脘痞闷者宜之，素体火旺者忌服。韭子，辛甘而温，补肝肾，助命门，暖腰膝。治筋痿遗尿，泄精溺血，白带白淫，炒用。烧烟熏牙虫（《本草备要》）。"

葱 有大葱、香葱、分葱、火葱等多种。生辛散，熟甘温。发汗解肌，以通上下阳气。治伤寒头痛，阴毒腹痛，杀药毒。又曰和事草。同蜜食杀人，同枣食令人病（《本草备要》）。连叶及根须煎汤温服，治风寒感冒，头痛无汗，鼻塞喷嚏，肢体酸楚。葱白蘸蜜插入肛内能通大便（验方）。少食则得，可作汤饮。不得多食，恐拔气上冲人，五脏闷绝。切不可与蜜相和，食之促人气，杀人（《食疗本草》)。

胡荽　芫荽、香菜皆此物。辛温香窜，内通心脾，外达四肢。辟一切不正之气。痧疹、痘疹不出，煎酒喷之。胡荽久食，令人多忘。病人不宜食胡荽、黄花菜 (《本草备要》)。

莱菔　有白萝卜、红萝卜、青萝卜、紫萝卜，不含胡萝卜。辛甘属土。生食升气，熟食降气。宽中化痰，散瘀消食。利二便，解酒毒，制面毒、豆腐积，止消渴。多食渗血，故白人髭发。服何首乌、地黄者忌之。莱菔子长于利气，生能升，熟能降。升则吐风痰，散风寒，宽胸膈，发疮疹；降则定痰喘咳嗽，调下痢后重，止内痛。炒用 (《本草备要》)。一般认为服用人参时，不可同时服食萝卜、茶叶等食物 (《中药临床手册》)。

草果　卤肉常用。味辛性温，温中燥湿。主要用于脾胃虚寒，伤于荤腥油腻，积滞难消，腹胀腹痛，甚至肠鸣泄泻等症。今人常用于配制香料、煮肉、炖汤、卤肉等，取其浓烈之香气。前人和其他药配合，用于治疗疟疾。

陈皮　香料之一。辛能散，苦能燥、能泻，温能补、能和。同补药则补，泻药则泻，升药则升，降药则降。为脾肺气分之药。调中快膈，导滞消痰，利水破癥，宣通五脏，统治百病，皆取其理气燥湿之功。多服久服，损人元气。入补养药则留白，入下气消痰药则去白。去白名橘红，兼能除寒发表 (《本草备要》)。橘树之根治疝气，橘叶消乳痈。

山楂　酸甘咸温，健脾行气，散瘀化痰，消食磨积。发小儿痘疹，止儿枕作痛 (产后恶露不行腹痛)。多食令人嘈烦易饥，反伐脾胃生发之气 (《本草备要》)。常用于消化肉积，如小儿肉积停滞，久不消化，以致肠鸣腹胀，发热不退等症，配合相应药物，以消肉积。脾胃虚弱或胃热善饥者慎服。中焦气滞、痞闷纳差者宜之。高血脂、脂肪肝可以常服，以消脂肪。

茄子　主寒热，五脏劳。不可多食。动气，亦发痼疾。熟者少食之，无畏。患冷人不可食。又，根主冻脚疮，煮汤浸之 (《食疗本草》)。茄子，甘寒，散血宽肠，动风发病 (《本草备要》)。

个人所提到的数十种可药可食之品，仅仅是最为常见、常用之品。但这也是人们用来除病康复、保健养生、滋润驻颜、烹调美味、满足口福、提高食欲、保障身体所需的常用之品。人们虽然经常食用，但未必了解它们的基本性能。对自己是否适宜？吃多、吃少？利、害、益、忌？本人仅是根据临证所见，在这里略作提示，以供参考。需要了解详实内容的，请看相关专书，请教相关专家。

药膳调味，利弊两兼

日常食物，人们为了满足口感，大多调到适合自己的口味，以求增加食欲。少有人知道主副食物皆含有药用功效。如五谷、蔬菜、畜类、水产品、瓜果、奶类、各种香料、油脂，包括酱、醋、茶、糖、盐等，无一不含酸苦甘辛咸之味、寒热温凉平之性。如甘味益脾，香能醒脾，故甜香之味人多喜纳。有利一面，能增进饮食，生长肌肉；而过食、偏食，又可使人中满气滞，甚至脾病，故有"脾病勿多食甘"之训。五脏皆如此。所以古今论及此话题者，无不提倡营养均衡。此是大话题，自有专家、专著论述。我乃临证治杂病的中医，仅为不同患者之需，小结实用经验，聊举相关数方、数品，仅供临证选用。

今人关心健康者日渐增多，在饮食中添加药物，亦无可厚非。如在煲汤中加山药、枸杞子可以补脾肺、益肝肾；加黄芪、当归可以补气血；加桂皮、生姜可以温胃暖肾；加绿豆清肝火、解百毒；加红豆养血；加黑豆滋肾；加黄小米补脾等。浅而言之，黄色食物多补脾，黑色多补肾，白色多益肺，青绿色多入肝，红色多入心养血，这是五色入五脏，中医五行学说的一个方面，理论上确是如此。所有红色能吃的都补血吗？请你查一查《神农本草经》《食疗本草》《本草纲目》《中医大辞典》等专书，自然就会明白。香醒脾，苦清热，酸收敛，辛发散，咸入肾，五味调和则益，长久偏颇则害。人们常说双刃剑，食物、药物何尝不是。利害相连，适度则利，过度则害。身体靠自己把握，听医者的忠告，才是正道，才能得到保护。切勿道听途说，更不能轻易相信旁门左道、妖言邪说。如一日吃半斤绿豆、三根生茄子（《食疗本草》有食生茄子发痼疾记载）、一次服下芒硝一至三斤（成人常用量为 6 ~ 15g，《药典》有明确规定）包治百病，等等，依据何来？有谁治好过病？延误患者不算，甚至吃死了人。药王孙思邈骂这类人为"含灵巨贼（见《大医精诚》）"，一点也不为过！稍懂一点医药常识的人，绝不会上当受骗，拿自己的宝贵生命去当他们的试验品！

四、熏洗类方

此类方药仅为外用熏洗之用，或全身，或局部，用于辅助治疗皮肤病、疮疖、风湿痹痛、扭挫伤痛等症。运用得当，可收到良好效果。此法药物大多易寻，甚至不费一文即可得到。亦为民间广泛运用的一种方法。因其药物易寻，使用安全，见效亦快，因而广受欢迎。

皮肤瘙痒一方疏风解毒止痒

组成：苦参60g，苍术、黄柏、樗白皮、枯矾、雄黄（此2味研细末）、千里光、野菊花全株、苦楝树皮各约30g（以上少一二味无妨，或只用一二味亦可）。用水约10L，放大锅内武火煎煮20分钟，趁热先熏，待温，洗全身或局部，以水不温为止（夏天不冷可延长熏洗时间）。熏蒸时切勿封闭太过严实，以防出汗过多而造成虚脱。尤其是老年体弱、幼小患儿，更需注意！

功用：疏风清热，燥湿止痒。用于湿毒为患，全身或局部瘙痒，或如疹如痘，愈而复发，奇痒难忍，搔破流血水，或流黄水，或干痒，或如皮炎顽癣，久难痊愈。纵然暂愈，遇饮酒或食海鲜、香菜、椿芽等发病之物，随即旧病复发，奇痒如初。或春秋两季更替之时，旧疾亦随之复作。此类小方，不仅随时可用，在发病季节来临之前，亦可提早预防性熏洗，以减少复发。

皮肤瘙痒二方清热燥湿止痒

组成：地肤子全草、牛蒡子全草、威灵仙藤连叶、荆芥老秸秆（全株）、大蒜秸秆、薄荷、生姜秸秆，以上用量不拘多少，缺一二味亦可。用法同"皮肤瘙痒一方"。

功用：疏风清热，解毒止痒。用于皮肤过敏，骤发奇痒，或红或肿，或生疹粒，成块成片，甚至全身，俗称"风湿疙瘩"。有愈后不发者，有反复发作者。此症最敏感的是接触生冷、潮湿、各种酒类、荨麻（俗称响马草）、漆树等，其次是鱼虾、海鲜、猪头、猪蹄及椿芽、韭菜、魔芋、香菜等，甚至包括葱、姜、蒜、花、胡椒等。在野外作业者，特别要提防荨麻、漆树。漆树还有人不怕，荨麻无论谁接触到它，即使外边穿有较厚衣服，亦立即感到如火燎般奇痒难忍，因此要十分注意。患此病症者，若不忌口及避免接触引起诱发病因，即使完全治愈，亦随时可以发病。

去头屑方疏风润燥去垢止痒

组成：生赤何首乌、鲜侧柏叶、千里光、薄荷、墨旱莲各30g，黑芝麻、黑大豆各6g，皂角（常见长条皂荚、短厚而肥皂荚、习惯称之为肥皂的皂荚、形如小尖椒的牙皂等均可）3g。将上药用水慢火煎汁约5000mL，分3次，适温泡洗头皮、头发，每日 1 剂，日洗 2 次，连用 5～7 日，待头皮不痒后，1 日洗 1 次，或隔日洗 1 次，以巩固疗效。

功用：疏风润燥，凉血止痒。用于头皮干燥，白屑过多，瘙痒难忍，或发质干燥、油腻、脱落，头皮时起小疹，或红或白，或痛或痒，春、夏、秋季加重，饮酒、熬夜时更甚。

体会：此方洗 1 次即可见效，常用还可治疗脱发，生出新发，并使发质更好。如头发不油腻，可去掉辛温燥湿去垢之皂荚。只用鲜侧柏叶 60g，黑大豆 10g，煎汤洗涤，亦可养发护发，防止脱发，有促进新发再生之功。

风湿痹痛通用方

组成：苍术、威灵仙（连藤茎及根）、水菖蒲（连根、叶，石菖蒲更佳）、白芷、红花、独活、羌活、寻骨风、白茄秸秆连根、豨莶草全株、臭牡丹全株、臭梧桐枝叶、野山椒根、桑枝、槐枝、桃树枝、海风藤、露蜂房、连钱草、鹅不食草、松针、松节（劈碎）。以上用量、品种不拘多少。一二味、三五味均可。但多则功效大，尽量多些为好。宽水煎半小时以上，先熏后洗，注意保暖。1 剂药可煎煮 2 次，1 日熏洗 2 次。若配合内服药，其效果更佳。

功用：祛风除湿，活血通络。用于风湿痹痛，陈伤作痛，跌仆肿痛，骨刺椎突，腰腿诸痛。或寒湿所袭，疼痛麻木，关节不利，活动不便等。

体会：此法民间广泛使用，常收到良好效果。

带下一方清热燥湿止带

组成：樗白皮、苦参、黄柏、苦楝树皮、银杏树叶各 60g，明矾 15g。煎煮 20 分钟，加陈醋 150mL，泡浴 20 分钟，再缓缓温洗阴部至药水凉。

功用：清热燥湿，收敛止带。用于湿热带下，气味异常，腥臭难闻，带下黄稠而黏，心烦肢困，腰腹胀闷等症。

体会：禁酒，勿食一切辛辣油腻上火发病之物，注意性行为卫生，以防治愈后复发。此方 6 味，每一味都可单用、合用，或只用一二味，均有明显效果。相比之下，合用清热燥湿、收敛止带效力更大，见效更快。

带下二方祛寒燥湿止带

组成：生姜 30g，吴茱萸、乌附片各 6g，龙骨（上 2 味先煎半小时）、白芷、苍术各 30g。用水煎煮半小时，加陈醋约 150mL，白酒 50 ~ 100mL，大温泡洗阴部至水凉。慎避风寒，勿食生冷，注意保暖，以防治愈后反复。

功用：温里祛寒，燥湿止带。用于下焦虚寒，带下清稀，气味淡腥，或无气味，腰腹畏冷，肢体乏力，或月经滞后，小腹凉痛等症。

五、热敷类方

此类方亦是广泛运用治疗多种疾病的方法。因属外治，除方便有效外，不严格受配伍限制，用药比较随意，且较安全。运用得当，效果很好，见效很快。所主病症，多为风湿痹痛、偏瘫、新旧伤痛或阴性疮疽、冻疮等症。尤其是风湿痹痛、陈旧性伤痛、腰椎间盘突出症患者，运用此法治疗，当时便可见到效果，迅速减轻疼痛。和按摩、针灸一样，见效很快。不够理想的是不好操作，尤其是腰背部位，若无人帮忙，自己难以实施。

风湿痹痛方治风寒湿痹

组成：羌活、独活、麻黄、桂枝、生草乌、生川乌、干姜、当归、红花、苍术、木瓜、兰香草、川芎、海风藤、寻骨风、白芷、松节、祖师麻、白芥子各 30 ~ 90g。上药共研粗末，混合均匀，用高度白酒、陈醋各半，或用坛底之黄酒曲渣，或用酿造白酒之酒糟，将药末拌和均匀，务令湿润，放锅中加热，装入预先准备好的布袋中（布袋需稍大一点，勿用塑料、化纤类），热敷患处，冷则加热再熨，务使患处感觉温热，以当时即感到疼痛减轻为度。热敷时注意勿灼伤皮肤，冷天须防受凉感冒。1 次可敷 1 小时以上，1 日敷 1 ~ 2 次。敷后要注意保暖，勿近寒湿，适当休息。

功用：祛风除湿，散寒通络。用于风寒湿痹疼痛，陈伤作痛，扭挫伤痛，阴疽平塌漫肿，冷木隐痛；骨刺椎突，腰腿疼痛麻木，关节不利，偏瘫肢体僵硬，活动不便等症。

体会：此方用于治疗以上诸症，起效迅速，甚至立见效果，随敷随感疼痛、麻木减轻，为临证治疗疼痛最为广泛使用的方法。所用药物品种、分量，可以任意增减，总以效果好、止痛快为目的。原方虽然品种较多（19 味），但属多年经验所得，用之效果稳妥。

活血止痛方治跌打伤痛

组成：红花、苏木、土鳖虫、当归尾、桃仁、赤芍各30g，生川乌、生草乌各15g，川芎、石楠叶、红景天、酢浆草（俗称酸黄瓜草）各90g（共研细末），鲜八棱麻根约1000g（洗净泥土，去掉杂质，捣烂）。将上药充分拌匀，如捣烂之鲜八棱麻根拌和药末不够湿润，可加陈醋、白酒适量，以充分湿润为度。加热外敷同上方。

功用：活血散瘀，通络止痛。用于跌打损伤，瘀肿疼痛，或关节扭挫，屈伸不利，活动不便，或陈伤劳累即痛，逢阴雨天气疼痛加剧，或风湿日久，肌肉关节疼痛麻木等症。

祛寒止痛方治寒湿疼痛

组成：麻黄、桂枝、白芥子、干姜、附子、生草乌、生川乌、硫黄各30g，紫苏叶300g。上药共研细末混匀，用黄酒坛底渣（高度白酒、酒厂做白酒之酒渣均可），少加陈醋，拌和药末，令其湿润，加热，装入布袋中热敷患处，冷则加热再敷，1次敷1~2小时，1日敷1~2次。敷时切勿灼伤皮肤。敷后谨防生冷风寒，加强保暖。

功用：温经散寒，通痹止痛。用于寒湿痹痛，肌肤不温，腰膝冷痛，足踝麻木不仁，虽时至盛夏，亦不觉温暖，以及骨痹（无菌性股骨头坏死），臀髋疼痛畏寒，阴疽冷木隐痛等症。

体会：以上三方用法基本相同，功用主治各有其专。第一方通治风寒湿痹、陈伤作痛；第二方主治跌打损伤、瘀阻肿痛、风湿、陈伤；本方专治寒痹、阴疽、骨痹、冻疮。亦可将药加热至大温，以皮肉感觉舒适为度，将药直接厚敷患处，药分两份，轮换温敷，作用更为直接，起效更加迅速，但不如装入布袋中敷用方便。药末可反复使用3~6次，1日敷1~2次。

以上三方皆取寻常之味，费用不高，效果显著，操作不难，广为患者欢迎。论其效果，比汤药作用好、起效快，这都是无数患者反馈的信息。我用此法治病五十余年，因为花钱不多，见效又快，而备受经济条件较差的患者所接受。说一千，道一万，治疗效果和患者的满意度才是检验医者德艺的唯一标准。老百姓心里都有一杆秤，医者优劣，只能是他们说了算。

外用药味，少一二味影响不大。无论效果多好，它只是通过外用起作用，一般肢体疾病，如疼痛等症，可以迅速减轻乃至治愈；而内病外治，如哮喘、积聚等症，外治效果亦好，但要配合内服药，才能达到预期治愈目的，而不能完全依靠外用。老话说得好：方无尽善，药无全能。辨证施治，正复邪遁。

六、足浴类方

足浴，即根据患者不同体质、不同病情而制订方药，煎汤泡足。无病保健，用之可舒展经脉，调和阴阳，解除疲乏，改善睡眠。此法我用于辅助治疗疾病亦半个世纪，由于效果良好，广受好评。人常泡足，加药则加功效。花钱不多，亦不费时，故乐于接受者甚多。其中配方，亦多为常见之药，不贵、易寻。即使少一二味，亦无大碍。我五十余年来坚持让适宜泡足的患者，务必将煎服过的药渣宽水再煎，加少量陈醋泡足，一是为了增加疗效，二是为了物尽其用。用过的患者称赞药渣再煎泡足，效果意想不到的好。有的患者甚至说比内服效果还好、还快。不少人顺便把足癣也治愈了。还有人去找别人吃过的药渣，拿回家里煎水泡足。很多患者将自己泡足的良好效果广为传颂，甚至有人到药房买药煎水泡足，说明泡足的功效并非可有可无，而是祛病健身不可或缺的一种良好方法。以下数方，乃是经验所得，小结于此，仅供选用。

阳亢血热方凉血降压

组成：水芹菜（亦称野芹菜，生于有水处，沟边、河沿、山下阴湿等处多有生长。夏秋季节割取，切段晒干，以备冬季及初春使用）鲜品 500g（干品150g）。将野芹菜切碎，用冷水煎煮 10 分钟，加入陈醋 250mL，适温泡足 20 分钟，天热季节可延长浸泡时间。本方加入地龙 15g，草决明 30g 同煎，泡足降压效果更好。

功用：凉血活血，舒肝降压。用于肝阳上亢，血压偏高，肝气不舒，头痛头晕，心烦易怒，惊梦，口苦，情绪不安，肢体困倦，精神欠佳等症。

凉血活血方治上焦火旺

组成：鲜忍冬藤连叶（金银花藤）250g，千里光、野薄荷、丹参、野菊花全株各 60g（鲜品加量 2 倍）。用水煎开数滚，加陈醋 250mL，先熏洗面部毒疹，加温再泡足半小时，1 日 1～2 次。

功用：清热解毒，凉血活血。用于头面、口腔干燥上火，或烦渴，或溃疡，或面部生长小毒疹，痒痛交织，反复不愈等症。

体会：保障睡眠，适当休息，勿食辛辣油腻发病之物，多饮水，精神放松。病情不严重者，晚间泡足，当夜睡眠即可改善，翌日便能感到身体轻松。

舒缓方舒缓情志

组成：藿香（土藿香亦可）、苍术、石菖蒲（水菖蒲亦可）、木瓜、合欢皮、夜交藤各 30g。冷水煎开后，再煮数滚，加入陈醋 250mL，待温泡足半小时。

功用：芳香化湿，舒缓疲劳。用于疲劳困倦，精神欠佳，食欲减退，睡眠不实，情绪烦乱等症。

理气缓痛方治肝胃失和

组成：寻骨风、乌药、川芎、兰香草、香附各 30g。或用樟树叶、陈樟木（做家具及奇石座店，多有樟木屑，亦可）、土藿香（农家门前多有，煎鱼作香料用）各一小把，约 100g。用法同上方。

功用：理气舒郁，和胃缓痛。用于肝胃失和，脘腹气滞，胸胁不舒，时觉疼痛，或胸背气胀，四肢倦怠等症。

活血通络方通血脉

组成：当归、红花、桃仁、赤芍、川芎各 15g。醋、水各半煎，加白酒（一般高度白酒即可）50 ~ 100mL 于药汤中，适温泡足半小时。每日泡一两次（1剂药煎 2 次，泡 2 次）。

功用：通血脉，缓疼痛。用于血脉失于通畅，肢体沉重，懒于活动，时感困倦，嗜睡少寐，精神欠振。

祛湿解困方治暑湿困脾

组成：苍术、木瓜、藿香、生姜、厚朴各 30g。或用桑枝、藿香（土藿香亦可）各一把，木瓜 60g。用法同上方。泡出微汗，立见效果。

功用：芳香化湿，散寒解困。用于暑湿困脾，寒湿痞闷，肢体重着，食欲减退，神疲乏力，腿肚抽筋等症。

通痹缓痛一方祛风除湿止痛

组成：羌活、独活、当归、乳香、没药、桂枝各 15g，生姜 15g（切碎末）。水煎 20 分钟，加入普通白酒 50～100mL，适温泡足半小时，取微汗更妙。泡后慎避风寒生冷。

功用：祛风除湿，散寒止痛。用于风湿患者，肢体关节疼痛，畏寒恶湿，得暖痛缓，或陈伤日久，遇寒痛甚，劳累即痛，以及冻伤肌肤冷木等症。

通痹缓痛二方散寒祛湿止痛

组成：野花椒树根（切片）、海风藤、兔儿伞、鬼箭羽（切段）、野桃树枝（切段）各 60g。以上 5 味同煎 20 分钟，加白酒、陈醋各 100mL，适温泡足，1 次约 20 分钟，延长时间需加温。泡后注意同上方。见效后可继续使用，每日泡 1～2 次。

功用：祛风除湿，通痹止痛。用于风湿痹痛，陈伤作痛，扭挫肿痛，腰椎间盘突出症，下肢麻木疼痛等症。

体会：上述诸药，山区农村，不用花钱，即能找到，效果很好。万一找不到兔儿伞，可用威灵仙代之。但最好还是用兔儿伞，因为本品祛风除湿、活血止痛之功甚佳。他药代之，恐降低药效。本方也有小毒，仅供外用及泡足，不可轻易内服，以免引起中毒。

在用上方泡足的同时，如用青娥丸（杜仲 360g，补骨脂 240g，核桃仁 20g，大蒜 120g，共捣碎，酒糊为丸，每服 9g，温黄酒送服）内服，其效更佳。无论风湿痹痛，还是骨刺或者腰椎间盘突出压迫神经、血行不畅，以致疼痛麻木、腰痛如折、痛不可忍等症，均可速见效果。

痹痛顽癣方通痹燥湿止痒

组成：雷公藤（根、根皮、藤、叶俱可）鲜品 90g（干品 9g）。冷水煎半小时，入陈醋 250mL、蜂蜜约 50mL，适温泡足半小时左右。

功用：祛湿通痹，杀虫止痒。用于尪痹（类风湿关节炎）关节疼痛，手足顽癣，年久不愈，或干或湿，或皲裂脱皮，奇痒难忍。

体会：此药有大毒，凡用过的器皿当彻底洗净，泡过的药水、药渣皆须倒入人畜接触不到的地方。此方治愈多人手足顽癣或全身湿毒，之前百药无效，用此方煎水泡洗，效果十分明显。此药鄂西北山区多有生长，根皮效果最佳。

提示：此药因为有大毒，仅可外用，严禁内服！

顽癣泡洗方治手足顽癣

组成：蜂巢30g，白花蛇、蜈蚣、生蝎子、枯矾、雄黄、大枫子（剉碎）、木鳖子（剉碎）各9g（2味共研细末），当归、紫草各15g，木槿皮、土贝母各60g。上药诸味，用水5000mL，文火煎半小时，取药汁浸泡患处半小时左右。最好手足分开泡，1日泡1~2次。药渣可再煎，泡法同上方。

功用：燥湿解毒，杀虫止痒。用于顽癣经久不愈，奇痒难忍，或干或湿，或皮硬皲裂，愈而复发，反复无度，以及手足湿气，久治不愈者。用此方煎水泡洗，可迅速减轻痛苦。如能配合其他治法，并注意忌口，其效更佳。

体会：此方重在燥湿解毒，杀虫止痒，兼以养血润肤。用于治疗各种顽癣、湿毒，效果明显。若能彻底戒酒，不吃辛辣油腻及一切发病之物，加以内服药治疗，可完全治愈。永远忌口，永远不发。对于皮肤病患者，我重复最多的一句话就是：再特效的方药，也抵不过一杯啤酒、一口海鲜；医者精心用药调治许久取得的效果，不如一顿美餐破坏力大。美食下肚，顷刻间皮肤潮红瘙痒，半小时旧病复发！是医者无能，还是嘴馋惹的祸？"病人不忌嘴，跑断大夫腿"，此话虽俗，其实如此。

提示：本方因为有大毒，绝不可内服，仅可外用泡洗。

冻疮方祛寒活血

组成：白茄秆连根、辣椒秆连根（上2味拔起后风干，勿淋雨）、油桐树叶（霜降前后采收）不拘多少，生姜、桂皮、生黄芪、当归各15g。冷水煎半小时，趁热先熏，待温泡洗。1日2次，连续泡洗1~2个月。

功用：温经活血，散寒止痛。用于颜面手足冻伤，红肿木痒疼痛，甚则肌肉紫黑，破流血水，影响劳作。

体会：最好于秋末天气尚未冷时用之，效果为好。若已冻伤，泡洗后用"红灵酒"擦涂，并注意保暖，效果更好。

红灵酒方：当归60g，红花30g，肉桂60g（剉碎），樟脑、细辛各15g，干姜30g（切片），红尖椒15g，生黄芪90g，乳香、没药、黑胡椒（剉碎）各9g，麝香1g（薄布包，扎紧），高度白酒2500mL。有麝香消肿止痛效果最好，但是真麝香实在难寻，无此味亦可。上药与高度白酒一同放入玻璃瓶中密封，浸泡1个月后即可使用。用时先以冻疮方泡洗患处，再用药棉蘸冻疮酊涂擦，1次数分钟，1日2～3次。

功用：温经散寒，消肿止痛。主治：用于冻疮，肌肉紫黑木硬，或溃破流水，痛痒交加，或当年或屡年皆冻伤者，用之俱效。

体会：此方自用，亦可小剂量泡制，如用1/20药量，高度白酒250mL即可。如果已经成为陈旧冻伤，则于寒冷天气来临之前，熏洗、涂擦间用，用于预防性治疗效果更稳。此方经我家使用上百年，安全实效。上、下方互用，效果更有保障。凡冻疮较为严重的患者，能够如法认真治疗，并注意保暖呵护，大多都能根治，复发率很低。

提示：在我行医生涯中，遇到过几例面目、双手冻伤至肌肉紫黑，四季其色不变，无论如何治疗皆无效果，直至终老不愈者，皆患有重大疾病，如某些癌症、风湿性心脏病等。除此之外，尚未发现温带地区面部、手足冻伤者不能治愈的。

痛经方治痛经

组成：川芎、当归、香附、干姜各15g，黑胡椒3g（研细末）。冷水煎半小时，加入白酒、陈醋各50～100mL，适温泡足半小时左右。于月经前3～5天泡之效果最佳。

功用：温经散寒，活血止痛。用于妇女宫寒痛经，经信滞后，小腹冷痛，血色淡暗，夹有血块，腰膝畏冷，口淡喜热，阳气不足之证。

体会：禁忌生冷，谨避风寒，注意保暖，为痛经患者不可忽略的重要内容。

最佳泡足方

无论男女老幼，内外各病，尤其是慢性病与外感病，凡服中药治疗者，都可用所服中药之药渣，加水适量，煎煮数滚，兑入醋或酒数两，适温泡足，比起另配方药，更为适合自己。因为，口服则内起作用，温泡则外起作用，内外兼治，相得益彰，所以称为"最佳泡足方"。由于药价趋高，药渣尚有功效，弃之岂不可惜？我教患者用此法数十年，常收到意外效果。如多年足癣顺便治愈，泡后治疗本病之药效明显增强，或泡出微汗，身轻气爽，睡眠改善，等等。甚至不少患者反映说：泡、洗、敷、熨比内服效果还好！此亦物尽其用，减少浪费之为也。

推而广之，有益无害。

足为人之根，贯通气血百脉。自服欲弃之药渣再利用，顺便泡足，既治病又调理，虽为辅助之用，亦有疏通经脉之功。无病用之，调和阴阳气血，解除疲劳；有病用之，增加疗效，节约支出，两利之举也。

提示：凡外用诸方，所用药物性味、功用、主治等内容，都在方名下写出，不再每方一一注解，因为意义不大。

七、药酒类方

二味健身酒方调补脾肾

组成：白何首乌（秋末采挖大个，1500g以上者良，竹刀刮去外边栓皮、切片，晒干）1000g，枸杞子600g，纯玉米白酒5000mL，同泡百日即得。

用法：每次饮25～50mL，善饮者可饮100mL，日饮2次。久服增食欲、添精力。肝阳上亢、消渴、痛风、皮肤病、肝胃病患者禁服。

功用：补脾益肾，健胃增力。用于脾肾不足，腰膝酸软，食少乏力。

方解：白何首乌味甘微苦，性温，无毒，功用健脾补肾，增加体力精神，培补根本，延缓衰老；枸杞子味甘性平，滋肾益气，生津助阳，大有补虚劳、强筋骨、祛风明目而利小肠之功。二味和合泡酒，每饮少量，既可降低白酒的烈性，口感适宜，又能脾肾同补，强身健体。

体会：父亲从40岁以后，此酒即未断过。80岁目不昏花，身体挺直，一生未患过大病，寿至八十有四，无病而终。还仿佛记得祖父九十有五善终，是否也喝过此酒，未知其详。我偶尔也泡些喝喝，确实感到精力有所增加。不少人仿效泡服，评价良好。

单用白何首乌泡酒，其色泽、气味、口感、功效，均与单用人参泡出来的药酒十分相似，且泡出来的酒口感明显比纯白酒要好（仅指不胜酒力、无酒瘾的人而言）。才挖出的新鲜白何首乌和新鲜人参细嚼品尝，味道几乎无明显差异，其功效相近，也许与此有关。但这只是临证经验，尚乏理论依据。

五味健身酒方治脾肾不足容易疲劳

组成：九制赤何首乌、核桃仁、大个白何首乌各300g，珠儿参1000g，红枣 300g，纯玉米白酒 10L，与药同泡百日（日久更佳）。每服 25 ～ 50mL，日服 1 ～ 2 次。久服自知其妙。高血压、糖尿病、痛风、消化道溃疡、肝病患者禁服。

功用：补益脾肾，滋养气血。用于脾肾两虚，气血不足，症见腰膝酸软，纳差体倦，动则汗出，容易疲劳等症。

方解：制首乌，甘苦性温，滋补肝肾，养益精血；核桃仁，味甘大温，温肺润肠，固肾涩精；珠儿参，甘苦微温，补肺养阴，和血养血；大枣，味甘性温，益气养血，生津悦色，通百脉而和诸药。5 味相合，补五脏，益气血，增精神，悦颜色，少量饮之，大有健身养颜之功。常服、久服，自知其妙。

九味健身酒益气血安神

组成：刺五加皮 500g，鹿衔草、大当归、珠儿参、红木香、灵芝、首乌藤、缬草、红枣各 250g，粮食白酒 15L。上药同泡百日，浸 3 年更良。每服 25 ～ 50mL，日服 1 ～ 2 次。

功用：益气养血，安神宁志。主治气血不足，失眠体倦，头昏腰酸，肢体酸痛等症。

以上三方禁忌同第一方，素体热盛与孕妇、小儿均不宜服。

补肾经验方治肾虚精乏

组成：人参、炙黄芪各 120g，何首乌（黄酒九制）、全当归、川续断、厚杜仲（盐制断丝）、巴戟肉、怀牛膝、枸杞子、熟地黄、山茱萸、菟丝子（酒蒸饼）各 90g，怀山药、芡实米、益智仁各 60g，附子（盐制）、紫肉桂各 15g，海马、沉香、鹿茸、砂仁各 30g，锁阳（酒洗）、肉苁蓉（酒洗）、千年健各 60g，核桃仁（微炒）500g，红糖 500g，纯粮白酒（勿低于 55 度）25L。

用法：以上诸味，用细釉小口坛，共纳于内，紧封其口，勿令泄气，浸泡百日，愈久愈佳。每服 25mL，至多 100mL，日服 2 次。忌与绿豆、萝卜、大黄及生冷油腻之物同服。

功用：滋阴壮阳，益气养血。治肾虚精乏，气血不足，腰膝酸软，四肢无力，阳痿早泄，房事不济，下元虚冷，不孕不育，毛发脱落，精神不振等症。

体会：我用此方五十余年，对肾虚阳痿，精神欠佳，甚则未老先衰者，服之均有明显效果。高血压、胃溃疡患者慎服，少儿及孕妇忌服。

壮腰健肾方治肝肾亏虚

组成：枸杞子 180g，赤何首乌（黄酒水浸黑豆拌蒸三日夜）、白何首乌各 90g，川牛膝、巴戟肉、续断、天麻、熟地黄、杜仲（盐炒断丝）、核桃仁、菟丝子、肉苁蓉、当归、人参、炙黄芪各 60g，鹿筋、金毛狗脊各 30g，锁阳、鹿茸、海马各 30g，附子、肉桂各 6g，纯粮白酒 10L。上药与酒同泡百日至 3 年，愈久愈佳。每服半两，用红葡萄酒适量兑入稀释，日服 2 次，早、晚服。

功用：补肝肾，益精血。治肝肾亏虚，腰腿无力，不耐疲劳，未老先衰。

体会：肝病、胃溃疡、高血压、糖尿病及孕妇、青少年忌服。勿与绿豆、萝卜、大黄同服，以免降低药效。

长春酒方治脾胃虚弱

组成：炙黄芪、人参、白术、茯苓、当归、川芎、白芍、熟地黄、官桂、橘红、南星、半夏（姜制）、苍术、厚朴（姜制）、砂仁、草豆蔻、山茱萸、槟榔、丁香、木香、五味子、藿香、木瓜、石斛、杜仲、薏苡仁、白豆蔻壳、枇杷叶、炙桑白皮、神曲、麦芽、炙甘草各 9g。上药为粗末，等分 20 包。每用 1 包，细布袋盛之，扎口，浸酒 10L，春 7、夏 3、秋 5、冬 10 日即成。每日清晨 1 杯，甚效（引自《寿世保元》）。

功用：补益气血，健脾和胃。此方补气血，和脾胃，宽胸膈，进饮食，祛痰涎，利滞气，消酒食，除寒湿，利腰膝。治脾胃虚弱，肝肾不足，消瘦羸弱，腰膝酸软，或湿痰膈闷等症。

羊肾酒补肝肾益精血

组成：生羊腰子 1 对，沙苑子 120g（隔纸微炒），真桂圆肉 120g，淫羊藿 120g（用铜刀去边毛，羊油炒），仙茅 120g（要真者，用米泔水泡去油），薏苡仁 120g。上药用滴花烧酒 10L，浸 7 日，随量饮（引自《验方新编》）。

功用：补肝肾，益精血。此酒能种子、延年、乌须黑发、强筋骨、壮气血、添精补髓，久服返老还童。有七十老翁腰腿无力，寸步难移，将此酒服至 4 个月，即能行走如常。后至九旬，筋力不衰。其方秘而不传，董文敏公重价得之。凡难以嗣续者，服之即能生子。屡试如神，百无一失（引自《验方新编》）。

木瓜酒治风湿入络

组成：续断、杜仲、川芎、秦艽、川牛膝、红花、桑寄生、千年健、鹿筋各90g，当归、羌活、独活、陈皮、五加皮、木瓜、玉竹、山栀子各120g，白酒15L。上药同泡百日即成。日服2次，每次25mL。

功用：祛风定痛，活血通络。主治风湿入络，筋脉拘挛，四肢麻木，筋骨疼痛，腰膝酸软无力等症。

加味狗脊饮

组成：金毛狗脊、川牛膝、海风藤、宣木瓜、桑树枝、松节、续断、杜仲、秦艽、桂枝、熟地黄各30g，当归身60g，鹿茸、千年健、巴戟天、生黄芪、石楠藤、独活、红花各30g，纯粮白酒5000mL泡制，随量饮。

功用：祛风胜湿，舒筋活络。治气血俱虚，手足麻木，感受风湿，不能行动。无论男女，服之神效，已经治验百人也。

复方穿山龙药酒方一

组成：穿山龙60g，高粱酒500mL。玻璃瓶内泡1个月，每服25～50mL，日服2次。本方加制草乌6g，祛湿止痛功效明显增强。再加石楠藤、托腰七各30g，效果更佳。

功用：祛风除湿，活络止痛。风湿痹痛，骨质增生，陈旧伤痛，屡用皆验。

复方穿山龙药酒方二

组成：穿山龙300g，鸡矢藤90g，制草乌、制川乌各15g，当归、红花、三七、独活、桑寄生、续断、杜仲各60g，穿山甲15g，薏苡仁、川牛膝、金毛狗脊、巴戟天、千年健、鹿衔草、寻骨风、黄芪、熟地黄各60g，核桃仁180g，生姜60g，红糖1000g，纯玉米白酒30斤。上药同泡3个月，每服半两，日服2次。亦可加热外擦患处，以皮肤温热、疼痛减轻为度。谨避风寒，适当休息。

功用：祛风除湿，活络止痛。主治风寒湿痹，关节疼痛，骨刺椎突，强直麻木，陈伤作痛等症。肝阳上亢、肝病、溃疡、消渴、痛风等病禁服。

体会：此方已经使用多年，对于风湿痹痛、扭挫伤痛、骨刺椎突而致麻木疼痛等症，效果明显。

复方托腰七药酒方

组成：托腰七 180g，扣子七（亦名竹节人参、珠儿参）、杜仲、续断、川牛膝、当归、石楠藤、巴戟天、金毛狗脊、三七、枸杞子、雪莲花、核桃仁、熟地黄各 90g，老红糖 500g，不低于 55 度的纯玉米白酒 10L。同上药浸泡百日，陈久者良。每服 25 ~ 100mL，日服 1 ~ 2 次。

功用：补肾壮腰，舒筋活络。主治肾虚腰痛，风湿痹痛，劳伤疼痛，以及体质不健，不耐疲劳等症。

体会：托腰七，多年生藤本植物，形似白何首乌，俗称公何首乌，其气味、功用同白何首乌，补肾强腰之力优胜。药用地下根，洗净泥土，切片晒干。

复方二鞭药酒方

组成：鹿鞭、家狗肾（健壮身大的黄狗阴茎连睾丸，老黄酒浸透，小火焙干，切段）各 1 付，枸杞子、锁阳、肉苁蓉（此 2 味用黄酒浸透，并用黄酒洗去杂质，焙干）、厚杜仲（去外层栓皮，青盐水洒之，炒断丝）、怀牛膝、大当归、续断、熟地黄、补骨脂（隔粗纸微炒出香气）、巴戟天（去心）各 120g，雄蚕蛾（黄酒微炒，细纱布包之扎紧，勿令散开）、小茴香（微炒，纱布包）、益智仁各 60g，附子、肉桂各 18g，核桃仁 120g，人参 120g，砂仁 60g，山药 90g，55 度纯玉米白酒 25L。上药浸泡百日，浸久则良。每服 25mL，日服 2 次。善饮者每服 100mL，其效易佳。勿与萝卜、茶水、绿豆、寒凉饮料同服，以免降低疗效。高血压、糖尿病、冠心病、肝病、溃疡患者忌服。

功用：补肾壮阳，益精养血。用于肾阳不足，精血亏乏，阳痿早泄，腰膝酸软，四肢乏力，动则汗出，容易疲劳，或四肢不温，畏寒自汗等症。

体会：此方大有补益肝肾精血、强壮腰膝、提升精力、助阳起痿之功。对于肾虚阳痿、精神疲乏、畏寒怯冷等症，常服自见奇功。

疼痛速效药酒方

组成：当归、红花、赤芍、桃仁、鸡血藤、苏木、穿山甲、丹参、白芷各 30g，麝香 2g（有此味止痛效果明显增加，但真麝香难寻，无则亦可），鸡矢藤、海风藤、天麻、钩藤、独活、熟地黄、续断、杜仲、金毛狗脊、黄芪、穿山龙各 30g，制川乌、制草乌各 15g，乌梢蛇、川牛膝各 30g，三七 120g（头多、个大、坚实沉重者良，打碎），白术、陈皮各 30g，甘草 9g，大枣 120g，生姜 60g，红糖 500g，上好玉米白酒 10L。上药与白酒同泡百日，越陈越好。每服 25mL，日饮 2 次。亦可加热外擦患处，直接活络止痛。

功用：祛风除湿，活血通络。用于风湿痹痛，陈伤作痛，肌肉关节疼痛麻木，颈椎病，腰椎病等，一切因于血脉循行不畅、经络痹阻、关节不利而致的疼痛麻木诸症。

体会：不可随意加量，25mL 完全能够达到治疗效果，多饮无益。此药酒还可加热外擦患处，以祛寒除湿、活血止痛。凡属于风湿关节炎、新老伤痛、骨质增生、偏瘫、颈腰椎突出症，肢体关节疼痛麻木者，饮此药酒，均有很好的止痛效果。数十年来用此方治疗以上诸症，见效甚速。特别是腰椎间盘突出症，汤药治疗症状减去七成，接饮此酒，大多都能治愈，复发率不高。

提示：高血压、糖尿病、冠心病、消化道溃疡、热性风湿肌肉关节红肿恶热喜凉者，以及痛风等症忌服，以免引起不良反应。

外用止痛药酒方

组成：生麻黄、生川乌、生草乌、生南星、生半夏、马钱子、红花、苏木、桂枝、白芷、细辛、雷公藤、白花蛇、土鳖虫、独活、川芎、祖师麻、八角莲各等份。上药用高度白酒浸泡 10 天，分装于小瓶中备用。寒冷季节加热，温暖季节直接外擦患处，每次视病情轻重，揉擦至症状减轻，局部温热舒适为度。每日擦一二次即可。或将上药研细粉，撒于膏药上贴患处，或将药粉用白酒、陈醋调成糊，涂敷于患处均可。红肿热痛属于热证者，此方禁用。

功用：散寒除湿，活血止痛。主治风湿痹痛，跌打伤痛，骨刺椎突，麻木不仁，关节不利等症。

提示：此药严禁入口，绝不可内服！因为大部分药有大毒。手沾到此药，以及用过的器皿，一定要洗净，以免入口中毒。

外用止痒药酒方

组成：苦参、黄柏、苍术、雷公藤根皮各 30g，苦楝树根皮、枯矾、雄黄各 15g，木鳖子、土槿皮、露蜂房、当归、紫草、蛇蜕皮各 30g，银珠、冰片各 10g，白鲜皮 30g，高度白酒 1500mL，老陈醋 1000mL。上药同泡于玻璃瓶中半月即可，浸泡时间长更妙，分装于小玻璃瓶中备用。用时洗净患处，或直接涂擦于患处，1 日 2 ~ 4 次。如果洗患处，可用槐树枝或叶煎水洗之。或用苦楝树皮、千里光等煎水洗，有清热燥湿、杀虫止痒之功。洗后再涂擦本药酒，效果更好。若无以上之物，淡盐水、淡醋水洗之亦可。

功用：清热燥湿，杀虫止痒。主治湿毒疱疹，肤癣皮炎，皮肤瘙痒，或干或湿，或指趾起水疱，破流清水黄水，奇痒难忍，以及银屑病（牛皮癣）等顽癣症，有显著止痒功效。

体会：此方多种药物有大毒，如雷公藤皮、苦楝树皮、木鳖子、露蜂房、银珠、雄黄、枯矾等，与上方止痛药酒同，仅供外用，严禁内服。切不可入口，以免中毒！用过的器皿及药酒沾到手上，一定要洗净。

卷三　临证经验

一、发病较急病症治疗经验

所谓发病较急，非指脑中风、心脏病、急腹症、白血病、重大外伤开放性骨折、内脏破裂、脏器衰竭等病，而是指较为常见的、民间所说的"急病""翻病"等，如气厥、痉证、惊厥、喉痹、痧症、蜂螫、跌仆扭挫伤瘀肿疼痛、寒邪直中小腹冷痛等症。此类症候若不及时救治，亦有危及生命者。及时治疗，迅速痊愈，花钱不多，甚至不费一文，病症即能很快消失，愈后并无任何遗患。以下数例案验，可见一斑。

一针见血治喉痹

1970年9月3日深夜约2时，突然听到急促的敲门声，随即开门，见一马姓街坊领其7岁女儿进门，只见女童面色暗红，焦躁不安，用手连连指点咽喉处，其父恐慌不知所措，令女童张口，只见咽喉被紫红色血疱堵塞，速用长针刺之，连刺数下未破，感觉如厚橡皮状，急改用三棱针刺之乃破，随之流出一大口暗红色血。我用温开水令其漱口毕，复用冰硼散吹入血疱处，片刻声音能出，面红渐退，语言接近正常。此时其父面带悦色说道："女儿素来身体无恙，半夜忽然急躁不安，随之喉间噜噜声响，问她咋了？不能出声，可把我吓坏了！半夜三更的，去卫生院肯定来不及了。因为我们邻居也是和我女儿一样，针打上不一会儿，人就憋死了，所以我非常恐惧。"

按语：此病为喉痹，较乳蛾为急、为险。痹者，痹塞不通也。其病为热毒上涌，血热血瘀，阻于咽喉要道，故喉中噜噜作响，面红耳赤，声音难出，皆因其血疱闭塞咽喉所致。治疗最佳之法，急须刺破血疱，热随血解，毒随血散，吹之以冰硼散，续清肺胃热毒，因而病多速愈。我用此法治疗男女老幼多人，皆得速愈，愈后并无任何不良反应。

随访：此后本病未再复发。至今年已五旬，身体依然健康无恙。

针刺苏气厥

叶某，女，70 岁。1965 年 7 月 3 日下午往诊。见患者躺在地上，目瞪口闭，面色暗红，唇色发紫，双手紧握，状似痫症发作时情景，喉中噜噜，响声如雷，胸高气急，肢体强硬。根据症状判断，应为气厥症。针刺人中、十宣、百会等穴位，症状略轻，随又用礞石滚痰丸（成药，药店有售）6g 灌之，约 15 分钟，患者大出一口气，哼了一声，便渐渐苏醒，半小时后能言谈，思饮食。诊其脉象滑迟兼弦，观其舌象，质暗红，苔厚腻。辨证：肝气郁结，湿痰上阻。以致清窍阻遏，气机失畅，因而喉中噜噜作响，牙关噤闭，胸高气急，状似痫症发作时情景，但无口吐白沫及抽搐等症。问及患者家人，其儿媳告知："婆婆气性很大，经常因为怄气突发晕倒，接着就像您看到的症状。"

按语：此病治法应先开通关窍，速速使其关窍通畅，待其苏醒后续用豁痰利气之药治之，即可治愈。此亦急则治标之法，待其症状平息后，需要根据患者体质秉性及饮食习惯、脏腑寒热虚实，或兼夹痰饮、气滞等因素，续以对证调理，方可痊愈。治愈后保持心情平和，勿过度劳累等，即可减少复发，乃至疗效巩固。

随访：患者按我所说，吃了半年礞石滚痰丸，期间有类小发作 2 次，症状较以往明显减轻；半年以后基本未再复发，身体亦无明显不适。

气厥屡发

张某，女，47 岁。1977 年 11 月 3 日往诊。患者丈夫急急忙忙来我家说道："请您赶快到我家，我老婆老毛病又犯了。我跟她吵了几句嘴，她便气得扑通倒地，牙关噤闭，四肢颤动，眼睛直瞪瞪地看着我，好吓人！"我跟着患者丈夫急忙前往，到她家一看，果如其说，便速用三棱针点刺人中、百会、颊车等穴，症状依旧，续刺手足十宣穴令出血，当足十宣刺至三穴时，患者哇一声哭出来，随之嗝气连声，下部矢气熏人，渐渐肢体松软，能自己坐起、说话。诊其脉象沉迟而涩，观其舌质暗淡，舌苔厚腻。问其素日身体有无旧疾？答道："素无他病，就怕怄气。不知咋的，一怄气就糊涂了，经常到卫生院，非得喝中药才能好得快，打针输液越治越厉害，甚至肚子气鼓气胀，窜气疼痛，好几天全身乏力，精神不振。"根据以上所见，患者必是胸怀不够豁达，即俗说小气多。辨证当属肝脾失和，治宜疏肝理气，方用沉香化气丸（药店有售）缓缓调理。并嘱咐患者丈夫，尽量不要惹她生气，以免复发。

时间未及半月，患者丈夫又急急忙忙来家说："我老婆旧病又复发了，请您赶快去看看！"我随他到家只见病状如前，仍用三棱针刺之，随即苏醒。又过了不到3个月，旧疾又犯。如此反复发作，虽不影响劳作，但也不是良法。根据患者病情，我便给她配制了1料末药（散剂），令其坚持治疗，以减少复发，争取治愈。药物如下：柴胡、醋制香附、沉香、乌药、木香、枳实、厚朴、川芎各30g，丹参60g，红花30g，姜半夏24g，炙甘草15g。共为细末，每服9g，日服3次，温开水送服。方中柴胡、香附、沉香、乌药、木香疏肝理气；枳实、厚朴宽胸；川芎行血中之气；丹参、红花活血；姜半夏温中燥湿豁痰；炙甘草甘以缓急，调和诸药。诸药相合，功用疏肝理气，宽中舒郁。用于治疗气厥反复发作，胸闷气急，肢体强痛等症。

按语：本患者素来体健，仅因胸怀狭窄，小气太多，以致气厥反复发作，致其丈夫、家人担心，而对自己身体无疑也有伤害。我为她一人反复出诊，亦不是长法，故配此药，希望能够完全治愈。

随访：患者服此药期间又复发过3次，但较以往明显为轻。此方共配制3料，半年后基本未再复发。

暴急痧症

陈某，男，23岁。1971年7月3日夜出诊。患者家人到我家十万火急地敲门，我急忙起床随往，途中患者家人告知："身体素来无恙，家中属他身体最好，今日晚饭后亦无任何异常，入睡后不久，不知为何听到他呻吟连连，接着大声呼腹胀腹痛，随之和衣就地乱滚，只见他胸腹鼓胀，双手乱抓胸腹，双腿直挺，一声不吭。我们都吓得不知如何是好，便速来请您。"边走边说，很快已到陈某家。进门一看，只见患者面色赤暗，双目直瞪，呼吸急促，由于双手乱动，无法切脉，根据发病过程及目前症状，初步诊断为暴急痧症。

用温水半碗，加入香油数滴，另用细瓷光滑圆口酒盅蘸水油令其光滑，将患者俯卧于床上，脱去衣服，以酒盅口自上而下从颈部往下，由轻渐重地用力刮之，从上刮至尾骶，速蘸速刮，先中间再两侧，刮过之处不到2分钟，皮下即出现暗红紫黑瘀斑，随用三棱针点刺出瘀血，不到5分钟患者即感轻松，续用此法再刮双腿腘窝（委中穴）及其以下，刮至约数分钟时亦有瘀斑出现，仍用三棱针点刺出瘀血，症状续有减轻。

休息片刻，患者又觉腹胀疼痛，这时切其脉，几乎沉匿不得，体温正常。观其舌质淡紫，苔黄厚而腻。问其家人："晚饭后有无其他人不适？患者是否吃过别的东西？"答道："皆无。"我又问道："今天干什么农活？"答："收集农家肥料。"此时我恍然大悟，现今酷暑季节，天暑地热，加之近日天气时晴时雨，暑湿蒸腾，收集农家肥所接触到的都是污秽东西，感受浊气侵袭，加之晚饭后早睡，以致浊气夹饮食伤于脾胃，清浊混淆，故先是腹胀腹痛，继而神昏郁闷、胸腹鼓胀、上肢乱抓、下肢直挺等症相继出现。此为痧症毒气较深者，治当直泄污秽毒气。我将患者肛门扒开一看，果然肛门被一个大紫黑血疱堵塞，其血疱足有小核桃大，速用三棱针点刺，无奈血疱甚老，连刺三下未破，第四刺用力方破，随之流出黑紫色血，患者同时放出惊人矢气。当刺破肛门血疱的刹那间，患者痛苦若失，数分钟恢复正常。续将污血揎出干净，用食盐少许化于温开水中，洗净肛门。此时已经后半夜，我便告辞回家。翌日晨问其家人，回话说一切正常，已经上工干活去了。

此类患者我经诊的甚多，只是病情轻重和致病原因不同而已。治疗时间大都没超过10分钟，无效者尚未发现。此亦急则治标，属于疏通血脉、驱除毒污之法。古人有热随血解、毒随血除的说法，治疗暴急痧症（俗称"翻病"），屡收速效。但在临证中一定要将重大疾病如胃穿孔、阑尾炎、急性胰腺炎、脑出血、心肌梗死等病迅速甄别清楚，以免延误最佳治疗时间。任何医学都不是十全十美的，我谨遵先辈的教诲，临证所遇到的疾病能治则治，全身心地给人治疗；不能治的，立即令患者速到能治的地方去治，绝不抱丝毫侥幸思想。我已经临证五十余年，从来不敢逞能，因而也从来没有贻误过一个病人。谨慎、尽力，这是我一生不敢丝毫懈怠的。

郁闷痧

李某，男，40岁。1977年7月16日往诊。路上问及患者病情，来邀者言道："3天前早晨病人起床便不言不语，不吃不喝，行动迟缓，神情呆滞，一家人不知所措，接连请了几个医生，都不知道是什么病，有的给药，有的打针，都一概无效。今天已经第四日，病人躺在床上，很少动弹，全家人乱成一团。"说着听着，不觉已到李某家中。观其情景，如上所述。先观其形色，肢体蜷卧，面色瘀暗，舌质乏泽，灰腻苔厚，神情呆滞。切其脉象，浮、中、沉难以寻得，几乎六脉沉匿，极沉偶得，弦滑而迟。此时忽然忆起《痧症全书》中有"噤口痧""不语痧""闷痧"等症的记载，病因、病机、脉证的描述，和眼前这位患者的临床表现极为相似。多因精神抑郁不舒，复感秽浊之气，加之暑湿浸淫，气行不畅，脏腑失和，而致郁闷不语，不思饮食，倦怠懒动。

　　根据自身所学及临证所见，此病应该诊断为"郁闷痧"。辨证当属暑湿秽浊侵袭，脏腑气血失和。治当宣通疏导，以解其"困"。用刮痧法，先刮双上肢内侧，自上而下，由轻渐重。当刮至 5 分钟时，所刮之处出现片状紫黑瘀斑，随即用三棱针点刺，拭去瘀血，此时患者尚无明显苏醒迹象。复刮背部，自颈部高骨处起，到臀部尾骶止，刮法同前。又刮至 10 分钟许，患者已有呻吟之声，随着点刺瘀斑，患者已经明显苏醒、呼叫疼痛。再刮双下肢后侧时，患者已能说话，除呼叫疼痛外，知饥思食。便嘱咐其家人用土藿香一把、生姜 3 片、红枣 6 枚、薏苡仁 250g 煮粥，待温食之。半日后再进正常饮食，休息三五天，饮食调养即可。若有不适，速来告知。

　　随访：患者只休息了 3 天，即可正常干农活。追访 3 年，身体无恙。

　　按语：与此类患者相似的症状，我在 20 世纪七八十年代见过很多，很少有潜在重大疾病的隐患，大多都是农民，素来身体无明显疾病，多数是因为天气、精神、饮食、劳累等因素导致突然不适，民间俗称"翻病"，有三十六翻、七十二翻等。在缺医少药的地方，大多都会用小单方及时治疗而愈。用刮痧法治疗，亦很普遍。这些方法虽然不能治疗大病，但它效果良好，深受广大患者欢迎。我用此法治疗了很多类似病人，颇受欢迎。这也是能治病、少花钱的好方法，因而很多人都乐意接受。

寒邪直中，小腹冷痛

　　曲某，男，19 岁。1989 年 3 月 7 日晚往诊。曲某家人来我家说道："孩子 3 个月来在 3 家医院住院，小腹冷痛非但不减轻，而且持续加重，也不知道是什么病，明天要送到省级医院，我们也很着急、担心。有一老者说您有把握治好此病，而且还说不出 3 天即愈，我们特来请教。"我随到他家诊视，只见患者双眉紧锁，弓腰捧腹，呻吟声不绝。看他面色暗黑，目无神光，舌质淡白，舌苔薄白津润，脉来沉细而涩。悄声问他是否手淫后未避寒冷，或饮或食或接触冷水？患者应声道："先生所问全有，以前偶感小腹隐痛，春节前后疼痛加剧，甚则睾丸内缩，小便不利，口淡懒食，腹痛畏寒。"由以上所见，辨证当为寒邪直中少阴，久之命火不足。治宜温肾助阳，益火之源，以消阴翳。方用附子理中汤加减，人参、白术、茯苓各 15g，吴茱萸、沉香各 9g，乌药、橘核各 18g，炮附子、肉桂、炙甘草各 9g，3 剂。文火缓煎浓汁，1 剂 3 煎，1 日 1 剂，温服；药渣再煎，适温泡足，不热则去之。饮食要以温和、有营养为主，严禁生冷寒性之物，不可再犯手淫。若能做到，3 剂便可痊愈。患者服头剂痛大减，3 剂病痊愈。续访 10 年，身体逐渐健康，娶妻生子，一切正常。

按语：如曲某类似患者，屡见不鲜，若能初起即治，很容易痊愈。有的患者仅用艾绒加炮附子、干姜、胡椒细末，直接灸神阙、气海、丹田等穴数次，便可痊愈。能遵医嘱的，病愈后均不再反复。

肝阳亢盛

曾某，男，39 岁。2005 年 10 月 5 日诊。患者由中医科主任及其他数人陪同而来。我很熟悉患者，素日身体健康，性格开朗。此时只见他面目红赤，焦躁不安，勉强坐下，呼叫头痛如爆，在某大医院诊断为"脑梗死"，需要立即手术治疗，曾某力拒。观其唇色深红，舌质暗红，舌苔黄厚乏津；脉来滑数有力，兼弦而长。问他近来是否饮酒致醉、熬夜过多、心情不舒？答道："全有。假期会朋聚友，连续大醉，通宵不眠，加上怄气，突然头痛如爆，医院要手术治疗，我才不干！请您给我治，好了感谢，死了绝不抱怨。"

由上可见，患者素体虽健，但湿热偏盛，复因连续熬夜饮酒，津液大伤，加之情绪波动，而致肝阳亢盛，肝火妄动，血热上冲，血脉瘀阻，因而舌赤苔黄，脉来盛实，头痛如爆，烦躁不宁。辨证：肝阳亢盛，血脉瘀阻。治宜平肝潜阳，凉血通络。方用羚羊钩藤汤加减，速速凉血息风、通络止痛。羚羊角（锉细末，另煎 2 小时，取汁兑服）9g，钩藤、天麻各 24g，蝉蜕、蔓荆子各 18g，石决明、赭石、白芍各 30g，丹参 60g，地龙、红花、生地黄、麦冬、黄芩各 18g，甘草 6g，3 剂。方中羚羊角、钩藤、天麻、蝉蜕、地龙、蔓荆子平肝息风；石决明、赭石、白芍平肝镇逆；丹参、红花凉血活血；生地黄、麦冬、黄芩、甘草清热生津。上味同用，以平肝镇逆、凉血通络，而化解血热头痛。水煎，微温服，1 日 1 剂，四煎宽水，加陈醋泡足。暂时彻底戒酒，饮食清淡，情绪稳定，充分保障睡眠。服药头剂痛减大半，3 剂服后速来复诊。第 1 剂药服下，症状不能减轻过半，仍需到大医院治疗，否则，须防误事。

10月9日二诊。自诉："我幸亏没动手术，第1剂药服至一半，头痛明显减轻，3剂服后，病已经好了。"复诊其脉舌，真如患者所说，病象基本消失，脉来虽滑，而弦、实、数已不见；舌质尚嫌深红，但已亮泽，舌苔色白微厚，而津液已回。虽然病象大减，仍不可大意。令其将上方续服3剂。随访至今，曾某健康如初，一切如常。

按语：此例病人我起初真不敢轻易接诊，出于熟人关系，加上主任陪同，勉强予以治之，效果还算满意。这类病人几乎天天都有，十分常见。接诊之时，首先考虑不影响最佳治疗时机（到大医院手术或其他治疗）、能保障治疗效果、不出意外的情况下，并给患者及其家人讲清利害关系后，方能予以用药治疗。只有如此，才能保障大家安全。并非谨慎过度，实乃病情需要。我虽然治疗此类疾病很多，除保障效果外，尚未出过意外。但是，仍然不敢心存侥幸。

谷气将绝，生命垂危

黄某，女，59岁。2001年11月20日门诊。只见患者步履艰难，挪步十分吃力，口中呻吟，全身颤抖，扶她坐下，头倾身斜，似欲倒下。观其面色，淡灰似水泥色，嘴唇淡紫，舌质淡暗，舌苔灰腻。诊其脉象，浮、中、沉似有似无，细寻细若蛛丝，乍有随无，谷气将绝，危笃之象也。问其陪从缘由，方知患者多病于一身。数年前西医诊断有冠心病、糖尿病、高血压、脑梗死、胃十二指肠溃疡、慢性胰腺炎、腰椎间盘突出症等病。近因腰腿痛不能起床住院。住院不到7天，胃胀腹痛，头晕心烦，饮食无味，1日进食不到1两，零食也吃不下，至今已七八天基本未进饮食。患者今天强行离院，呼叫找我救命。

我思考片刻，患者多病于一身，眼前不能专治任何一种病。想起古人有"存人治病，治病存人"之说。眼下患者已经生命垂危，谷气一绝，五脏无主，岂能生存？必先鼓舞胃气，务使能进饮食，方能有存活希望。人存下来，才有机会治疗其他疾病。如果纠缠某病轻、某病重，或者某病急、某病缓，皆谬矣！

我随之当机立断，遵古训，凭经验，拟用补脾益气法，方用四君子汤加味，寄希胃气鼓舞，能进饮食，或可病有转机。处方：人参18g，白术、茯苓、山药各15g，紫河车12g，陈皮、砂仁各9g，炙甘草6g，红枣15g。人参大补元气；白术、茯苓、山药健脾；紫河车大补气血，血肉灵性之物，功胜草木；陈皮、砂仁行滞醒脾；炙甘草甘以缓之，益气而和诸药；红枣补脾和血，以宣导群药。诸味相合，以成大补元气、健脾开胃之功。暂取3剂，用宽水文火缓煎浓汁，多次少量缓缓服之，一日夜尽剂。并再三叮嘱：服药有效无效，请随时告知于我。若真有奇迹，此药服后便可将生命挽回，以后再调理，切勿再顾此失彼，刻意专治某病。因疾病太多，身体又弱，总要调养为主，一有不适，尽早治疗，万万不可拖延。患者走后，我一直打听服药后情况，直到 2 个月后方得知患者仅服药 3 剂，不久便操持家务，忙里忙外，正准备过春节物品。

按语：本患者来诊时，危象已经十分明显。假如依然就病论治，而忽略其眼前病况，继续使用专治某病之法，其命必危，命已不存，哪里还有治病的机会？古圣先贤"存人治病"之说，岂是虚言！

邪胜病危，攻实转安

杨某，男，39 岁。1980 年 7 月 5 日往诊。自诉："半月前先是感觉胃胀体倦，继而全身酸困，到某医院检查诊断为急性病毒性肝炎，黄疸高出常人 3 倍，要我立即住院治疗，被我拒绝，特意请您治疗。"我观其面色几乎深黄，状似橘皮之色，舌质暗，苔黄厚，脉来滑实有力。病属阳黄无疑。辨证：肝胆湿热偏盛。治法：清热利湿退黄。方用茵陈蒿汤加味。处方：茵陈 60g，栀子、大黄（后下）各 15g，丹参 30g，赤芍、木通、泽泻各 18g，薏苡仁 30g，甘草 3g。方中茵陈、栀子、大黄清热利湿通便；丹参、赤芍凉血活血；泽泻、木通利水；薏苡仁渗湿；甘草和药。诸药相合，以成清热利湿退黄之功。2 剂，共煎药汤 4 碗，日 3 夜 1，一日夜服尽，来日再诊。

翌日二诊：2 剂服下，病无转机，依旧大便不通，小便黄赤，症状如前。将大黄加至 60g，后下煎 5 分钟即可，仍然一日夜服 2 剂，务必大便通畅，不然黄疸难退。

三诊：大便依然未通，症状继续加重。我苦苦劝他速速住院，患者依旧力拒。无奈，原方大黄量加至 240g，另煎，兑服，仍一日夜服 2 剂。本次药服至半日，大便乃通，先是黑硬若板栗状，解下甚多，继则溏稀，酸腐恶臭，其色深黄，随之小便量亦增加，色黄不清，臊气甚浓；2 剂尽剂，黄疸大退，胸脘痞闷亦随之减轻，欲进饮食。嘱咐患者不可食荤腥油腻及辛辣等助湿热、伤脾胃之物，饮食一定要清淡，以五谷蔬菜为主。复诊其脉，缓滑而匀，盛实之象已去大半，病变药亦变。随即改用健脾养胃、疏肝利胆法，四君子汤合茵陈蒿汤加减，遵"见肝之病，当先实脾"之训，尽早调养脾胃，期待早日病愈康复。处方如下：党参 18g，白术、茯苓、山药各 15g，陈皮、砂仁、木香、炒山楂各 12g，茵陈 30g，栀子、酒制大黄各 15g，丹参 30g，赤芍、黄芩各 15g，甘草 6g。1 日 1 剂，水煎温服。连服 7 天。

随访：本患者从第一次往诊起，我每天至少到他家 3 次以上，直到病情大有好转时，方才松一口气。因为患者对我信任有加，病情又十分危急，若 3 天以内不能明显好转，后果不言而喻。后来继续往访，后 7 剂药尽剂，阳黄病痊愈，饮食、精神正常。至今年逾七旬，肝胆、脾胃未出现明显疾病。

按语：本例患者与上例病人相比较，在治法上完全相反。杨某属于正实邪实，湿热阳黄，便秘溺赤，胸脘胀闷，体热烦躁，病势凶猛，若不迅速去其邪实，则迟一日正气受损一日，因而必须速去其邪实，方能转危为安。故采用"治病存人"之法，速攻其实，未逾 3 日，邪退人安。此亦学以为用，临证犹如临敌，胜负安危，俱在医者之胆识也。

一心救命，别无他顾

1981 年 8 月 5 日下午，梁某抱着一约 5 岁男童飞奔至门诊部，患者母亲哭泣喊道："医生，快救命啊！"我立即起身迎接，只见男童双目直瞪，角弓反张，不断抽搐，不到半分钟四肢一伸，一动不动了！面色淡青，喉中噜噜作响，乡下门诊部，没有任何设备，叫他们到医院，5 公里以外才有较大医院，别说没车，即使有车也来不及了。为了救命，我别无他顾，急用自己嘴对着小患者嘴吸痰，吸不出来换气再吸，也不知道吸了几口，终于将痰吸出来了，小患者亦随之苏醒，四肢渐软，其母哭声亦停，道谢声不止。问及缘何来迟？其母答道："小儿发热数日，打针吃药未停，突然于午后突然惊叫，速到单位卫生室打了一针，不一会儿又惊叫，又到某诊所给了点药服下，仍然不起作用，接着惊叫一声开始抽搐，随即赶到这里，谁知抽了一下就不动了，我还以为完了，真是谢谢先生！"

按语：此例患者当时若不采取应急办法，将痰吸出，恐怕生命难保。因为地处偏僻，交通不便，加上门诊部无任何设备，怎么办？医者父母心，只要能救命，啥也别去想。

随访：由于其后父母呵护倍加谨慎，类似情况未再出现，身体还算健康。

产后风痉

1971 年 6 月中旬一个后半夜，突然听到急促的敲门声，赶紧起来一看，原来是同事柳师傅，他用十万火急的语气说道："请你赶快到我家，大儿媳妇产后第三天,'洗三'睡下不久,便呼叫头痛,不一会儿牙关噤闭,双目直瞪,四肢抽搐,握拳蹬腿,不知是啥病?"边走边说,很快到他家中。只见患者如柳师傅所述,此病必是产后风痉,或叫破伤风,俗称产后中风。我开始用大拇指指甲掐其人中,无效,再用三棱针点刺十宣穴,仍然无效,续用预先配制好的麝香线,蘸香油火上点燃,对准人中穴焠之,不醒,再焠地仓穴、颊车穴、百会穴,当焠至百会穴时,患者哇一声叫出,总算见效了。约5分钟后,患者已能说话,起始她只是两眼直瞪着看我,渐渐恢复正常。开始根本不能切脉,因为抽搐,无法切诊。观其面色,刚到时通红,现在亦渐渐接近常人,舌质、舌苔亦无明显异常,脉来虚缓兼弦。

必是产后"洗三"感受风寒,故先头痛,继则抽搐,风邪乘虚侵袭,而致产后风痉。治宜疏风镇痉,益气养血。方用天麻钩藤汤加减,天麻、钩藤、蝉蜕、防风、僵蚕各15g,全蝎9g,黄芪24g,人参、当归、川芎、白芍、熟地黄各12g,红花9g,炙甘草6g。3剂,水煎,少加老黄酒、红糖温服,药渣宽水煎开数滚,适温泡足。注意勿复受风寒,饮食以温和、有营养为要。

方中天麻、钩藤、蝉蜕、防风、僵蚕、全蝎疏风镇痉;黄芪实表;人参益气;归、芎、芍、地(四物汤)养血;红花活瘀;炙甘草甘以缓急,调和诸药。诸味相合,以奏疏风镇痉、补养气血之功。用于产后风痉,屡见奇效。

随访:共服药3剂,病痉愈,今已年近六旬,身心健康无恙。

按语:此例患者当时若不用应急方法平息抽搐症状,并接服疏风养血药,其预后必不可能健康如初,数十年无恙。后来得知,在来我家之前,曾经请过其他医生,当了解到病情时,都说"破伤风很难治",婉言而辞,不愿往诊。

"死"而复生

1989年9月11日下午,当我脱下工作服要下班时,一年近40岁妇女抱着一个婴儿,连哭带喊:"周医生,您不要走,请您救救我的孩子!"我急忙向前一看,只见婴儿面色淡青,嘴唇淡灰,四肢微微抽动,身小体轻,不过4斤左右。随即问道:"婴儿是何时出生的?因何病情如此严重?"答道:"生下已经第九天。因为我们住在山里,就在本地医疗室生产。第二日感觉婴儿体温偏高,微微抽颤,口松不能吸乳,便让她爷爷看看(世代中医,年近六旬),他说:'好像是破伤风,快到医院去!'我们先到一家二级医院儿科,住院治疗3天,病情继续加重,他们说治不了。转到某三甲医院儿科,他们问问情况,又看看婴儿,说是破伤风，已经治不了啦！我们夫妻哀求说：'结婚多年不孕，好不容易才生下这个孩子，恳求想办法给治治吧！'医生看我们苦苦哀求，勉强答应先住下。住院3天，医生也很负责，积极治疗，可是病情一天比一天严重，他们就反复催我们出院。勉强赖到今天，医生们都说，再不出院回家，孩子会死在医院里。就这样，我们只好出院。说实话，我们已经快到家了，看到孩子还有一口气，这时猛然想起周医生您，就又匆匆折返回来，请您死马当活马医，活了感激，死了不怨。"

我是第一次见到如此危重的脐风（中医称之为"脐风"，民间习惯叫"三七风""四六风"，此病危险难治，自古儿科名家名著都有详细记载，我也知道其中利害。可是，作为医者总不能看到小患者还有一丝生存希望，而忍心放弃。既然"死了不怨"，我就应该尽百分努力，或可救人一命。拟以搜风镇痉、疏肝和胃法，方用撮风散加减，以平肝息风，振作胃气。处方如下：全蝎、钩藤、天麻、僵蚕各3g，蜈蚣、朱砂、琥珀各2g，黄芪、人参各5g，防风3g，白术、茯苓各5g，胆南星、天竺黄、石菖蒲各2g，橘红、砂仁各3g，甘草2g，红枣3g，生姜1片，粳米3g，2剂。冷水煎开后小火再煎半小时，二煎药汁混合一起约150mL，多次少量缓缓温服。

方中全蝎、钩藤、僵蚕、蜈蚣疏风镇痉；朱砂、琥珀安神；黄芪退肌热，实腠理；防风助黄芪相畏而相使，疏风实表，鼓舞群药；人参益气；白术健脾；茯苓渗湿宁心；胆南星、天竺黄、石菖蒲、橘红祛热痰以清脑醒神；砂仁和胃；甘草甘缓；红枣和营；生姜散寒温中；粳米和胃补中。诸药和合，以成搜风镇痉、益气和中之功。用于脐风抽搐、乳食难进、生命垂危等症。

随访：3个月后女婴母亲来告知："2剂药共服3天，第二日抽搐次数减少，神情渐渐安静，喂乳口微微似能吸食，眼睛也似有神光，我们感觉有希望了。3天药服完，好像和正常婴儿一样，无论哺乳、神情、睡觉、啼哭等，一切都还算正常。"因为病情特殊，我一直续访到患者上大学，身体健康，俊俏美丽，学习成绩上等。

按语：以上两例"破伤风"患者，一个是产后产妇风痉，一个是初生婴儿脐风，二症均属难治而很危险的病症。我治过不少类似病症，但都没有以上二例危重险恶，故将二例验案列于一起，不时回顾，对自己既是总结回眸，也是肯定鞭策，或许对读者有一定参考价值。

急惊险症

我临证几十年，曾经遇到过多次婴幼儿急惊风，即高热惊厥，不少人因为没见过此症，大都手足无措，慌作一团，致使患者从尖叫一声到抽搐大作，甚至抽搐时间过长而窒息。半夜到家中的此类患者时亦有之。凡遇此症，首先平息症状，再对证调治，基本都能痊愈。遇到此类患者，千万不能怠慢，慢则必生他变，变症就复杂多了。标本先后，十分重要。和时间赛跑，分分秒秒都万分金贵，因为是在抢救生命。有一句口头禅：急惊风，偏偏遇到慢郎中。还有一种说法：急惊吓父母，慢惊吓大夫。意喻大夫知道急惊风并不严重，但是，遇到此类症候也不能慢腾腾的，万一抽搐太久，照样会出问题！比如窒息就很危险。再者，抽搐次数过多，时间过久，对大脑会有一定影响。作为中医，也不能四平八稳，不分轻重缓急，那必然会出事，说不定还会出大事！所以，如果知道是急惊风，千万别当慢郎中！举例如下。

我长子 3 个月后，经常因高热出现惊厥，起初时掐人中即可苏醒，再次惊厥，掐人中、十宣穴亦无效，必须焠灯火方醒。第三次惊厥出现，用以上诸法都无效，必须三棱针点刺十宣穴方醒。父亲见了，狠狠将我训了一顿说："传给你的'急惊散'为何不预先配制？还有一张赤金箔，其他贵重药都有，再配几种就够了。"我恍然大悟，赶紧在父亲指导下，精心配制，装于小口细瓷小瓶，用黄蜡密封备用。说来也奇怪，药配好了，长子从此再也没有出现过惊厥，可能是 1 岁以后抵抗能力增强了吧。

急惊散配制好的第四年秋末，我次子 10 个月时，因发热 3 天，突然惊叫一声，双目直瞪，牙关噤闭，四肢抽搐不止。我以为第一次惊厥，掐人中、十宣、焠灯火用上一二种即可苏醒，谁知几种很有把握的方法用尽，却丝毫无效。这时我真急了！赶紧拿出急惊散正欲喂服，小儿惊叫一声，接着一动不动了，可把我给吓坏了。说时迟，那时快，用急惊散 2g，温水调和，再用筷子撬开嘴，将药灌下，说来也真神速，药下咽入肚不过半分钟，只听患儿哇一声哭了出来，随即苏醒，热也退了，一切都正常了，从此再未惊厥。

按语：我治过不少急惊风患者，只要能及时平息抽搐，迅速退热，无一不很快治愈，方法如上所述，用上急惊散的很少。如果掐、刺、焠等简单方法无效时，再用急惊散，效果更稳，从未出现过失误。治愈后追访，未发现一例有不良反应。

今将家传急惊散处方列于下：胆南星9g，天竺黄6g，雄黄3g，朱砂3g，麝香1g，牛黄1g，蝉蜕6g，天麻6g，荆芥穗6g，防风6g，生甘草6g，金箔1张，薄荷6g，枳实9g，黄芩9g，钩藤9g，冰片1g，僵蚕6g。麝香、冰片、牛黄另研极细粉，其他药共研细粉，合于一起，混合均匀，瓷瓶密贮。量患儿大小，1岁以下每用1～2g(分2次服)，余类推，温开水调服。此药功用清热息风，化痰镇痉。主要用于小儿急惊风，即高热惊厥。此药现今很难配齐，列于此仅供参考。

麻疹危象

1974年9月3日午夜约2时许，一阵急促的敲门声把我惊醒，原来是同事朱某，他十分焦急地叫我赶快到他家，边走边说道："我儿子出麻疹基本上好了，不知为何突然惊叫一声，随之目瞪咬牙，四肢抽搐，特来请您看看。"我离他家约半里路，很快即到。只见患儿仍在抽搐，我赶忙掐人中、十宣等穴，无效，又用三棱针点刺手足十宣，依然无效，此时四肢向后使劲一蹬，便一动不动了。患儿父母、爷奶放声大哭，我大吼一声道："赶快给我找来香油、灯芯。患儿爷爷随即找来，我用灯芯蘸香油，干湿得宜，点燃先焠人中、地仓、颊车穴，不醒，又焠百会穴，点到穴位，患儿便哇一声哭出来，抽搐随停，眼珠能转动，四肢也随之柔软，危象去矣！过了一会儿，嘱咐喂点温开水，饿了先给稀粥服食。此时患儿母亲告知："儿子患麻疹已经十余天，表透，住院，好得还算顺利。今天下午他跑热了，把上衣扣解开，晚上有点咳嗽，过了一会儿体温偏高，接着就有些惊惕不安，后半夜尖叫一声，接着抽搐。"因为医院就在附近，此时天亦渐亮，我便要他们赶快去医院。患儿麻疹初愈，复感风寒，恐转重症肺炎，中医叫麻疹闭证，治不及时，必有后患。我忙了半夜还要上班，随之而归。

随访：患儿住进医院，经过检查，确诊为重症肺炎，住院7天出院。随访多年，患者身体健康，娶妻生子，一切正常。

麻疹漏诊

于某，女，6岁。1993年9月20日下午诊。患者母亲代诉："我女儿已经病了15天了，初起发热微咳，某医生诊断为上呼吸道感染，吃药无效，后又打针、西药、中药、输液，解热退烧，消炎止咳，病情仍然一天比一天加重，后来又用激素，还是无效。开始能走着来看病，前几天抱着来，这几天一直迷迷糊糊，脖子软得连头都撑不住，特来请您看看到底是什么病？"

我仔细观察患儿，面色灰暗，神情委靡，舌质淡紫，苔灰腻，指纹迟涩淡青，再根据最近我所接触到的 12 岁左右外感患者情况，首先考虑应是麻疹。因为医院收住的 3 位麻疹患者 2 位是我接诊的，经过儿科会诊无误。此例患者无疑是麻疹漏诊，以致出现目前状况。

我随即处以辛凉透表法，方用葛根解肌汤加减，升麻、葛根、荆芥、防风、薄荷、蝉蜕、柴胡各 9g，桔梗、僵蚕、黄芩、紫草各 7g，甘草 2g。方中荆、防、升、葛、薄荷、蝉蜕、柴胡辛凉透表，解肌退热；黄芩清热；桔梗入肺清热；僵蚕败毒；紫草和营；甘草调和诸药。功用解肌透疹，和营退热。用于麻疹不能透发，热蕴营分，肌热不退，肺气不畅，咳逆神疲等症。

水煎温服，前二煎内服，三煎趁温擦洗全身，谨避风寒。处方毕，再三叮嘱患儿母亲：此药服下 1 小时左右，身上会出淡红色疹子，以前额、项背等阳处会先出，继而腹部、下肢等处也会相继出来，这是好的征兆，千万不要惊慌。同时交代：在服我开的药时，停服一切其他药，包括打针输液在内。室内一定要清洁温暖，不能有任何污秽气味，等等。经过反复交代，其母一一答应。

就在当晚约 5 时，其母来家吵闹道："我女儿服你药后身上出来大片红疹，精神倒是好些了，红疹子好吓人，你是不是开错药了？"我说："已经给你说得很清楚，麻疹出来是对的，出不来你女儿才是很危险的。"其母极不乐意地走了。约过 3 小时，其母又来大闹说道："为啥我女儿身上又变成灰暗色了？"我听到此言，身上打了一个寒战，接着问道："你给患者吃别的药了吧？"其母应答："绝对没有！"我叫她立即回去再服二煎。约过 3 小时，其母复到我家吵闹道："服你的药身上又出来疹子，咋搞的？"我好说歹说，道理讲尽，她终于勉强回家。约到深夜四五点钟时，患者母亲又到我家来大闹，说是她女儿全身又变成灰暗色，精神也委靡不振。我斩钉截铁地说："你们肯定背着我另外吃药了，这瞒不了我！"患儿母亲一口咬定没吃任何药。我立即要他们将患者带来住院，否则九死一生！

天亮上班不一会儿，业务院长、儿科主任找到我说："你收的住院麻疹患者，诊断准确，但是十分危重，九死一生。我们查了该患者前后用药，前医完全漏诊，用药全部错误。现在患者已经是重症肺炎，疹毒闭遏至深，你要尽力用药透疹，中西医结合，尽力挽救患者。"就在当天晚间，患者父母来我家中，进门扑通给我下跪说道："周医生，对不起，今天住院后，院长、主任、儿科医生们从头到尾看了我们女儿这次所有用药，才知道你是对的。我们狗咬吕洞宾，不识好人心。确实没听您的话，某医生听说麻疹出来了，迅速叫我们买了羚羊角6g，麦冬60g，赶忙煎服。你的药服下疹子出来，精神好些；他的药服下，很快身上灰暗，马上精神委靡。你说肯定吃了别的药，我们一直瞒着您，咬定没服任何药。因为某医生不让说，我们也以为是您的药开得不对，三番五次地来大吵大闹，真是对不起，请您千万原谅我们无知！"我赶紧把他们拉起来，看他们的眼睛都哭肿了，我再委屈，还能说什么？只能安慰他们，共同努力，希望能够把孩子救过来，以后接受教训就是了。就这样，我从门诊跑病房，连续7天总算将患儿麻疹彻底表透出来，危险期解除，终于可以睡个踏实觉了。

随访：患者此后身体虽然不算强壮，但还健康。到写稿时为止，该女孩已经大学毕业，工作2年了。

蜂虿发毒，喝油自救

1961年夏末秋初，我和某关闭煤矿留守人员结伴进入大山采药，午后时分，走进一片灌木夹杂多种野草沟壑，那里视野非常差，突然听到"嗡嗡嗡"蜂声大作，是我无意中触动一个大黄蜂巢，直径约80cm，长约1m，当我看见时，距离不过1m，就在这一刹那间，我的头面部已经被蜇数下，赶紧蹲下躲避，瞬间又被蜇数下。我立即向山下急转弯猛跑，就在起身跑的数秒中，背部又被蜇数下，一鼓作气跑到百米外一个僻静暗处躲起来，总算暂时安全了。这真是《诸葛亮将苑》中所说的"蜂虿发毒，壮夫彷徨而失色"。我不是壮夫，但也是17岁的大小伙子，一窝黄蜂就把我弄得如此狼狈，事出不测，所以如此。这时我感觉到头面胸背疼痛难忍，急忙呼喊同伴许师傅，他一见到我大惊失色，赶紧把我拉到约5公里外他的家中。他仔细看看，一共蜇了14下，只听他自言自语地说道："听说蜇3下就会死人，蜇了14下啊，20公里内连个小诊所都没有，这可咋办啊！"我忽然想起父亲教的急救方法，随即问道："你家可有芝麻香油？"答道："有1斤，它能起啥作用？"我说："有了它就死不了啦，喝了护心，以防毒气入内。"我将1斤芝麻香油一饮而尽，复又问他是否还有？他说还有半斤菜籽油，并随即拿了出来，我又将其喝下，这可是他们一家三口一年炒菜的油。许师傅看来一点也不吝惜，为了救我命，他啥都舍得。

当我喝下一斤半油后，心里着急、难受慢慢减轻了。到了第二日早上，全身出现水肿，连眼睛都睁不开，凡蜇伤的地方，感觉又痛又痒，还好饮食基本未受影响。3日后水肿慢慢消退，1周后完全康复，又可以上山采药了。

按语：我遭此一难不死，得益于一斤芝麻油、半斤菜籽油。而其中更为难得的是许师傅乐善好施，情谊深厚。假若我不知道饮香油、菜籽油能护心拒毒，可减少蜂毒对内脏危害的话，那结果就另作别论了。

有所为，有所不为

1989年8月上旬，我带着弟子上山采药，路过一家门前，只见一人匆匆跑出来大声喊道："周医生，请您给我老婆看看。"我便站住，随即见一约30岁妇女手捧着右下腹，步履艰难地从其家里走了出来。我上前问她哪里痛？她说道："前天开始胃痛、恶心，昨天到今天肚脐右边最痛，时时想吐。"看她表情痛苦，弯腰捧腹之状，必是肠痈（阑尾炎）无疑。随即嘱咐他们立即到医院外科手术，再晚小心化脓！说罢，看他们似乎一点都不在意，还说了一句："你的架子好大，到我们门上都请不动！给我们点儿药吃就好了，非要让我们到医院花大钱？"我这时真急了，斩钉截铁地说："你们再不立即到医院治疗，会有生命危险！现在已经耽误了，我若给你药吃，更耽误时间，得罪你们我也不怕！你们以后会明白的，分秒也不能再拖延了！"围观的人看到我着急的样子，也都纷纷劝说他们，我一直等到他们同意到医院，并准备启程时，才离开进山。

3日后我在门诊部看到患者丈夫，他主动对我说："对不起，周先生！听您的话不到半天就到了医院，医生说是急性阑尾炎，已经化脓，再来晚点麻烦就大了！他们说手术还算顺利，大概10天以后便可出院。"

以上诸例，作为传统中医，或者说有一定临证经验的，都是应该能够做到的。但有一点我还要赘述，那就是：有所为，有所不为。例如路遇肠痈（阑尾炎）患者，那就是中医的短处，当机立断，有所不为！用己之短，克彼之长，乃犯兵家大忌，非败无二。用己之长，克彼之短，则胜，此常理也。我见到不少同仁，只要听到"急症"一词，大多都谈虎色变，这是因为没把病种分开，没把标本缓急分开。"见微知著"，通过眼前表面症状，分析潜在症候，见外而知内，分清轻重缓急，把握病因病机，能治则治，不能治则迅速转科、转院，让患者去找有专长的医院或医生，总以能治好病为要。切不能临证畏首畏尾，优柔寡断，顾此失彼。杂念，去掉杂念！一切问题都不难解决。当然，这里还需要有深厚的理论基础和敏锐的分析判断能力，更需要丰富的临证经验作支撑。否则，一切都是空谈。我能做到的，就是量力而行。力所不及，绝不勉强为之。因为人命关天，医为危任。凡是自己不能独立处理的疾病，或者说中医还不能治疗的疾病，我都会迅速做出决定，从不拖泥带水，耽误病人。因而行医五十余年，从没有因为自己的"贪功"而耽误过病人。这并不需要有多大本事，而是责任心与谨慎使然。

二、较为疑难病症治疗经验

所谓"较为疑难"的病症，临证确实难以明确界定。有时我也人云亦云，尊重多数。但是，别人说是"治不好"的病，自己也跟着不治，不一定都是对的。如帕金森病，我一直不敢触及。直到一个熟人的母亲得帕金森病三十余年，百治无效，生活不能自理，这个熟人"命令"我必须接诊，而且还要治好。不然，就住到我家不走。出于无奈，我只有用治疗震颤的思路，抱着试试看的心态，被迫接诊。让我出乎意料的是，3剂药竟然将三十余年的帕金森病完全治愈，随访6年未再复发。不仅如此，又介绍来数个同样患者，我也将他们较为顺利地治愈。

还有扁平疣一病，我看到书上的描述，也见到很多患者，都说"很难治、治不好"。一6岁男孩，满脸、全身就像老树皮一样，密密麻麻，布满扁平疣。这家人是我的老常客，他们对我很信任。看到孩子这样，出于怜悯之心，我便主动说："我从来没有治过扁平疣，我用别的方法试试看，行吗？"不料他们竟欣然接受，并连声道谢。我用治湿毒的方药3剂，内服外洗，不料又一次让我惊喜：全身扁平疣竟然脱去了九成，孩子面目焕然一新！此后，用此方药治疗15岁以下儿童扁平疣，无论局部或者全身，亦能一一治愈，而且随访数年未再复发。但成人扁平疣患者，尚未治过。

这是"奇迹"耶？还是"异病同治"的成效？所以我将此类疾病叫作"较为疑难"病症，也是事出有因，或者人云亦云。但是，疑难病确实很多，最为常见的就有冠心病、尿毒症、脑梗死、哮喘、类风湿关节炎、偏瘫、顽固性头痛等，这还不算各种癌症、突发脏器衰竭等。作为中医，我只是根据自己遇到的各种病症的治疗难易程度，把它们分成较为疑难类。至于对错，我想无关紧要。虽然有很多疑难杂症治不好，或者说很难治，但总不能眼睁睁地看着病人痛苦，即使治不好，总能减轻痛苦、延缓寿命。奇迹不是没有，有时候也会出现。明知道要死的人，或者要截去肢体某一部分，我也保全了不少。公认绝对治不好、短时间内没命的，我也让他们多活一年半载、甚至10年以上的，偶亦有之。事在人为，有时候努力是会有回报的。这是我的经历回眸，绝不是想象空谈。在我的《医门课徒录》系列其他书稿中，均有详实验案。除年高终老的以外，健在者仍有很多。所以我说"疑难""常见"二者，有时候很难界定。

哮喘治疗经验

哮喘一病，既常见又难治。尤其是病程长、年龄大的患者，尤为难治。上代的传授加自己经验体会，选好治疗时间，内外兼治，能遵医嘱，彻底忌口的患者，大都能控制复发，或减少、减轻复发。15 岁以下的病人，绝大多数都能痊愈，身体恢复健康，终生不再复发的也为数不少。我年逾七旬，不知道还能临证几年，后代都不愿意继承，今总结于此，以供读者参考使用。

内服经验方平喘汤：前胡、杏仁、桔梗各 13g，炙麻黄 9g，白果、海浮石、川贝母、茯苓、橘红各 15g，紫苏子、黄芩各 12g，甘草 6g。

方中前胡、杏仁宣肺止咳，桔梗载药上行，麻黄、白果定喘，海浮石祛老痰，川贝母清肺，茯苓渗湿，橘红化痰，紫苏子降逆，黄芩清热，甘草和诸药而助群药化痰止咳平喘之力，共奏宣肺降逆、祛痰平喘之功。

此方从定喘汤结合临证化裁而来，用于治疗新旧哮喘，寒热交织，痰结胸痞，咳逆喘促等症。若能对症加减，效果良好。我用本方治疗各种咳逆喘促，无论新旧老幼，效果都很明显，治愈者屡见不鲜。

外用敷贴方：冬病夏治，敷贴穴位。功用散寒宣肺，拔出痰根，止咳平喘。若急于治病，缓解症状，四季均可使用。病情不急者，最好于天气温暖或炎夏伏暑之时，敷贴效果更佳。方药如下：白芥子 250g，轻粉、白芷各 10g，共研极细粉，麝香、冰片各 1g（另研极细粉，混合于群药）。用时以蜂蜜调和如做馒头法，干湿适宜，手捏成饼，厚约 5mm，直径约 50mm，加热敷贴大椎穴（颈项高骨下缘处）。贴前用生姜切开，将切面擦大椎穴处，擦至皮肤潮红，有温热感时，将药饼加热贴之。1 次连续贴 2 小时，全疗程 7 天。贴后谨避风寒，禁食荤腥油腻、生冷寒凉及一切发病之物，预防感冒。病情轻者 3 ~ 5 次即愈，重者 1 周便瘥。用前视病情轻重，须对症先服汤药 5 ~ 15 剂。若仅用外贴，则效果欠佳。本方主要作用为拔出宿痰，即俗话说的"痰根"，宣畅肺气，清除阻遏，不仅能迅速减轻喘逆，若与汤药配合，内外兼治，还能达到治愈目的。

案例 1 叶某，男，54 岁。2009 年 3 月 1 日来诊。自诉："患哮喘二十余年，走路稍快一点，气都接不上来，必须蹲下休息片刻，方能再走。只要感冒，喘必加重。不知治过多少处，非但不愈，而且越来越重。"观其形色，体胖行缓，面色㿠白，闻其呼吸之声，微粗而促，气道明显不畅；唇色微微淡紫，舌质暗淡，苔白厚而腻，脉来细缓而滑。辨证：痰湿阻遏，肺失宣畅。治宜宣肺化痰，止咳平喘。用平喘汤 5 剂内服，待天热时加外贴药饼。

3 月 9 日二诊。自诉："喘逆大减，走路、上楼明显轻松。"治法对症，病情减轻，仍用原方续服 5 剂。待天气热时加用外贴药饼。

2010 年 12 月 2 日三诊。问他为何时间隔如此之长，既没连续服药，还错过外贴时间？答道："因为生意的事，去武汉几个月，还好这几个月没有明显复发。近几天感冒，哮喘复作，但无以前严重，先吃几剂汤药，明年伏天再内外兼治。"我仍用前方，加了 3 味解表药，荆芥、防风、柴胡各 15g，以解肌退热，3 剂。

12 月 6 日患者来告知："感冒已经痊愈，哮喘也随之减轻。"治哮喘原方再予 5 剂。

2011 年 6 月 20 日又来诊治，表示要内外兼治哮喘。见他精神气色比前两年明显要好，便用本方法，内服方连续服 15 剂，7 月 10 日开始外贴 7 天，1 天 1 次，嘱咐他注意禁忌如方下所述。

翌年秋末随访，患者旧疾未见明显复发，身体较以往健康，感冒减少很多。即使感冒时，哮喘也未明显出现。临床基本治愈，患者满意。

案例 2 李某，女，4 岁。2012 年 5 月 3 日初诊。患儿父亲代诉："女儿不到 1 岁就患上支气管哮喘，3 年多几乎没离开过医院，而且非常容易感冒，一感冒就喘，喘得厉害时呼吸困难，憋得嘴脸乌青，张口抬肩。每到医院首先上呼吸机，用氨茶碱，一住院少则 10 天，多则 20 天。回家不久，即使轻微感冒，哮喘随之跟来，就这样反反复复，没完没了。我们一家人都围着她转，她妈妈急得直哭，工作、家务都没法做，好像天塌了一样。后来还是在医院听病友介绍，专程来先生这里诊治。"只见患儿父亲边说边哽噎，颇令人揪心。

观小患者形体消瘦，精神委靡，面色萎黄，迎堂青筋暴露，嘴唇淡灰微青，舌质淡暗，苔薄白而腻，指纹隐隐淡青。脾、肺、肾三脏俱虚，一派正气羸弱之象。治法当以标本兼顾，健脾益肾宣肺。健脾则湿化，益肾则纳气，宣肺则平喘。况且小儿先后天俱不足，加之哮喘屡犯，生生之气续遭戕害，内外皆虚，表卫不固，因而容易感冒，旧疾频发。存原法，方药如下：人参、白术、茯苓、山药各 12g，桔梗、紫河车、炙款冬花、炙紫菀、核桃仁、川贝母、橘红各 9g，炙麻黄 5g，甘草 3g，粳米 6g，红枣 9g。5 剂。水煎温服，1 剂 3 煎，早、晚各服 1 次，1 日半服 1 剂，饭后服。

5 月 10 日二诊。服药后咳逆喘急略轻，气色精神稍振，原方续服 1 个月后，可加外贴药饼。自此以后，患儿哮喘疾病平息，感冒明显减少，身体也逐渐向好。偶尔感冒，只见咳嗽，哮喘未作。从此以后，除感冒微咳及时来治外，旧疾未见复发。

案例3 包某，女，29 岁。2010 年 4 月 10 日诊。自诉："从小咳嗽气喘，西医诊断为支气管哮喘，年年治年年发，只要感冒就发，冬季发作最为频繁，而且越来越严重。"观其面色㿠白，唇色淡，舌质暗淡，苔微厚白腻，脉来滑迟。辨证：脾阳不振，湿痰阻遏。治宜温肺健脾，祛痰平喘。用本方去黄芩之苦寒，加干姜 6g 以温肺胃，5 剂。

4 月 18 日二诊。舌质微红，苔白，脉象滑匀，湿痰见化之象，药已对症，嘱其续服 10 剂汤药后，随用药饼热敷连续 5 次，来年再诊。

翌年夏末，患者到门诊告知："哮喘病已经好了八成，很少发作，即使感冒或冬天，偶尔复发症状也不明显，遵您嘱咐，今年伏天再贴 5 次，争取根治。"

随访：时过近两年，哮喘临床治愈，未见明显复发，患者很满意。

按语：此方我作为治疗哮喘病的基本方，临证中需要分清寒热虚实，若兼有其他疾病，则又当区别轻重缓急。运用得当，除能减少、减轻复发外，痊愈者亦常有。病程短、年龄小、无大病兼夹者，痊愈率最高可达十之八九，而且愈后复发率极低，这是我家上百年经验，关键在于对证施治。若生搬硬套，不能说无效，其中分量多少、因症加减及使用方法等是否正确，都会影响疗效。非专业临床中医，要先以小剂量内服，对症有效后再照方治疗。外用药饼敷贴，要注意避免烫伤感染，特别是小儿皮肤娇嫩，尤当注意。能做到这些，就能既安全又保障效果了。我是中医世家出身，又经过五十余年临床证明，整理出来的所有经验方药及其治疗方法都是实在有效的。从 1963 年至今，哮喘验案很多，此处仅将近几年所治经过随意列出 3 例，以证明其效果。其余案例见《医门课徒录》系列其他书稿中。

男性不育治疗经验

专治精子活率偏低，而配偶妇检生殖系统及身体各方面正常，婚后 1 年或数年不孕者，用本方为主，对症加减与服，平均 20 剂，除生殖系统有缺陷或明显障碍外，基本都能达到孕育之目的。经过数百例临证验证，效果稳妥，无任何不良反应。而且服药后体质明显增强，精神精力提升。

熟地黄 30g，山茱萸、牡丹皮、山药、泽泻、茯苓各 15g，当归、续断、杜仲、肉苁蓉、锁阳、何首乌、菟丝子各 18g，鹿茸 12g，枸杞子 24g。

　　方中前 6 味为六味地黄汤，为补肾基本方，或称补肾通用方。当归、续断、杜仲、肉苁蓉、锁阳、菟丝子、鹿茸补肝肾精血而壮阳；何首乌、枸杞子滋补肾精以养阴。诸药和合，以成补肝肾、养精血、滋阴壮阳之功。用于肝肾精血不足、阴阳失衡而致男子不育等症，屡获满意效果。经过数十年验证，效果稳妥，无副作用，实为强身健体之良方。对于性冷漠或阳痿早泄，腰腿酸软，精力不足，记忆力下降，须发早白等肾虚早衰者，亦有很好疗效。

　　案例 1　刘某，男，33 岁。1991 年 12 月 2 日诊。自诉："结婚已经 5 年，妻子未孕。我经过精液检查，活率不到 30%，畸形精子、死精子过多，A、B、C、D 四项均低于 20%，其他如前列腺等都无异常。也看过几个医生，都说是肾阳虚，吃过很多壮阳药，比如人参、鹿茸、黄芪、当归、附子、肉桂、海马、海狗肾等，性欲明显增强，好像精液量越来越少，身体越来越虚，甚至头晕眼花，疲惫乏力。停药 10 天，马上阳痿、早泄，仍然不见妻子怀孕。"

　　观患者气色精神均无明显病象，诊其脉来两尺部无根，浮取散大而虚，沉取几乎不见，其余四部（即双手寸、关）基本上无明显异常。辨证：肾阴不足，精血亏乏，欲火过旺，根基虚损。此必过服壮阳助欲药所致，速当阴阳同调，以达到"阴平阳秘"、根基牢固之目的。用本方连服 20 剂，1 剂 3 煎，分 3 次温服，1 日服 2 次，早、晚各服 1 次，1 天半服 1 剂。1 个月后复查。同时再三叮嘱患者，一定要避孕，减少性生活，勿熬夜，少饮酒，饮食要有规律，勿过度劳累。

　　1992 年元月 5 日，患者拿来检查结果，夫妻二人面带喜色地说道："各项指标都正常了，活率已经超过 70%，其他各项指标也都明显改善，不吃药可以了吧？"复诊其脉，浮越虚大之象已无，双手尺脉基本归位，较其他四部微沉，重按有力。药效已达目的，可以停服大剂量汤药。嘱咐患者每天早上用淡盐开水送服枸杞子 60 粒，晚间用淡黄酒送服 60 粒，以个大红润、甘肃产者为佳。并解除避孕要求，但不可过度纵欲，以保持肾元不损，可望早日孕育。

　　随访：患者未超过 3 个月，其妻已经怀孕。

　　案例 2　张某，男，35 岁。婚后 7 年其妻未孕，也曾多处治疗，未见效果，于 1999 年 3 月 1 日来诊。自诉："西医检查精子活率不到 10%，其余项目基本正常，还说前列腺有炎症，也会影响生育。经过治疗前列腺炎症消除，但是妻子仍不怀孕，甚至说我由于精子活率太低，有可能终生不育。"诊其脉象，左手尺部细弱无力，右手尺部虚浮而散，仅以脉象论，肾阴肾阳俱虚，岂能孕育！细寻患者生活习惯，得知熬夜通宵达旦，饮酒不醉不归，起居昼夜颠倒，上网不计时日，吸烟打牌，司空见惯。得知此讯，我已明白缘由。难怪表面看似有余，其实内囊不足也。这类患者若不改变不良生活习性，达不到"食饮有节，起居有常，不妄作劳"的要求，即使灵丹妙药，也无济于事。

将要求提示给患者，首先是饮食、起居要有规律，戒烟节酒，切勿熬夜，还要精神减压，情绪舒缓，保障睡眠。若能做到这些要求，便可治之，患者夫妇一一允诺。我亦用本方，嘱咐连续服 20 剂，服法同刘某。半年后患者电话告知其妻已孕，表示感谢。

案例 3 柳某，男，31 岁。2000 年 9 月 15 日诊。询问得知，婚后 3 年不育，经检查精子活率不到 20%，大头精子几乎为零，其他各项指标都不正常。观患者面色萎黄，精神不振，舌质微淡，苔薄白津润，脉来右手关部细缓无力，双手尺部浮、中、沉均见细弱之象。辨证：脾肾两虚，精血不足。治宜健脾温肾，补益精血。用本方加人参 18g，白术 15g，以健脾益气。连服 20 剂复查。

10 月 16 日二诊。服药 1 个月，精子活率仅仅上升至 27%，饮食、精神有所好转，效果不甚明显。方中再加入黄狗肾 1 付，续服 20 剂，再复查精液。

11 月 18 日三诊。服药共 40 剂，复查结果精子活率达到 57%，身体续有好转，精神、体力明显增强，嘱咐二诊方续服 10 剂再复查。

12 月 3 日三诊。复查结果显示，精子活率已达 71%，其余相关指标也都正常。嘱其经常用枸杞子、鹿茸片泡水饮，每日枸杞子 30g，鹿茸片 2g，早上泡水当茶饮，晚上连药带汤服下，坚持不断。待其妻怀孕为止。半年后得知因其妻有妇科病而仍未怀孕，正在专科医院治疗。患者复查原治疗效果巩固，一切正常。1 年后电话告知，顺利生下一健康男婴，阖家欢乐。

按语： 此方我用于治疗男性不育症，1 年至少 100 人以上，痊愈率足有九成。未达到治疗效果的，大多都有其他疾病兼夹，或者性障碍（有的不便细述）等。其中就有结婚长达 8 年，性交排不出精液，结婚 13 年反复检查无精虫，结婚 11 年反复检查只有数个死精子，等等。虽然像这样的患者不多，但要提早检查，采取试管孕育，也不失为一种办法。

女性不孕不育治疗经验

不孕有原发性与继发性两类。原发性不孕指的是女子性成熟至婚后若干年从未怀孕；继发性不孕指的是曾经怀孕，或人流，或自流，此后再也不孕。不育指的是怀孕 3 个月左右胎儿停止发育，或发育超缓、畸形，以及胎死腹中和连续小产不能正常孕育生产等。治起来较男性不育更难、更复杂。治疗这方面疾病，也算是我的长项之一，数十年来不知道治了多少例来自省内外的患者。但是此类病症却越来越难治，我甚至多次婉拒应诊，但都难以堵住源源不断的患者。仅仅此类患者，就使我感到疲惫不堪。因为不孕不育症越来越多，而且也越来越难治。加上男性生育能力也在同时下降，给治疗这类病症带来更多困难。这是我个人亲身感受，不代表，也不包括任何人。

为了将此类病症条分缕析分类治之，我从临证实际中把由于月经不调而致不孕定方两首，一调经，二促孕；把不育定方一首，以此三方为基础，或说是基本方，再因人因证加减治疗，这样就能提纲挈领，把握主次，进行治疗。

调经方： 当归、川芎、赤芍、熟地黄各 15g，红花、桃仁各 12g，川牛膝15g，益母草 30g，柴胡、香附、小茴香各 15g，丹参 30g，泽兰 18g，甘草 6g。方中归、芎、芍、地（四物汤）养血活血；红花、桃仁活血散瘀；川牛膝通经活瘀；益母草活血调经；柴胡、香附、小茴香疏肝解郁；丹参、泽兰凉血活血；甘草调和诸药。诸味组合，是从桃红四物汤加减而来。功用养血活血、调经止痛。主要用于经血不调，如血热血瘀，滞经腹痛，经血量少兼淋沥不净，或超前错后，色暗有块，或逾期不来，或一月二至，甚至数月不行，体健而无其他兼夹症者，身弱者心烦体倦，夜梦头昏。用此方为主，对症加减调治，屡获满意效果。此方不寒不热，不温不燥，养血活血，行滞调经，我用之已经数十年，临床证明安全可靠，有效率达九成以上。此方要在行经前 7 天，连服 3 ~ 5 剂，红糖、黄酒少量为引，早晚温服。药渣宽水煎，加入陈醋 100mL，趁热泡足，可助内服活血调经药之力，亦能疏通经脉，减轻疲劳，改善睡眠。药渣弃之可惜，用之有益，有大益！我惜药费太高，每嘱患者或外敷，或泡足，用过的患者都说有效，甚至说比内服还有效。几十年了，每天为此说话很多，虽然复杂，但用了确实有效。

促孕方： 炙黄芪 18 ~ 60g，人参、白术、茯苓、当归身、白芍（黄酒炒）、川芎、熟地黄各 15g，枸杞子、续断、杜仲、菟丝子、覆盆子各 18g，紫河车6 ~ 12g，炙甘草 6g，糯米 10g。方中参、芪益气；术、茯健脾；归、芍、芎、地养血；枸杞子、续断、杜仲、菟丝子、覆盆子补肝肾；紫河车滋虚济羸，温养胞宫；甘草、糯米甘以缓急，温补脾胃而和诸药。诸味和合，以成益气健脾、滋补肝肾、温养胞宫而促孕妊。此方从十全大补合养精种玉二汤化裁而来，结合现今女性不孕而设。用本方为主，临床对症加减运用，常获满意效果。此亦是我多年治疗不孕症之经验方。当月经调理正常之后，于经后煎服 3 ~ 7 剂，服法、用法同调经方。

保胎方：人参 9 ~ 15g，炙黄芪 15 ~ 30g，当归身、熟地黄、白芍、川芎各 9 ~ 15g，续断、杜仲各 12 ~ 18g，条黄芩、白术各 9 ~ 15g，砂仁 6 ~ 12g，炙甘草 6g，糯米 6 ~ 15g。方中参、芪补脾益气；归、地、芍、芎、续断、杜仲养血固肾；条黄芩清热安胎；白术、砂仁、糯米和胃安胎；炙甘草协和诸药，甘缓益气。诸味来自泰山磐石散和胎元饮增损而得，功用补脾固肾，养血安胎。用于气血两虚，或肥而不实，或瘦而血热，或肝脾素虚，倦怠少食，因于脾肾两虚，胎元不固，所以胎动不安而致小产者。胎元不固，脾虚则食少，精微营养缺，气陷不能摄血；肾虚则精乏宫弱，难以孕育，加之邪热扰动，或停止发育，或胎动不安，死胎、小产、屡堕相继而至，不育由此而来。

我用本方治疗屡堕不育半个世纪，从不明原因流一胎至第二、第三，最多流至八胎者，按方对症加减，95% 以上都能如愿保全，健康顺生，母子平安，而且无任何不良反应。三四十年前所治患者，现今已有孙子，皆都健康无恙。至今我已年过七旬，每年接诊来自省内外此类患者至少千人以上，势头有增无减。由于人们的生活习惯明显改变，吃得好，运动少，无规律，昼夜倒（夜不眠，日不起），加上精神压力过大等原因，造成月经失调，甚至数月数年不潮；或者错前错后，或经血量奇少；或行经前后（以行经前数日为多）头痛、胸胀；或小腹坠痛、腰酸背痛等症，有增无减。若再加上子宫肌瘤、囊肿、炎症，或子宫偏小、内膜偏薄、靠后等原因，孕育就更加困难。我经常遇到反复治疗无效的患者，做试管婴儿 1 次、2 次，甚至做过 3 次都未成功的，亦屡见不鲜。与 20 年前相比，不孕不育患者多了，治疗难度大了，引起原因更复杂了。使我感到老中医遇到了新问题，怎么办？发掘中医宝库，请教先辈名著，王肯堂、沈金鳌等，都是名师高人，吸取书中精华，结合现代病情，继续坚持治疗。

以上三方，是我从长期实践中，根据临床需要总结而拟定。临证中所遇到的实际情况往往是错综复杂的，但总要有一个代表方，否则使人感到不知所措。同类方很多，历代医家主张有所不同，临证时确有难以抉择之惑。为了有效安全，经过多年临证推敲，将女性不孕不育症所需方剂归纳为三，这纯属个人经验，也是由繁从简之法，还望高明者正之。

案例 1 刘某，女，33 岁。1990 年 3 月 1 日诊。自诉："结婚 5 年未孕，我和老公检查都无明显异常，只是我的月经一直紊乱，超前推后无定期，有时甚至三五个月不潮，量少色暗，多数经期腰酸背痛，小腹坠胀，精神精力不佳，多梦健忘。也经过反复治疗，依然未见怀孕。"观患者面色乏泽，舌质暗，两侧隐隐瘀斑，舌苔微黄乏津，脉来沉涩而迟。辨证：心脾两虚，肝血失和。治宜养血活血，舒郁调经。用本方于行经前7天连服5剂，服用法同方下注；经后服方二7剂。连续治疗3个月，一共诊治6次。治疗期间避孕，保持饮食起居规律，情绪舒缓，适当锻炼。经过2个月治疗，月经基本正常，嘱咐患者在服经后药时，解除避孕。8月中旬电话告知："已经怀孕2个月，胎检正常。"

案例2 李某，女，29岁。1999年4月7日诊。自诉："每月行经时间前后错不超过5天，量不多，时间长，几乎半月上下不干净。结婚已经4年，从未怀孕，经过妇科检查无明显异常，仅是排卵不正常，输卵管左侧不通，经过疏通治疗，右侧又不通畅，反复治疗，仍然不孕，还经常头痛心烦，睡眠不实，两胁肋时感刺痛。"看患者精神气色基本正常，舌质、舌苔亦与常人无异，脉象沉弦而迟。辨证：肝脾失和，经血淋沥。治法：疏肝解郁，健脾摄血。用方一去桃仁、红花、川牛膝活血散瘀行下之味，加党参30g，白术15g，炙黄芪18g，以补脾益气。脾虚则统血摄血之功弱，故用参、芪、白术以补之。每于经前7天连服5剂；经后（行经第五天）再加仙鹤草30g，续服5剂，至月经正常为止（每月行经时间4～5天，前后错不超过5天，量适中，无血块，色正，全身无明显不适），再于每月经后服方二促孕。若有不适，随时来诊。获悉6个月后已经怀孕，多次胎检正常，妊期九个半月，生下一男婴，母子健康。

案例3 常某，女，35岁。2001年9月5日诊。自诉："从14岁月经初潮，到25岁结婚，快则三五个月一行，慢则一年半载不至，最长时近3年经血不来。体检、妇检均无异常，就是月经调不好，一直不怀孕。"经过四诊辨证，确属无明显异常。气色精神、脉象、舌象均与常人无异，吃喝、睡眠、工作、家务等都毫无影响。但是月经必须调至每月一行，如若不然，何谈妊孕？遂决定让患者如案例1刘某治法，每月行经前服方一5剂，经后服方二7剂，不间断调治3个月。治疗期间要求亦同刘某，3个月后再诊。

2002年1月10日患者来告知："月经已经每月一行，虽然量不算多，但是颜色还好，经期也无不适感觉，3天结束，可是依然未能怀孕。"根据经验，嘱咐她老公检查一下精液，看是否正常？3天后患者夫妇同时来门诊，看表情他们已经知道问题在哪儿了，化验单上标示的精子活率只有37%，其余项目指标也都略微偏低。我便要求女方继续服药，男方服男性不育方，连服 20 剂。若能怀孕，皆大欢喜，若仍不怀孕，再做诊治。半年后常某同事听其介绍，亦来看不孕症，方知常某已怀孕 3 个月，一切正常。

案例 4 刘某，女，35 岁。1999 年 3 月 20 日诊。自诉："结婚头一年怀过一次孕，不到 3 个月不明原因小产，至今已经 8 年不孕，看过的医生很多，甚至到大城市专科医院治过，都是无功而返。想过放弃，但不死心。网上看到您能治疗，特千里迢迢赶来求治。"观患者形体偏胖，精神气质尚可。舌质、舌苔与常人无异，脉弦迟。问及经汛？答道："几乎每月推后 5～10 天，血色暗红有块，要来的前三天就腰酸腰胀，小腹疼痛，特别是对寒凉敏感，如果触及寒凉东西，比如吃喝、接触冷水，月经立即停止，腰胀腹痛加剧。"根据以上所见，辨证当属胞宫湿寒，冲任失暖。治当养血活血，暖宫驱寒。仍用方一加乌附子 6g，先煎半小时，再入群药同煎，于每月行经前 7 天服 5 剂，将月经调正常后，续用促孕方于经后连服 7 剂。3 个月为 1 个疗程，不孕再诊。

7 月初患者又来复诊，仍未怀孕。但是月经已经正常，行经期间已无明显不适。根据经验，嘱咐她专服方二促孕，每月于经后服 7 剂，服法同方下注。

翌年 7 月底询访得知，已经顺产一女婴，母女健康，合家欢庆。

如刘某案例近似患者，临证遇到的最多，几乎占所有不孕不育症的一半。其中由于各种原因人为堕胎的，又占这一半的七成。可见人们对流产的认识，就像开玩笑一样随意。我作为一个传统中医，用五十余年的临证经验体会到：随意堕胎，有害无益！这不是思想的传统守旧，而是为女性同胞身心健康、能否正常生育着想，是用五千年中华医学知识说话，而不是个人杜撰。我只是用自己的经验体会提醒女性同胞：不要随意多次流产，要为自己的身体着想，为您以后生育着想。善意提醒，望作参考。

案例 5 孙某，女，31 岁。1967 年 9 月 15 日诊。自诉："19 岁结婚，头胎怀孕将近 5 个月时，因为重感冒自然流产；第二胎怀孕不足 4 个月时，不明原因小产。以后怀孕再谨慎也不管用，从近 5 个月、4 个月、3 个月，最后刚上身即流。结婚已经 12 年，一共流掉七胎，近 3 年索性也不怀孕了。到处治疗，都以无效告终。"观察患者形体偏胖，面色㿠白，观其舌质淡白，边有明显齿痕，苔白而腻，脉来细迟，两尺沉涩。

辨证：脾肾阳虚，宫寒不育。嘱其饮食要温和、有营养、有规律，注意保暖，勿过度劳累，情绪舒缓，精神减压，再用促孕方，加炮附子 9g（先煎半小时），以助肾阳，每月经后服 10 剂。1 剂 3 煎，1 日服 2 次，1 天半服 1 剂，早、晚各于饭后半小时温服。药渣加水约 5000mL，煎开后适温泡足半小时，冷则去之，有望 2 个月内怀孕。怀孕后每月须服保胎方：妊娠 1～3 个月，每月服 3剂；4～6 个月，每月服 5 剂；7 个月以上，每月服 5～8 剂，直至足月顺生，力争不再小产。同时叮嘱患者及其家人：在治疗期间，除患重大危急疾病需要立即住院外，不得随意加服其他药物，一般疾病用中药治疗即可。不得听别人说三道四，任意改变治法或停服保胎中药！

不出我之所料，在怀孕后的第 3 个月，服保胎药第 3 次时，患者大姑姐仗着她是某大医院妇产科主任，回家说三道四，强行要她弟媳立即停服中药。如若不停，生下来必有缺陷。患者因为我提前叮嘱过，未予理睬，继续按我嘱咐，坚持服用中药保胎。回访得知：孙某于 1968 年 10 月初顺利生一男婴，母子健康无恙。续访至 2013 年 9 月，孙某已经得孙子，一切正常。

有些人说什么"服中药有毒，生下孩子会有缺陷"，我五十余年来治疗不育不孕患者不计其数，到目前为止，尚未见一例有不良反应或有缺陷的。世上没有绝对的完美，只有相对的优劣。用我之长，克彼之短，用兵必胜，用药必效，反之则后果不堪设想。所谓扬长避短，即此义也。《内经》有"有故无殒"之训，我的理解是：用药去邪，邪去正安，但不可过，过则正气受损，其祸必接踵而来。甭说后遗症，眼前就有难以预料的变故！此乃医者之过，并非药物之害。所以说医关民命，绝非戏言。学而悟之，其理必明。

案例 6 王某，女，33 岁。1993 年 4 月 7 日诊。自诉："怀孕第一胎时，快到 8 个月时不明原因死于腹中，以后连续三胎都是 3～5 个月时停止生长，而今已有 5 年，索性怀不上了。多处治疗，无果而终。"细观患者形体偏胖，气色精神无明显异常，舌质暗淡，舌苔灰腻，脉象细濡，左寸虚散，两尺沉涩，右手关脉无力。心脾不足、两肾虚损征象明显。心主血，脾统血，肾藏精而主孕育，三脏俱虚，岂能使胎儿正常生长？治疗大法当以培补脾肾根本为要，滋养心营续之，方用促孕汤调理，并嘱咐患者禁房事半年，饮食以温和、有营养为要，还必须有规律，精神减压，适度运动，但勿过度劳累。每月经前经后各服 5 剂，服法同方下注。待怀孕后，再接服保胎方，服法同孙某案。

回访：患者于 1994 年 11 月 8 日顺利生下一女婴，母女健康，全家欢喜。我用此方治疗不育不孕症至今，医患双方满意度达到 95%，真实不虚。

按语：不孕不育一症，由于病情比较复杂，引起的原因也各不同，加上个体差异很大，治疗起来确非易事。女性比起男性来，治疗难度更大、更为复杂。我拟定以上三方，只能算是基本框架，大的原则，或叫基本方。就像一栋楼房，只是户型大小不同，而外观及基本结构都一样，至于里面装修如何？那就看个人的喜好了。有了基本方，临证时根据病情加减施治，这样就省去许多烦琐。也就是有了基本治则，灵活全在于临证加减。仅仅是将几十年的临证经验如实总结出来而已，或许对他人有一点小小的参考价值。

俗话说"不孝有三，无后为大"，这个道理谁都明白。作为医者，我只能虚心学习，认真领悟，潜心析理，竭力诊治。此十六字从幼至老不敢稍怠，自祖父教我学《内经》，父亲传我四诊认病、识药读方，手把手指导制药、配药，目的就是要我打好基础，掌握治病技能，临证时不仅要能够治好常见病，还要胆大心细地去治疗疑难杂病。要想不断提高完善医技，除了博览群书、认真钻研、汲取各家之长外，还要虚心向他人求知，即所谓一处学艺，多方领教。活到老学到老，切不可有所斩获，便沾沾自喜，那是绝对不可能成为一个好医生的。我谨记先辈教诲，虽然年过七旬，依旧手不释卷，心不懈怠，勤于临证，认真总结。咋做咋写，绝不夹杂不实之言，而误人误己。

失眠健忘治疗经验

失眠，也称不寐；健忘，或叫善忘、好忘、多忘，指前事容易遗忘的病症。多因思虑过度，或精神受到刺激、压抑，日久导致心肾不足，水火失济，脑力衰退所致。此类病症十分常见，由于病因、病程长短及病情轻重的不同，尤其是个人性格的影响等，导致治疗效果参差不齐，疗效极不稳定。倘若不早日治愈，必会缠绵日久，病情加重，治疗会更加不易。进一步发展，心脑、脾肾受累日久，随之又会出现心悸怔忡，如果病情至此，那就不是功能性的了，心脑当在首虑。今将个人治疗失眠、健忘二症的经验方合而为一，如遇失眠突出的，安神药放首位；健忘明显的，清脑醒神药主之。

安神宁志汤从天王补心丹合定志丸加减而来，功用安神宁志，主治心肾不交，阴虚血少，虚烦心悸，失眠健忘，精神倦怠，或阴虚盗汗，便秘或溏，或口舌生疮，或心神不安，或情志抑郁，或喜笑不休等症。

安神宁志汤：人参12g，茯神、当归、生地黄各18g，远志、菖蒲、麦冬各15g，朱砂3g，琥珀9g，丹参30g，酸枣仁18g，五味子、甘草各6g。

方中人参、茯神、当归、生地黄益气养血；菖蒲、远志开心益智；麦冬清心除烦；朱砂、琥珀安神；丹参清心祛瘀；酸枣仁除烦宁心；五味子补肾涩精；甘草和药。诸味相合，以成益气养血、清心除烦、安神宁志之功。对于用脑劳心过度，情志不舒，或长期精神压抑，或其他原因引起的心烦不寐，或夜梦过多，以致记忆力下降，甚至精神恍惚等症，用之皆有安神醒脑之效。

此亦是我从长期临床实践中梳理而来，可以算是经验方吧。运用得当，对于失眠尚未引起心悸怔忡、癫狂等症者（心脏病、抑郁、狂躁、痴呆），疗效比较满意。病情较轻者，多数可以治愈。

案例1 张某，女，43岁。1990年6月30日诊。自诉："失眠11年，一日夜难睡着3个小时，有时甚至连1小时都难以入睡。头昏脑胀，记忆力下降，精神恍惚，精力不佳，有事无事，心里老烦。"视患者形体不虚，说话声音洪亮，面色偏红，舌质暗红，苔薄黄乏津，脉来细数，寸旺尺弱，左关兼弦。

综合以上情况，心火偏旺，肾水不足，所以寸旺尺弱；水不涵木，因而左关兼弦；声音洪亮，说明脾胃不虚，饮食吸收无碍；面色、舌质偏红，苔黄乏津，是为虚火偏旺，津液不足。证属虚火干扰，心神不宁；水不涵木，头昏脑胀。治宜滋阴清热，养血安神。用本方暂去人参之温补，用北沙参30g代之，以清肺养肝滋肾。5剂。水煎温服，药渣水煎加陈醋150mL泡足。

7月7日二诊。自诉："睡眠略有改善，虚烦不宁减轻，头昏脑胀依旧。"观患者色脉，与首诊时无明显变化。原方加天麻18g，石决明24g，以平肝潜阳，续服7剂。

7月16日三诊。自诉："睡眠明显改善，一夜可睡6个小时，头昏脑胀、心烦易怒大减，十余年来第一次感到心情愉快，效果出乎意料的好。"患者道谢声不绝，面色已显光泽，舌质、舌苔津润，六脉缓匀，病愈之象也。嘱咐将上方再取5剂，改为2日1剂缓服；另取5剂，共为细末，蜜丸，绿豆大。待汤药服后，接服丸药，每服9g，日服2～3次，温开水送服。

嘱咐患者要注意情绪波动，保持心情平和，切勿人为熬夜，饮食不要过度辛辣油腻，要有规律，常和人们交流，不可独自思虑。如有不适，及时来诊。

回访多次，失眠治愈后未见明显复发，平均每夜踏实睡着不少于7小时，身体其他方面亦未见异常。临床治愈目的达到，效果有待巩固。嘱咐她丸药继续服之，以防反弹。

案例2 刘某，女，47岁。1997年6月7日诊。自诉："失眠很多年，严重时通宵不寐，自感身体大不如前，丢三落四，甚至有时就像丢了魂一样，死气沉沉的，有时又心烦易怒。看过多个医生，效果都不佳，还到精神专科医院治过，至多减轻一时，没有根本改善。"观患者形体消瘦，面色萎黄，舌质乏泽暗灰，舌苔微厚而腻，脉来细涩无力。辨证：心脾两虚，气血不足。治宜补脾益气，养血安神。用安神宁志汤原方 7 剂，水煎服。1 剂 3 煎，早、中、晚饭后温服，药渣再煎，加醋泡足。

6 月 15 日二诊。自诉："效果非常好，服第一剂当晚就见效，能入睡四五个小时，第二天精神也好些了。可是服至第四剂时，病情又回到原点，一切症状如前。7 剂药服后，睡眠总体上有点好转，但不是很好。"根据患者病情，由于时间过长，用过药物很多，恐一时半会难以收到明显效果。将朱砂量加至 9g，酸枣仁加至 24g，另加珍珠母 30g，灵芝 24g，龙眼肉 18g，以增强滋养阴血、重镇安神之力。7 剂，服法同首诊。

6 月 24 日三诊。自诉："二诊药效果明显比首诊好，每夜可睡 6 小时左右，其他症状也有减轻，精神精力也在恢复，几乎不感到疲倦。"病情减轻，上方续服 5 剂，以巩固疗效。

1998 年 9 月 20 日四诊。观患者情绪有些不佳，面带愁容，心绪紊乱，必是失眠又犯了。自诉："上次失眠基本治愈，还未管到 1 年，因为最近遇到一些不愉快的事情，不知不觉地旧病复发，一夜又是难以入睡 3 小时，头晕倦怠，心神恍惚，刚刚恢复的记忆力又丧失殆尽，自己感到老了许多，好苦恼啊！"诊其脉象，细弱无力，观其舌质，淡暗乏泽，舌苔微黄乏津，病情与首诊时相比，几乎相同。仍用二诊方与服，连续服 1 个月再诊。

10 月 26 日五诊。自诉："病情有好转，但是反反复复不稳定，时好时坏。以前也治过很多处，用过很多办法，吃过不少药，效果也都不算好。您的中药疗效还可以，不仅改善睡眠，对整个身体也有好处。比如恢复记忆力、振奋精神、减少疲倦等，都有较好效果。单纯吃镇静药，虽然当时有效，可是越吃越感到记忆力下降，精神精力减退，人总感到迷迷糊糊的，丢三落四，什么事都干不了。我还要坚持服中药，全面调理，即使慢点也无妨。"鉴于患者的病程较长，要想短时间内治愈，恐非易事。仍以我经常使用的方法，汤丸并进，用汤药"重兵扫荡"，迅速减轻症状；以丸药"清理战场"，以巩固疗效，此亦因人因病而制之法，不是所有人都可照搬。嘱咐患者取汤药 10 剂，水煎温服；另取 10 剂为末蜜丸，每服 9g，日服 2 ~ 3 次，温开水送服。病情反弹时服汤药，病情稳定时服丸药，坚持长期治疗，寄希能予治愈。

随访：患者用上药持续治疗 1 年余，失眠虽然未能痊愈，但基本未再明显反弹，记忆力、精力都保持在基本正常状态。对于一个近 20 年失眠的患者来说，医患双方都付出了努力，效果不算十分满意，但都还能接受。

案例 3 陈某，女，27 岁。2009 年 11 月 3 日诊。观察患者形体消瘦，气色不佳，精神委靡，双眼眶及颧骨周围隐隐淡青，舌质淡红，舌苔薄白津润，脉细数无力。辨证：心脾两虚，气血不足。必因素体虚弱，食欲不旺，食量偏小，消化吸收功能差，加之精神压力过大，而致睡眠不实，或严重睡眠，因而出现以上的形色、脉象之不足。问及饮食、睡眠、精神诸状况，患者答道："我自幼体弱，食量很小，经常脘腹胀气，大便时秘时溏，月经一直推后，量也很少，行经时全身酸痛，腰腹不适，平均一夜踏实睡着不足 4 小时，而且还经常梦中惊醒，总感到疲倦，无论学习还是工作，精神精力都跟不上。"随即叮嘱患者：饮食与睡眠同等重要，脾虚食少，精血何来？精血不足，精力何来？血不营心，睡眠何来？要求患者首先要养成良好饮食习惯，早、中、晚三餐不可缺一，而且还要温和有营养，切勿熬夜，保持心情愉悦。能做到这些，服药才能有效，而且病愈后不易复发，身体亦能随之健康。患者一一允诺，答应一定做到。用安神定志汤原方加白术 18g，粳米 15g，砂仁（后下）12g，以健脾和胃。每月服 7 剂，每剂 3 煎，混合一起，分 3 次饭后温服，1 日 2 次，早、晚各服 1 次，1 日半服 1 剂，最好于月经后服，连服半年。

随访：患者服药至第 3 个月时，饮食、睡眠、精力等方面都有明显好转。尤其是睡眠的改善效果更为显著。药服至半年，共 6 次，42 剂，失眠痊愈，体重增加，精神精力逐渐提升，效果满意。

案例 4 王某，男，49 岁。2007 年 10 月 25 日诊。自诉："近来事情太多，熬夜饮酒致醉多次，跟着头痛、耳鸣不止，心烦易怒，严重失眠，无论白昼，总难入睡，勉强睡着，即刻便醒，弄得我心神恍惚，记忆力突然下降，看什么都不顺眼，无故生气。"观患者面色赤红，双目充血，呼吸声粗，舌质深红，舌苔黄厚乏津，脉滑实有力，几乎近似洪脉。必因饮酒过度，熬夜伤肾，以致肾水耗伤，相火过旺，因而出现头痛耳鸣，烦躁不寐，此乃湿热过旺所致。治宜清热泻火，除烦宁志。用本方去人参之温补，加黄芩 18g，连翘 15g，生铁落 30g，以清热泻火、重镇安神。3 剂，1 日 1 剂，水煎温服，药渣宽水煎滚，加入陈醋半斤泡足。要戒酒及禁食一切辛辣油腻助湿生热之物。

10 月 29 日二诊。见患者面部赤红明显消退，舌质、舌苔基本接近常人，脉来缓滑，病势退矣。患者高兴地说："先生妙方，服至第二剂时，即能入睡，耳鸣、头痛基本消除，心情也好多了。"嘱咐他上方再服3剂，以巩固疗效。

随访3年，患者自此以后戒酒戒烟，无重要事情不再熬夜，饮食也保持清淡，同时减轻精神压力，耳鸣、不寐未再复作。

案例5 李某，女，57岁。2005年10月3日诊。自诉："头痛、失眠3年多，头不痛时睡眠也不好，或失眠时间过长，头又开始疼痛。到大医院检查也没查出问题，各种治法都无明显效果。"观患者面色暗红，眼眶轻微淡青，舌质暗红，舌苔微嫌黄糙，脉来左关弦滑有力。辨证：肝阳上亢，心阴不足。治宜平肝潜阳，清心宁神。用本方去人参之温补，加入天麻、白芍各18g，地龙15g，以平肝潜阳而治头痛头晕，5剂，服用法同上例。患者仅服药5剂，当时其病即愈。已过3年未见复发，身体一如既往，健康无恙。

按语：此方随症稍作加减，对于不寐、头痛、心烦等症，用之有效。即使病程较长、失眠较为严重者，也有疗效，只不过治疗时间长一些而已。如果兼有其他证候，在治疗失眠的主方中对证加减，依然可以取得理想效果。这是个人经验之谈，只能算是有效之方。小结于此，有待进一步完善。

骨痹经验方

痹者，麻木不仁、痹塞不通之义。通常指的是风湿关节痛的统称，如风气胜者为行痹，寒气胜者为痛痹，湿气胜者为着痹。行痹痛无定处，游走不定；痛痹痛有定处，遇寒则痛甚；着痹重着无力，为湿邪所袭。病久入深，内舍于脏腑气血筋骨，故又有心、肝、脾、肺、肾及筋、骨、脉、尪等痹之说。其中常见、难治的就有心痹（冠心病心肌梗死）、脉痹（脉管炎、静脉曲张等）、尪痹（类风湿关节炎）等病症。这里专就骨痹一症，小结单纯用中药治疗经验，仅作回眸，意在进一步提升疗效。《素问·痹论》说："风寒湿三气杂至，合而为痹也""以冬遇此者为骨痹""五脏皆有合，病久而不去者，内舍于其合也。故骨痹不已，复感于邪，内舍于肾""肾痹者，善胀，尻以代踵""饮食自倍，肠胃乃伤""其留连筋骨间者疼久，其留皮肤间者易已""病在于骨则重，在于脉则血凝而不流。"从以上经义看，个人浅肤理解为：引起此病的原因，既有外界的风寒湿三气侵袭，也有"饮食自倍"的胡吃海喝内伤。加之病后未能及时治愈，病久入深，内舍于脏。如肾主骨，痛痹日久不愈，进一步深入侵害，入肾而累及骨，其部位"尻以代踵"，从腰以下尾骶至踝疼痛麻木，甚至不能站立行走，"血凝而不流"，局部血液循环不佳，股骨久失濡养，以致痹塞至死，即所谓无菌性股骨头坏死，故有"病在于骨则重"的论断。对于病因病机、病位传变、深浅轻重的阐述，已经非常明晰，给后人诊断治疗骨痹提出了明确方向。我治疗此类病症的基本治则是温经活血、壮骨止痛。方药以阳和汤、降痈活命饮和黄芪汤等方加减而来，功用温里托毒，活血止痛。方药如下：

生黄芪 30 ～ 120g，全当归、金银花各 15 ～ 60g，制乳香、制没药、鹿角胶（烊冲）各 6 ～ 15g，炙穿山甲 3 ～ 12g，熟地黄、川牛膝各 15 ～ 30g，麻黄、肉桂、炮姜各 2 ～ 6g，生甘草 6 ～ 12g。

方中生黄芪温肉托毒，生血活肌；全当归养血活血；金银花散热解毒；乳香、没药活血止痛；鹿角胶养血助阳；穿山甲通经止痛；熟地黄滋肾补血；川牛膝引药下行；麻、桂、炮姜散寒温里；生甘草解毒和药。诸味相合，以成益气养血、温里止痛之功。用于正气不足，寒邪深袭，以致气滞血凝，而成寒性阴疽或骨痹等难治之症。用此方助正祛邪，温和气血，使寒凝得化，气血得行，正气得复，而达到治愈目的。

此方我已使用数十年，效果最理想的是骨髓炎、骨坏死，有多例欲截肢趾的患者，均收到圆满效果，肢趾保全，健康如初。用于无菌性股骨头坏死，即骨痹一病，不够满意，效果较差。此次小结之目的，意在抛砖引玉，希望能够得到高人指点，使之效果更好，以造福骨痹患者，使他们早日恢复健康。

案例1 沈某，男，29 岁。2002 年 8 月 3 日诊。自诉："3 年前秋天感觉左胯处隐隐作痛，越痛越重。某大医院康复科给打了一针封闭，效果很好，很快就不痛了。不久右胯处也开始疼痛，也打了一针封闭，结果也不痛了。谁知没过多久左胯处又出现疼痛，磁共振检查结果提示：左侧股骨头坏死。住院治疗很长时间，效果不明显。出院不久，右侧胯部疼痛加剧，再用磁共振检查，结果还是无菌性股骨头坏死。无论用什么办法治疗，效果都不明显。"看患者气色精神尚无大碍，除行走微跛、不稳外，余无明显病象。舌质、舌苔亦未见异常，脉来偏沉，细迟乏力，已显脾肾不足之象。问及以往工种及生活习惯？答："汽车修理工，爱上网，不爱运动，饮食无规律，经常饮酒大醉。从小身体健康，记忆中没得过什么病，就这一次把我害苦了。"

像沈某这样的患者，临证所见不少，治起来一时半会又见不到明显效果。我将实情告知患者，一般都需要连续半年不间断服药，问他能否坚持吃药？患者答道："我在网上反复查过，这病西医除换股骨头外，没有别的办法，中医还有一定希望，但谁也不能保证完全治愈。我明白，一定坚持。"同时嘱咐他：无论治疗效果如何，症状是否减轻，吃药 30 剂要复查 1 次，以真实地观察疗效，患者允诺。药量取中上，1 日 1 剂，水煎温服，药渣加热布包敷患处，每次热敷不得少于 2 小时，注意保暖，饮食以温和、有营养为要，尽量保持饮食起居有规律，切勿久坐久睡，适当运动，精神舒缓，不能因病压力过大。

9 月 5 日二诊。患者告知：复查提示，有效果，左侧阴影面积缩小，右侧没再发展，疼痛略有减轻。看沈某治疗信心增强，便嘱其继续服药。

11 月 5 日，患者父亲来开药，说是第 3 次复查结果很好，左侧阴影基本消除，疼痛也明显减轻，右侧阴影缩小 1/3，效果理想。为难的是，儿子无论如何也不愿意再服药了。不管怎样劝说，他依然拒绝继续服药。

随访：患者恢复工作，能基本正常工作。可惜的是，不能坚持治疗，仅完成一半疗程终止，只能说是有效而已。

案例 2　谭某，女，47 岁。2005 年 9 月 10 日，患者坐轮椅，由两人搀扶来诊。自诉："双侧股骨头无菌性坏死已经 4 年，多处住院治疗，病情继续发展，现在右侧股骨头已经有明显塌陷，左侧阴影面积扩散，双腿不能站立，疼痛剧烈，吃止痛药基本不起作用。"观患者形体偏胖，面色㿠白，舌质淡，苔白微腻，脉细迟无力。辨证：脾肾阳虚，精血不足。用本方取中量，服用法同沈某，2 个月后复查。

11 月 12 日二诊。患者将轮椅放在门外，其女儿搀扶来诊，虽然步履艰难，但可勉强站立，坚持挪步。复诊脉象、气色无明显变化，将药量取中偏上，继续治疗，服用法同首诊，每月复查 1 次。

12 月 13 日三诊。患者能不坐轮椅，在别人搀扶下缓慢行走，气色精神有好转，脉象缓匀，较首诊有力。治疗效果满意，嘱咐她继续服药治疗。

2006 年 1 月 15 日四诊。看患者手拄拐棍自己走来，她的女儿远远跟在后边，我感到暗暗欣慰。患者告知："左侧阴影基本吸收，右侧塌陷面积缩小，疼痛消除过半，有治愈希望。"病情已经明显减轻，上方继续治疗 3 个月。

2006 年 4 月，在上班路中多次见到患者，问她病情如何？答道："谢谢先生，从三诊以后我只吃了 2 个月的药，无论日常生活或者做家务，基本没有影响，您看我不是经常买菜吗？"鉴于大病初愈，我还是反复叮嘱患者要注意，不要劳累过度，凡事要力所能及，不要久坐久睡，适当运动，一定要保暖。如有不适，要及时就诊。持续回访 5 年，未见旧疾复发。

案例 3 张某，男，43 岁。2002 年 3 月 10 日诊。只见患者被一个小女孩搀扶着，双手拄着拐棍，步履十分艰难，前额直冒汗珠。让患者坐下休息片刻，观其形体消瘦，面色黑黄，说话声音断续发颤，舌质微淡，舌苔薄白微腻。脉来细弦无力，两尺脉细而微微泛上。脾肾两虚之象已经彰显，肾虚羸弱，脾胃不足，十有八九为久病所累。视其双手拄拐，步履艰难而跛，肾虚骨弱，腰腿疼痛之患无疑矣。在我观察诊脉分析时，患者将其检查住院的一大摞资料让我看，诊断"双侧股骨头无菌性坏死，已有塌痕"。在某大医院住院 3 次，时间近半年，无明显效果。患者又说："我上有 70 岁老母，老婆慢性肾炎，儿子弱智，女儿才 17 岁，休学打工，我已病 3 年，花钱 3 万以上，病情依旧，经济现在已经十分拮据，慕名来请先生，希望能够让我恢复劳动。"我思忖良久，既想治好病，还想药便宜，故把原方中人参改为党参 30g，穿山甲量减至 3g，黄芪用 90g，这样 1 剂药就省去不少钱。服用法同沈某案。

5 月 15 日二诊。患者自诉："已经见效，可以拄一拐行走，但不能干活，甚至蹲下就疼。"观患者精神气色较首诊时略有好转，脉来细缓，药已中病，嘱其继续治疗，热敷 1 日 2 次，1 次不得少于 1 小时，切勿过早劳动，注意保暖。

7 月 16 日三诊。见患者已丢拐棍，气色精神续有好转，脉象缓匀，病在继续减轻。患者要求将汤药改为丸药服，一来省力，二来省钱，三可以坚持治疗，不知可否？患者此意亦我意，便又取 30 剂，20 剂做汤药，10 剂做丸药。并嘱咐患者：丸药每服 9g，日服 3 次，温开水送服，效果不减于汤药最好，如果中途病情有反复，立即加服汤药二三剂，待症状稳定，再续服丸药。药渣继续热敷，注意事项和以往一样。

10 月 20 日四诊。观患者精神气色接近常人，张某说："我已经能干轻微农活，还准备外出打工，今天来再配 1 料丸药，最迟明年春天就出去打工。"我看患者病情已去七八分，带药外出只要莫干重活，可以试试。同三诊方法，汤药 20 剂、丸药 1 料，并反复叮咛不可大意，如有不适，及时联系。

随访：持续跟踪回访近 10 年，患者每年配 1 料丸药坚持治疗，病情未见反复，身体精力稳定，逐渐恢复健康，一直在外打工。他很满意，我也高兴。

案例 4 文某，男，39 岁。2003 年 5 月 20 日诊。自述："起初右侧腰胯酸痛乏力，症状逐渐加重，曾在某医院康复科理疗，症状减轻。未过半月，因为劳累又复发，右侧臀部皮肤温度较左侧明显偏低，酸痛比以往更甚，影响劳作。到某大医院做磁共振检查为'右侧股骨头无菌性坏死'。住院治疗 3 个月，效果不明显。勉强劳作不到 1 周，疼痛突然加重。反复在某医院康复科治疗，效果时好时坏，疼痛时轻时重。复查磁共振，显示坏死程度较首诊有加重，医院说再过几年换股骨头。"经辨证，与案例 1 沈某极其相似，便嘱用本方坚持治疗 6 个月，中间可复查 1 次，看效果如何，以调整药味。服法、用法同沈某。

9 月 15 日偶遇患者，见他在公路上骑着自行车，车上带着劳作工具，我叫他停下，问道："你吃了多少剂中药？现在病情怎么样？"患者答道："一共服了 25 剂中药，每天热敷，感觉不痛了，有事情需要赶紧做，已经 2 个月没吃药了，干轻活还可以。"没过多久，患者旧疾复发，步履艰难，右腿挪步吃力。我仍用原方与服，并再三叮嘱，要他坚持连续治疗，方法同前。

未过 1 个月，又在路上看见他带着工具骑车，不及半月，疼痛复发，复用原方治之，服药不足 20 剂，依然如前……

随访：因为患者从来没有连续服药达到过 30 剂，也可能是经济原因，也可能是不以为然，治治停停。长达 3 年中虽无大碍，但是以后很难预测。类似于文某的患者很多，大都不能连续治疗达半年，部分患者在 10 年左右病情未见明显反弹，有一部分病人换了股骨头。总的体会是，本方有效，而且效果比较理想。但是必须按疗程内服、外敷，注意事项不能打折扣。凡服药连续达到 3 个月的，都有明显效果。能坚持治疗达到半年的，临床治愈者不少。但对于此方，我仍在继续探讨，根据本病特性，细心调整药味和用量，希望能够逐步提高疗效。

本方治疗骨痹（无菌性股骨头坏死）的效果已如上述，只能说比较理想；但对于外伤感染及骨髓炎导致的肌肉坏死和骨坏死的病症，治疗效果远远高于骨痹。我用此方曾经治过 18 岁于某，右侧足大趾因外伤感染溃烂，趾骨暴露于外，其色污黑恶臭，腿肿至膝盖已上，肤色灰暗，身发低热，某医院欲急截去足大趾，还要准备随时截去右侧踝以下；71 岁李妪，因丹毒溃烂，以致右小腿溃烂掉 1/3，腓骨裸露于外，干枯色黑，疼痛不休，寝食俱废，医院屡屡劝说必须立即从膝盖下截肢，否则其命难保；35 岁秦某，患骨髓炎 11 年，左侧股骨头处多次手术，伤口难以愈合，经常浸淫不干，流出脓血水伴低热，多家医院劝其早日截去左下肢，而秦某拒不接受，以后医院索性不予收治；33 岁黄某因山中夜行，不慎被柘刺扎伤右下肢膝盖外下侧约 10cm 处，深约 2cm，经过山沟凉水洗涤，第 2 天夜间发热不退，后伤口溃烂，整条腿漫肿紫暗，某大医院外科诊断为外伤感染引起的肌肉坏死及骨坏死，如不立即从膝盖下缘截肢，恐有生命之危，患者因年轻和家庭负担过重而拒绝手术；47 岁许男，因车祸左下肢多处骨折，住院骨折治愈，但膝盖及其周围漫肿疼痛，手术3次肿痛不减，且肿痛范围越来越大，疼痛越来越剧烈，茶饭不思，夜不能寐，请大医院专家会诊不少于3次，最后决定从膝盖上15cm处截去下肢，许某死也不允。这5例患者我用本方为主，对证加减内服，外用自配洗涤涂敷拔毒生肌等药，得以完全治愈。到目前为止，只有李某因年老而逝和黄某于外伤痊愈后近20年因肝病去世外，其余3人都还健在，劳作无异常人。

以上仅举5例说明，此方效果非同一般。这是我受到启玄子王冰关于"万物假阳气温而生，因阴气寒而死"的启示，选用三方化裁，以温和气血、去寒通络为主，用于骨痹等局部坏死病症，治愈大病很多，效果理想。今将经验小结于此，治法、方药和盘托出，还望高明者指正。

震颤经验方治疗帕金森病

震颤，症状近似于帕金森病。主要表现为头部或手部小波幅抖动，亦称振颤。或因肝火亢盛、痰浊内阻，或因心肾阴亏、津液不足所致。常见于某些老年慢性疾病，不属于痉病的范畴。我所见到的患者，症状大多都是头摇、四肢颤动或全身摇晃，严重的生活不能自理。年龄最小的29岁，最大的75岁。我以平肝息风、舒筋活络为大法，参考众多方剂，拟定息风定搐汤，以镇痉平搐，用于治疗本症，收到了满意效果。方药如下：

天麻、钩藤各18g，黄芪24g，防风、秦艽、蝉蜕、僵蚕各15g，全蝎9g，生地黄、丹参、伸筋草、石决明各30g，红花、地龙各15g，甘草6g。

方中天麻、钩藤、防风、秦艽、蝉蜕、僵蚕、全蝎、伸筋草平肝息风，舒筋活络；黄芪温养肌肉，助正去邪；生地黄、丹参凉血活血，滋养心肾；红花活血祛瘀；地龙息风通络；石决明平肝息风；甘草清热和药。诸味相合，以成平肝息风、舒筋活络、清热活血、止颤定搐之功。用于震颤类似于帕金森病者，效果出乎意料的好，有效率几乎100%，治愈率达九成。经过十余年数十例疗效验证，无任何不良反应。

案例1　杨某，女，74岁。1989年5月5日诊。患者被两人搀扶而来，艰难坐下，只见她全身颤动，脑袋不停地摇晃。观其形体消瘦，面色黝黑透红，舌质暗红，舌苔微黄乏津，脉象细弦微数，辨证：肾水不足，肝风内扰。治宜滋肾养阴，平肝息风。问及起病时间与治疗经过，患者儿子说："起病近30年，多家医院专家都说是帕金森病，治不好。近来症状加重，生活不能自理，吃喝拉撒睡觉都要人护理。"用本方 3 剂，水煎温服，药渣水煎，加陈醋 250mL，适温泡足。同时嘱咐患者家人："我治此病也无多大把握，如果 3 剂药见效，接着来看；如不见效，另请高明，请多见谅。"

5 月 9 日二诊。患者长子进门就高兴地说："效果特别好，症状已经消除大半，全家人都十分高兴。"观患者无论全身颤动，还是脑袋摇晃，与首诊相比，判若两人，效果之好，出乎意料。嘱咐患者长子：续服 3 剂，再来复诊。

5 月 15 日三诊。见患者自己行走来到门诊，家人只是跟在其后。精神气色、行走动作都无异于常人。再切其脉象，缓而均匀；问及吃喝拉撒睡眠等日常生活是否都能自理？患者答道："现在不仅能自理，还可以做家务了。"鉴于已临床治愈，便嘱咐患者：再取中药 3 剂，改为 3 日 1 剂，1 剂 3 煎，混合于一处当茶饮，喝时加温。药渣再煎，加陈醋泡足。如有不适，及时来诊。

随访 6 年，患者旧疾未复，而且在这 6 年中，患者儿子介绍来的震颤病人不下十余人，治疗效果也都很满意。

案例 2 陈某，男，49 岁。2003 年 9 月 1 日诊。其妻搀扶着患者勉强坐下，只见他全身颤动，脑袋摇晃，坐都坐不稳。观其面色赤红，闻其声音洪亮，呼气带出浓浓的酒气；舌质深红，舌苔黄厚而腻；用力将其手摁住切脉，六部洪滑有力。由此可见，患者显现出一派湿热旺盛之象。问他何时出现全身如此抖动？其妻答道："已经 3 年有余，大小医院都看过，都说是帕金森病。要他戒烟戒酒，他一点都不听，嗜酒如命，一天到晚地喝，结果在哪里治疗都没用。一年多来生活不能自理。"将方中黄芪换掉，用黄芩 18g，以清肝胆湿热，加甘葛 30g，甘寒生津，以解酒毒，5 剂。服用法同杨某。并再三叮嘱：如果见效，一定要接着来诊，不能间隔时间太长。

10 月 3 日无意中在路上遇到患者，见他匆匆忙忙，我喊他问及病情？患者答道："我要去喝喜酒，谢谢您，病已经好了。"说着，转身而去。时间未过半月，陈某妻子又将他拉来看病，见患者脑袋及全身一直在晃动，症状虽然较首诊略轻，但他妻子说生活又不能完全自理，饮酒抽烟一如既往。我仍用首诊方 5 剂，嘱咐他一定要戒酒，否则病难治愈。

追访 2 年，未见到患者本人及其家属。询问患者附近来看病的人，有说已经好了，有说不清楚，也有人说看见他在干活。

案例 3 王某，女，29 岁。2009 年 7 月 5 日诊。自诉："自从生孩子以后，双手便渐渐抖动，近 5 年来症状有增无减，什么事情都不能做，幸亏婆婆疼爱，给我穿衣、脱衣、喂饭。有人说是月子里怄气哭的，也有人说是月子里过早接触冷水而致。医院说我是帕金森病，治疗总不见效果。"观察患者形体偏胖，面色㿠白，思路清晰，头与四肢晃动不甚明显，应该不至于生活不能自理。观其舌质淡胖，边有明显齿痕，舌苔白厚微腻，脉来细濡之象。辨证：脾虚湿滞，肝血失活。治宜健脾化湿，疏肝活血。用本方加胆南星、姜半夏各12g，以燥湿化痰，5剂，服用法同杨某案。

7月12日二诊。患者依然由其婆婆跟随来诊，看她气色精神有好转，可能已经见效。患者婆婆说道："服药3剂时，她就要自己穿衣吃饭，我劝她不要性急，可是她总感觉不好意思。5剂药服完，病情确实有明显好转。"复观其舌质、舌苔，齿痕变浅，白厚苔略退，脉转缓滑，较首诊有力。方中再加白术18g，以健脾燥湿，续服5剂。

7月20日三诊。此次患者自己一人来诊，见她气色精神续有好转，舌质微红，舌苔薄白津润，脉来缓和而匀，不急不迟，震颤症状完全消除。患者高兴地说："病已经好了，不吃药可以了吗？"我叮嘱她说：症状虽除，不一定病就好了，需要再服汤药5剂，另取5剂做丸药，待汤药尽剂，再接服丸药，每服9g，日服2~3次，温开水送服，以巩固疗效。如有不适，及时来诊。又叮嘱她，尽量不生气，心情要愉悦，勿过度劳累，少熬夜，饮食要温和、有营养，适度运动，常和别人交往，争取病愈后不再复发。

随访：患者病愈3年，未见复发，体质也有明显增强，无论家内家外，劳作无异常人。

按语：我拟此方，仅根据震颤、抽搐、高热惊厥、撮空理线等症状在某些疾病过程中的表现，及其治疗方药的功效作用，结合震颤临床特征，大致以平肝息风、舒络镇痉的作用而定。临证再根据不同病因辨证，加以微调，比如偏于湿热、湿痰偏重等，略作加减，效果大都很好。仅有少数患者由于年老体弱或者身患多病，效果较差外，凡用本方治疗，又遵医嘱的，痊愈者居多，复发者很少，其效果出乎我的意料。因为我在15年前，从不敢触碰所谓"帕金森病"，都说治不好，我也不敢治。说来我还要感谢杨某患者的儿子，是他强迫我给其母亲治疗震颤的。我说不会治，他说："不治，那我们就住到你家里，啥时候治好了，我们再走，不信你就看看！"就这样，我无奈地被他逼出了这个方子。连我也没想到，还真管用！不但近处的患者基本治愈，还传到外省，也有人来看。今天将其原原本本地写出来，还是一句老话：抛砖引玉，期待高人指点，希望同仁完善。

因为2年前有一外省男子，年龄40岁，服药20剂，几乎未见效果。虽然二十余年来仅遇到一例无效者，但也说明需要进一步探索。

羊痫风经验方

羊痫风，又称羊癫风、癫痫，俗称羊羔疯。发病时多发出羊叫般的声音，故名。此病临床亦不少见，患病不择年龄，以小儿为多。其病发作时迅疾，多数都是突然倒地，目瞪直视，口吐白沫，四肢抽搐，发出声音如羊羔鸣叫，故名羊痫风。如不早日治愈，病程拖延日久，多难根治。我根据自己治疗本病的体会，以涤痰汤、礞石滚痰丸、回春丹三方合而加减，用于治疗羊痫风。小结于此，仅作回眸。方药如下：

天麻3～18g，钩藤3～15g，僵蚕、全蝎、姜半夏、胆南星、石菖蒲各3～12g，竹茹、茯苓各3～15g，朱砂0.1～3g，橘红、金礞石各3～15g，酒大黄1～12g，黄芩、天竺黄各3～15g，甘草1～9g（从婴幼儿至成年量）。

方中天麻、钩藤、僵蚕、全蝎搜风镇痉；姜半夏燥湿化痰；胆南星、石菖蒲、竹茹、天竺黄、黄芩、酒大黄清热涤痰；茯苓渗湿利窍；金礞石重镇利痰；橘红导滞消痰；朱砂镇心定痉；甘草解毒和药。诸味相合，以成搜风镇痉、涤痰醒神之功。用于羊痫风，痰气上涌，清窍蒙蔽，而致目瞪抽搐，口吐白沫，不省人事，症状平息后精神委靡，全身乏力，时发时止，反复无度者。有明显减少发作，减轻症状，甚至治愈之功。15岁以下患者，治愈率明显高于成年人。如能对证加减，效果更好。

案例1 张某，男，3岁。2001年3月25日诊。患者母亲介绍说："我儿子不到半岁时，不明原因地出现抽搐，牙关紧闭，四肢抽动，口吐白沫，用手指掐人中，慢慢醒过来。也不知道是发热引起的，还是受到惊吓造成的，醒后精神委靡了2天，当时也没太在意。过了不久，抽搐又发作，到某大医院儿科，经过相关检查，大夫说很可能是癫痫，即老百姓所说的羊羔疯。可是住院半月，抽搐也没发作。出院回家不久，病又复发。就这样反复无度地发作，多次住院治疗，发作次数并没减少，精神状态也越来越差。"观患者形体微胖，目光微显呆滞，舌边齿痕明显，舌质淡暗，舌苔微厚白腻，指纹隐隐淡青半沉。辨证：湿痰阻遏，肝风内动。治宜化湿涤痰，搜风镇痉。用本方取最小量，加红枣1枚，粳米6g，以养营和胃。每月服7剂，连服3个月。于每月月初开始服，1剂药服1天半，少量多次温服。如有不适或发作，及时来诊。

7月2日二诊。观患者气色精神较首诊时有好转，舌边齿痕变浅，舌质微红，舌苔白而不厚，津润，指纹尚无明显变化。问其母服药后的病情如何，答道："服药第1个月复发过1次，症状和服药前基本相近。后2个月发过1次，症状比以前要轻些，饮食、精神也有好转。"根据以上反应，说明已经有效，嘱咐其母续服3个月，争取治愈。随访：患者共服药42剂，历经半年，临床治愈。续访10年，羊痫风未见复发。从小学到初中，体质一般，学习中上等。

案例2　陈某，男，41岁。2003年11月6日诊。自诉："患羊痫风已经二十余年，每次发作后需要休息数日，总感到四肢酸软，全身乏力。发作前无任何先兆。大小医院都说是癫痫，就是治疗效果不好，依旧发作。"观患者形体尚壮，面色黝黑微红，舌质、舌苔无明显异常，脉来弦滑之象。辨证同张某案，用本方，每月服药10剂，1剂3煎混合，分3次温服，早、晚各1服，1日半1剂。药渣再煎，加陈醋250mL，适温泡足。连服3个月再诊。

2年后偶遇陈某，问及羊痫风情况，回言道："2年来基本未间断治疗，发作次数逐渐减少，症状减轻，基本不影响做事，近来3个月未再发作。吃中药好麻烦，能不能配成丸药，吃起来方便？"我说完全可以。将本方取10剂，共研细末，蜜丸如绿豆大，每服9g，日服3次，温开水送服。

随访5年，患者只要不过度劳累，不长时间熬夜，不忧思暴怒，旧疾就不发作。即使偶尔小发作，患者也很明白，一小会儿便苏醒无事，身体也不像服药前那样困倦，工作没有影响。

案例3　1999年9月10日，3个羊痫风小患者，在其父母陪同下，从外地来诊。听其父母介绍说，其中有2个还到外省专科医院治过，但治后不到1年，依然复发。后听人介绍，才来此就诊。经过细心诊视，认真辨证，大致与案例1张某相似，仍用本方略作加减，服用法亦同张某。后通过其亲戚询访，其中2人痊愈，5年未再复发；1人发作次数减少，症状减轻，但未痊愈。

按语：此方经治病例，痊愈者过半，不同程度有效者90%以上。其中效果差的，大多都是病程过长，年龄偏大，病情严重，体质较弱，或身兼多病者。从总体上看，本方的效果还是可以肯定的。此病本来就十分难治，要想找到一个十全十美的方子，看来我是做不到了。诚望有志之士继续努力，或许能在不久的将来，完全攻克此病。

痿证治疗经验

痿证，肢体筋脉弛缓，软弱无力，日渐而致肌肉萎缩，以下肢较为多见，也有单独见于一肢或四肢皆病者。症状表现为患肢活动受限，肌肉痿软，感觉迟钝麻木等。病因不外乎内伤、外感两种，温热病或久居湿地而致病的为外感，脾胃虚弱、肝肾亏虚而致病的为内伤。其病又可分为筋痿、脉痿、骨痿等。严重时不能站立或握物，久而肌肉萎缩失灵。如出现痿厥，除肢体痿软无力、失去功能外，还有四肢逆冷的表现。除有以上症状外，甚至下肢麻痹废用。《素问·痿论》有"肺热叶焦，则皮毛虚弱急薄著，则生痿躄也""治痿者，独取阳明""阳明者，五脏六腑之海，主润宗筋，宗筋主束骨而利机关也。"张景岳、喻嘉言等先辈，对于痿证也都有各自的见解，在经义的指导下，将此病涉及脏腑归纳为肝、肾、肺、胃四经，治疗多采用滋养肝肾、补益肺胃为主。临证根据古训，辨别肺热、脾湿或肝肾不足，对证施治。纵然不能治愈，也可减轻症状。

此类病症既较为常见，又很难治愈。加上来找中医治疗时，大多都是病程已久，病情较重，而且已经丧失治疗信心的患者，只是抱着试试看的心态，少有配合治疗的，更别说遵照医嘱、坚持治疗了。因而我的临证体会是：见效很慢，效果很差，痊愈很难。但作为医者，患者求治，岂能拒之？如实说，我行医五十余年，对于此类患者比较严重的，仅仅能够缓解症状，减轻痛苦，根本治愈，无能为力。那为什么还要写呢？这是我的短项，写出来一是对自己来一次检验；二是也想呼吁同仁努力，共同发掘中医宝库，或许能够找到更有效的方药，以减轻患者痛苦，此我小结之本愿也。根据临证所见，拟方如下：

肺胃湿热方：沙参、麦冬各 18g，川贝母 12g，黄芩 15g，石斛 24g，茯苓、山药各 15g，漂白术 12g，薏苡仁 30g，木瓜 15g，川牛膝 18g，甘草 6g。水煎温服。三煎连药渣泡足。忌食辛辣油腻，戒烟酒，远水湿，适度运动，防止感冒。

方中沙参、麦冬、石斛、黄芩、川贝母清肺热而养阴；茯苓、山药、漂白术、薏苡仁渗湿益脾胃；木瓜、川牛膝舒筋通络；甘草清热和药。诸味相合，以成清肺热、益脾胃、舒经活络之功。用于痿证初中期，心烦口渴、肢体困倦、痿软无力等症。

肝肾虚损方：熟地黄 24g，山药、牡丹皮、山茱萸各 15g，制首乌、枸杞子、巴戟天、金毛狗脊、怀牛膝、当归、黄芪各 18g，人参 12g，续断、杜仲、肉苁蓉各 18g。

方中熟地黄、山茱萸、制首乌、枸杞子、当归、续断滋补肝肾精血；牡丹皮清热；山药益肺胃；巴戟天、金毛狗脊、怀牛膝、杜仲、肉苁蓉补肾而强腰膝；黄芪、人参大补元气。诸药和合，功用滋肝肾、益气血、强腰壮膝，用以治疗痿证肝肾不足，精血亏乏，四肢软弱，肌肉消瘦，甚至手不能握物、足不能任地等症。煎服法同上方。若遇痿痹相兼，湿滞血瘀，痹痛僵硬者，亦可适当加入活血通络之味，如穿山甲、桃仁、红花等；寒湿偏重，疼痛麻木、肌肤不温等症者，制二乌、麻、桂等味，亦可酌加。余随症。

案例 1 张某，男，65 岁。1970 年 8 月 10 日往诊。自诉："经常感觉双下肢酸软无力，有时重着迟钝，如此已有数年，因为还能坚持，没有在意。昨日在外闲转，突然双足一软，顿时麻木，失去知觉，险些跌跤。幸亏旁边有人将我扶住。慢慢行走回家，用白酒涂擦按摩许久，方觉正常。如此情况出现过几次，这回比以往要重。"观其面色㿠白，舌质淡红，苔薄津润，脉来细缓无力。证属肝脾肾三脏俱虚，精血不足。治宜滋补肝肾，健脾养血。用肝肾虚损方，先服 3 剂，服用法同方下注。

8 月 15 日二诊。自诉："感觉双腿稍微有力，是否配成丸药慢服，这样省力方便些。因为病情也不很急，慢慢治疗可以吗？"我说可以，便将肝肾虚损方取 5 剂，共研细末，蜜丸，如绿豆大，每服 6g，日服 3 次，温开水送服。病情如有反复或加重，及时来诊。

回访：患者在服丸药期间，下肢痿软无力症状逐渐减轻，共服药半年，未见明显反复。后又续访 2 年，病情续有好转，未见明显反弹。

案例 2 刘某，男，24 岁。2003 年 9 月 5 日诊。自诉："从小体弱，多病多灾，数次险些丧命。自从我懂事起，就感觉和同龄人差别很大，四肢无力，精神委靡，尤其是四肢无力，连很轻的活都不能干，稍微用力，就感到酸痛难忍，甚至直冒冷汗。多处治疗，西医说是重症肌无力，中医大都说是痿证。治疗十余年，病情越来越重，四肢关节不但无力，而且疼痛难忍，差点寝食俱废，身体日益虚弱。"我看过患者拿来的检查单和药方，果如所说，中医基本都是按痿证用药的。再观察患者，形体消瘦，左腿至足踝明显比右腿要细，皮包骨头，青筋显现，说话声音低微，双目无神，一派虚弱之象。看其舌质淡，苔薄白津润，脉来细缓无力。此为脾肺肝肾颓败之征，此必先后天俱不足，加之疾病缠身，方药杂投，正气屡伤所致。此病为痿证无疑矣。用肝肾虚损方，嘱咐他每月服 20 剂，服用法同方下注，药渣宽水煎，适温泡足。

10 月 5 日二诊。自诉："服药至第 3 剂以后，疼痛逐渐减轻，四肢无力尚无明显好转。"方药已经对证，便将上方令取 10 剂，共研细末，蜜丸，每服 9g，日服 3 次，用红枣、枸杞子、山药煮粥和服，每月加服汤药 5 ～ 10 剂，半年后复诊。患者二诊后杳无音信，多方打听，不知所踪。

案例 3 胡某，女，25 岁。2011 年 6 月 29 日诊。只见患者一直烦躁不宁，啼哭不止，一男青年搀扶她勉强坐下，将病历拿出来，看到几家医院检查结果，诊断基本一样：重症肌无力、肌营养不良症等。自诉："起初右下肢无力，接着踝骨酸痛，2 年后走路艰难，左脚也开始无力、疼痛，现在已经 4 年多了，病情日益加重，多处治疗无效。"观其面色白里透红，舌质、舌苔无异常人，精神除烦躁不宁外，亦无异常，脉来沉细而数。辨证：肺肾阴虚，精血失养。失于精血荣养，筋脉关节弛缓，以致下肢足踝无力、疼痛。治宜滋肾养阴，益精补髓，养血活血。用肝肾虚损方，先取 7 剂，尽剂再诊。药渣开水煎，加陈醋 250mL，适温泡足。同时再三叮嘱她，心情一定要平和，保障睡眠，饮食以温和、有营养为主，不可大热大寒。

7 月 7 日二诊。自诉："效果不明显，仅仅疼痛略轻，站立行走依然老样。"根据病情，方药不能说对症，也不能说不对症，因为此病的确难治，恐一时半会很难奏效。我看患者依然啼哭烦躁，除劝解安慰，让她树立信心，就是嘱咐她继续治疗。将上方再予 7 剂，服用法同首诊。

7 月 20 日三诊。患者进门就说："咋还是疼痛，勉强走路不到百米又疼得蹲下，好得太慢了，吃药很不方便，啥时候是个头？"我依旧劝说安慰，坚持治疗 3 个月，当中切勿间断，因为方药已经见到效果，虽然很慢，但此病治疗起来实在快不了。我作为医者，何尝不想快？安慰劝说半天，患者勉强答应接着治疗。仍用肝肾虚损方，取 5 剂做丸药，取 10 剂为汤药，服 3 剂汤药，再服丸药，服用法同案 2，尽剂复诊。

胡某一共来诊 3 次，以后又是杳无音信，不知效果如何。我想很可能嫌效果不好而放弃。经常有来诊治的同类患者，病轻浅，起病时间短，及时治疗的，大多都能在短时间内恢复健康；凡病程长，肌肉已经萎缩，或兼有其他疾病的，效果都差，一般只看 3 次左右就放弃。这就是我治疗此病的真实经过，如实小结，实感惭愧。我已年近八旬，自感精力有限，恐今生治疗此病的效果亦难再有新的提高，因而感到愧疚。

偏枯经验方

偏枯，病名出自《内经》，也称偏废，今习惯称偏瘫，即半身不遂。症状表现为一侧上下肢偏废不用，多伴有感觉障碍或异常，久则肌肉萎缩，大多都无神志变化。其症多因中风所遗留，而中风前大多有肝阳上亢、肝风内动的头痛眩晕、心烦易怒、指麻、体木或语言不利、口眼轻微歪斜等症状，这就是中风的先兆。若长期嗜酒无度，喜食辛辣油腻，精神压力过大，以及糖尿病、高血压、高血脂等病症的影响，因而出现卒中，突然昏仆，不省人事，或突然发生半身不遂、口眼㖞斜等症。风性善变难测，若出现真中或卒中，多属脑出血，如不急速西医治疗，多有生命危险。此处仅为中风后遗症，即为偏瘫而设。以帮助病人调和气血，疏通经络，而促进恢复语言、肢体功能。此类患者，不能仅靠药物，还要积极锻炼。能不能恢复功能，功能恢复到什么程度，最重要的还是患者本身。凡是意志坚强，坚持配合锻炼，又能及时服药或用其他方法综合治疗的，大多都能恢复到生活自理，甚至重新工作。

黄芪18～60g，防风、天麻、钩藤各18g，当归、熟地黄各15～30g，红花、赤芍、桂枝各9～15g，全蝎、乌梢蛇、穿山甲、制川乌、制草乌各6～12g，甘草6g。

方中黄芪用量最大，用意在于益气护卫，以助活血祛瘀通络药之力，益气活血，舒络通痹，而治中风偏枯、半身不遂；防风、天麻、钩藤、桂枝祛风通络；当归、熟地黄、红花、赤芍养血活血；全蝎、乌梢蛇、穿山甲、制二乌搜风胜湿；甘草甘缓，调和诸药。诸味相合，以成益气养血、搜风通络之功。用于治疗中风偏枯、半身不遂、风湿麻木、关节疼痛等症，有较好效果。

案例1　乔某，男，53岁。2013年3月3日诊。患者坐轮椅被人推进诊室，自述："中风已经4个月了，平时并无明显感觉，突然觉得头昏身软，左边身子下坠，立即送到某大医院，诊断为脑梗死，治疗二十余天出院。其他方面都还可以，唯独半边身子僵硬疼痛，活动受限，甚至麻木，生活不能自理。"观察乔某神情、意识、说话等方面基本正常，情绪有些烦躁，勉强坐到凳子上，身子尚未坐稳，右手便不停地扯拽揉掐患肢，口中念念有词，都是些不服气的话。对自己突然不能做事情，很是懊恼。看他的舌质，暗红而有瘀斑，舌苔微厚而腻；切其脉象，弦迟微沉。由上可见，此为中风后血脉瘀阻，经络失畅，以致患肢僵硬疼痛，活动受限。治宜搜风胜湿，活血通络。用本方取中量，5剂，煎服法同方下注。特别嘱咐他要加强锻炼，药渣反复热敷僵硬之处，1 日不得少于 3 个小时。还要尽量心情平和，饮食以清淡为要。

3 月 9 日二诊。自诉："吃药有效，外敷效果更好。经过几天治疗，疼痛僵硬有减轻。"复诊患者舌脉，与首诊时无明显变化，将原方 10 剂续服。

3 月 24 日三诊。见患者一人拄双拐而来，情绪较首诊时要好很多。他坐下便说："服药效果明显，我已经试着自己脱穿衣服，就是左手还端不住碗，其余症状都在继续减轻。"复诊其舌象，瘀斑色淡，舌苔薄白，脉来中取即得，略显缓滑之象，病情已有明显好转。仍用原方，续服 10 剂。

4 月 9 日四诊。患者丢掉双拐，仍一人而来。因门诊病人很多，只见他一会儿坐下，一会儿站起来，右手不停地拍打患侧，并帮助患侧上肢举起、放下，左右晃动，以及抚摸患侧下肢，一分钟也不停止。我心里想：如果所有偏瘫患者都能如此，那就好了。等到我看完 20 个病人以后，乔某说道："我现在生活能自理，每天跑步不少于 10 公里，除左手还不很灵活外，别的都没有问题了。"再诊其舌质，瘀斑完全退去，质红津润，舌苔薄白；脉来缓匀，不急不迟。续用原方中量，再服 15 剂。嘱 2 日 1 剂，15 剂共服 1 个月。药渣继续热敷，锻炼切勿停止，但不能过度劳累，注意保暖，谨防感冒。

回访：乔某共治疗 2 个月 6 天，服药 40 剂，偏枯治愈，功能恢复。本患者所取得的效果，一半是他的坚强意志，积极锻炼；一半是药物的作用。这是一个代表性案例，对于偏枯患者来说，有一定的借鉴意义。

在几乎同一时间中，我亲历不下 5 例同类患者，其中有 2 个是本院退休职工，5 个人年龄大致相近，都是男性，偏枯程度也无明显差别，5 个人 3 个完全恢复功能。1 个人吃药不到 20 剂，被动锻炼，饮食失节，性格偏暴，功能仅恢复到勉强拄拐行走百步，便不能坚持，生活不能完全自理。还有一个特别娇气，既不吃药，更不锻炼，瘫痪 5 年，完全靠人喂饭喂水，天气好时，坐着轮椅让人推着见见阳光。其实此人身体状况比起另外 4 人都较为健壮，就是不吃药，不锻炼，结果也就截然不同。

案例 2 杨某，男，55 岁。2007 年 4 月 1 日诊。自诉："半年前因脑梗死住院 20 天，出院后坚持吃药，左侧半身强直，上下肢无力，左手握物不紧，时感酸痛，说话舌强，常感胸闷，痰多，大脑不够清醒，记忆力较以往为差，余无明显异常。"察其患者形体偏胖，面色㿠白，舌质淡胖，齿痕明显，舌苔白厚而腻，脉来滑迟。辨证：脾肾阳虚，湿痰偏盛。用本方去熟地黄、二乌、黄芪、防风，加姜半夏 9g，茯苓、石菖蒲、远志各 18g，以燥湿化痰，清脑醒神。原方量取中偏上，7 剂，煎服法同方下注。

4 月 10 日二诊。自诉："说话舌强略轻，左手握物稍感有力，头脑亦感清醒，服药有效。"察其舌质淡胖略消，齿痕略浅，白厚苔化薄，脉滑微迟。湿痰见化、经络始通之象。用药基本对证，上方续服 7 剂。

4 月 19 日三诊。自诉："左手可以握笔写字，头脑续感清醒，胸闷基本消除，但说话仍感舌强。"复诊其舌象，齿痕已不明显，淡胖消退，舌质微红，苔白微厚，津润，脉来仍见滑迟。考虑湿痰已化，正气微显不足，去二诊时加减方，仍用本方加石菖蒲、远志各 18g，以醒神利窍，7 剂。

4 月 28 日四诊。自诉："患肢感到轻松，精力有所提升，舌强亦有减轻。就是服中药太麻烦，能否配制丸药治疗？我这病一时半会儿也不能完全治好，服丸药加锻炼，慢慢调治。"我看患者目前确已无大碍，仅是说话还不利索，患侧手脚尚欠灵活有力，用丸药缓治，再加上锻炼，也是常用之法。用三诊方 5 剂，另加三七、丹参各 180g，以增强活血通络之力。共为细末，蜜丸绿豆大，每服 12g，日服 3 次，温开水送服。

后通过杨某熟人了解到，患者除坚持服丸药外，积极锻炼，从不停止，各方面情况都较好，功能恢复的和病前差不多，基本不影响正常生活劳作。

案例 3 朱某，女，49 岁。2003 年 6 月 3 日诊。自诉："平时血压基本正常，就是头脑经常昏沉，右半边身子老是感到沉重，有时还麻木疼痛。做 CT 检查左侧脑梗死，医生提醒我注意中风。家里经济条件不好，我也没有管它。"查患者形体偏胖，气色欠佳，舌质灰腻，舌苔灰厚，脉来滑迟而细。辨证：脾虚湿滞，气血不活。治法：补脾益气，祛湿通络。本方取中量，5 剂，煎服法同方下注。嘱饮食温和、清淡，保障睡眠，勿过度劳累，少近寒湿，心情平和。

6 月 12 日二诊。自诉："遵您所嘱，中药内服热敷，半边身子已感到轻松。"复察其舌质微红，苔白厚，灰腻已散，脉来细滑，寒湿略退，所以自感轻松。原方续服 5 剂，照旧内服、热敷。

6 月 21 日三诊。自诉："半边身子沉重已经消除，全身也感到轻松很多。唯独头脑有时还昏沉。"察其舌质微红，舌苔白糙，脉来滑而微数，寒湿尽退之象，原方不可再用。将本方去制二乌、全蝎、乌梢蛇，桂枝减半，熟地黄改为生地黄，黄芪只用 15g，以去其温热燥湿之性。另加入丹参 60g，地龙 15g，石菖蒲、蔓荆子各 15g，以凉血活血，清脑醒神。5 剂，煎服法同首诊。

6 月 30 日四诊。患者气色大为好转，润而有光泽，精神状态亦较以往为好。自诉："头脑、肢体都已经感到正常了，是否可以不再吃药？"复观其舌质，微红津润，舌苔薄白，切其脉象，细缓而匀，病情趋于痊愈之征，但不能大意。为巩固疗效，仍用三诊方 5 剂，共末，蜜丸，每服 9g，日服 3 次，温开水送服。如有不适，速来就诊。

顺访得知：朱某自服汤药 15 剂、丸药 1 料后，旧疾未再出现，劳作正常。

按语：我以此方为主，随症加减治疗偏枯病人很多，真正能够完全康复的，不足 1/3。原因很多，主要有以下几类：① 此病本来难治，人所共知；② 能够配合治疗的人不多；③ 再度中风的人也不少；④ 治疗一段时间放弃，过一段时间又治，不能坚持治疗的患者最多。由于以上种种因素，给本来难治的疾病又增加了难度。难怪前贤们大多把它列在首位论述，可见此病的难治非同一般。从以上诸例可见，凡是意志坚强、配合治疗、坚持锻炼的病人，多可完全康复。反之，落得残疾终生，自己痛苦，他人受累。

顽固性湿毒治疗经验

顽固性湿毒，指的是湿郁化毒引起的多种皮肤病症，其表现为病程缓慢，瘙痒难忍，抓破流出黏液或血水，缠绵难愈，如湿疹、下肢溃烂等。其病不分性别及年龄大小，可以发生在身体各个部位，如果感受潮湿或饮酒、食海鲜、香菜等物，病情加重，或愈而复发，甚至起初本属湿疹，继而演变成银屑病者，亦不鲜见。临床常见有人患湿疹竟达数十年之久，以致引起患处溃烂，久久不愈。此病治疗起来并不太难，却非常容易复发。不能忌口的患者，病情反复，经久不愈。其病不大，却十分缠绵。因而我也把它列为疑难杂症，意思就是难以根治痊愈，并非说它是多大的病。我的体会是内服、外洗，首要忌口，能遵医嘱，大都可以痊愈。凡是反复复发者，皆是祸从口入，或反复接触水湿及污秽所致。我治此病的经验是清热、燥湿、解毒、止痒、润肤，方药选择就是以这 5 种功效组合，热重者清热药为主，湿重者燥湿药为主，毒重者解毒药为主，痒重者止痒药为主，皮肤干燥者润肤药为主。

由繁从简，定方为一，可以随症辨别何邪为重，有针对性增减药物。很多先贤都说过："方不在多，在于加减。"薛立斋说："论治之则，载由经籍，圆通之用，妙出吾心。"能辨证准确，一方足矣。方名排毒止痒汤，药物如下：

排毒止痒汤：荆芥、防风、薄荷、蝉蜕、僵蚕各 15g，千里光 30g，苍术、黄柏、当归、紫草、乌梢蛇、玄参、白鲜皮各 15g，甘草 6g。

方中荆芥、防风、薄荷、蝉蜕、千里光疏风止痒，清热解毒；苍术、黄柏、白鲜皮清热燥湿，滋阴利水；僵蚕、乌梢蛇搜风败毒，祛湿止痒；当归、紫草、玄参清热凉血，养血润肤；甘草清热解毒，调和诸药。诸味组合，功用疏风清热，燥湿止痒，凉血润燥，排毒化疹。用于湿毒奇痒，无论初起日久，内服外洗，效果显著。若能谨记医嘱，不食发病之物，谨避水湿、寒冷、污秽，多可完全治愈。即使是多年湿疹，或者某些顽固性皮肤病，坚持治疗，亦可治愈。个人经验之谈，绝非想象虚构。

案例 1 许某，女，21 岁。2001 年 3 月 1 日诊。自述："3 年前秋天时，起初右侧肩前颈项至胸部以上，大约巴掌大一块，长出稀疏小暗红疹，感觉很痒，抓破流淡血水。医院说是湿疹，老治不好。后来面积越来越大，波及全身，以后背、双腿最为严重。后到大城市专科医院治疗，也能见效，可是转眼又发。这还不算，后到某医院化验检查，又说我是银屑病，治疗更加困难。如此折腾已经 3 年多了，我现在全身上下包括头皮在内，都感到干燥奇痒，白皮脱落，有时还长出新疱疹，抓破流黄水、血水。"仔细观察，只见她发间、颜面、颈项、双手、脊背等处红白相间，皮肤干燥，皮下暗红，兼有新疱疹溃破湿润，湿毒夹牛皮癣无疑矣。再观其气色精神及舌质、舌苔几无病象，脉来缓匀，不迟不数，不滑不洪，与常人无异，可不予辨证，就按病用药，"湿毒"二字就是病因病机。由湿化毒，留淫于肌腠所致，非祛其湿毒，其病难愈。用本方 7 剂，嘱咐患者内服外洗，忌口丝毫不能疏忽。

3 月 10 日二诊。患者面带喜色，高兴地说："爷爷，您看，我好多了！"细细观察，比较首诊时的确效果很明显，甚至出乎我之期待，原有的新旧瘢痕竟然去掉了过半。仍用原方续服 7 剂，依然内服外洗，忌口万万不可懈怠。

3 月 20 日三诊。这次患者更高兴，因为全身湿毒癣疹已经彻底脱掉，也可以说是临床治愈。但为了真正将 4 年之患根除，尚需继续清理余毒，加倍注意忌口，方能有望彻底治愈。鉴于患者情况，嘱其再服汤药 7 剂，并用本方 5 剂配制丸药，待汤药服后，接服丸药，以续清余毒，巩固疗效。

续访 10 年，湿毒银屑病未再复发，连微小反应也未出现。这不仅是药物的功效，更是患者忌口彻底的功劳。许某不是个案，这样的例子很多。要说明的是，俗语说的"病人不忌嘴，跑断大夫腿"的道理是不能忽略的。提醒同类患者，切莫把效果好坏完全归咎于大夫水平和药物的优劣上。遵医嘱，慎饮食，对于不少病人来说，都是至关重要的。比如中焦湿热偏盛的人，经常舌苔黄厚，口干口苦，心烦脘闷，甚至口臭熏人，用中药 10 剂左右消除，耗时 10 天左右才得以清爽，你一次饮酒大醉，也不过 1 个小时，马上恢复原状，说明药物的治疗效果远不如酒的破坏效果。这就是医生为什么总是苦口婆心地告诫。假如你是病人，能理解医者的良苦用心吗？

案例 2 朱某，男，19 岁。1999 年 7 月 10 日诊。患者凡能见到的皮肤，如头面、颈项、后背等处无不新旧瘢痕累累，肤色紫暗，疱疹密密麻麻，几无完肤。患者说："从小长湿疹，反复复发。曾多处治疗，只能暂时减轻，不能根本治愈。"观患者形体健壮，舌质暗红，舌苔黄厚微腻，脉来滑实有力，湿热偏盛之象也。老套路，再三叮嘱他千万要忌口，凡一切辛辣油腻如烟酒、海鲜、猪头、猪蹄、所有水里动物、葱、姜、蒜、香菜等助湿生热发病之物都在禁忌之内，如能遵守，我便予治，否则，别花冤枉钱，也不浪费你的时间。看来患者已经深受湿毒之苦，答应一一谨记。我仍用本方 7 剂，服用法同许某。

7 月 20 日二诊。自诉："痒的症状减轻了，好像又出来新疱疹。"我给他说，这是自内向外排毒的反应，不是坏事。嘱咐他继续治疗，外洗比内服还重要，切莫嫌麻烦，忌口继续谨记。

8 月 1 日三诊。见患者颜面、双手、颈项等处暗红之色变浅，未再出现新疱疹，看来已经见效。复诊其脉，滑实势减，舌苔黄厚退去过半，湿热之象已衰，趁热打铁，继续清理余毒，续用前方 7 剂，内服外洗，忌口不可松懈。

8 月 10 日四诊。患者新老瘢痕消除，较首诊时已经减去 2/3，肤色显现亮泽。嘱其再服汤药 10 剂，另取 5 剂共研细末，蜜丸绿豆大，每服 9g，日服 3 次，温开水送服。汤药尽剂后无药渣熏洗时，可以自己采千里光、国槐枝、臭椿树皮、地肤子全草，各不拘多少，每天煎水熏洗全身，坚持治疗，彻底清除余毒，争取治愈后不再反复。需要忌口 3 年，切勿大意。如有反复，速来诊治。

回访：患者谨遵嘱咐，按以上方法坚持治疗，继续忌口，四诊后病愈未复。续访 3 年，湿疹未见复发。

案例 3 黄某，男，37 岁。2001 年 9 月 1 日诊。自诉："患湿疹已十余年，先是后背及双腿生出暗红色疱疹，硬而奇痒，抓破后流出血水、黄水交杂，越长越多，几乎遍及全身。中西医都治过，也有效果，但总是反复复发，不能根治。2 年前双小腿外侧溃烂，肌肉皮肤紫暗发黑，从一小块到整个小腿外侧，皮肤肌肉变硬，多处治疗，毫无效果，直接影响工作。"仔细观察患者下肢，果如所述，身体其他位置仍有稀疏新老湿疹，观其舌质乏泽，边有齿痕，舌苔厚腻，脉来滑迟。辨证当是湿毒留恋，营血失和。思其病程较长，正气已显不足，用本方加入生黄芪30g，以助正托毒，7剂，服用法及忌口同朱某。

9月10日二诊。观察患者双小腿外侧皮肤紫暗色略退，溃烂面积无明显缩小，患者似乎也未感到好转。嘱咐将黄芪量加至90g，续服10剂。

9月25日三诊。患者这次脸色较上次要好多了，一是对效果有了认可，二是痛苦明显减轻。经过观察，左腿好了九成，溃烂基本愈合；右腿溃烂愈合过半，紫暗之色明显消退。舌脉病象也明显向好，基本趋于正常。亦如朱某，汤丸并进，望在1个月内治愈。

随访：患者三诊时取汤药10剂，5剂配制丸药，汤丸并进，未及1个月病愈，溃烂完全收敛，新老湿疹消除，痒痛无踪，病告痊愈。续访5年，旧疾未复。

按语：我用此方为主，无论湿疹湿毒或银屑病等皮肤常见疾患，对证用药，内服外洗，注意忌口，常常收到满意效果。至于复发率高低，完全取决于患者能否坚持治疗和彻底忌口。如果想治愈后不再复发，就看忌口是否彻底，能否坚持。嘴馋和没有毅力的患者，复发率就高。反之，治愈后数年不再复发，甚至终生不再复发的，大有人在。这就再次说明忌口的重要性，千万不要忽视！

案例4　魏某，男，6岁。2001年4月7日诊。只见患儿颜面、颈项、双手等处，凡露在外面、能够看到的部位，全部像树木老化的栓皮，密密麻麻，布满皮肤。患者母亲告知："多家医院都说是扁平疣，小儿6岁，长扁平疣已经3年，曾经冷冻、激光等方法治疗，效果不好，还越长越多，几乎全身都是。"我看患儿身体尚健，并无其他疾病，抱着试试看的心态（因为在这以前我从未治过此病），即用本方加天麻9g，以加强搜风息风的功效，余药用原方量2/3，3剂。内服外洗，如能见效，速来复诊。

4月13日二诊。看到患者母子皆高兴的样子，可能药已起效，近前细观，扁平疣竟然脱掉十之八九，我也感到惊喜，原来这病并不难治！其母说道："服药期间小儿感到微微发痒，按您交代的药渣煎水熏洗全身，洗的时候看到扁平疣老皮大量脱掉，小儿也感到舒服，3剂药喝完、洗完，扁平疣基本好了。"为了彻底去掉老疣，原方续服3剂，服用法同上。

5天后小患者同母亲复来，其母亲特别高兴地说："谢谢先生，扁平疣完全好了。"我仔细观察患儿全身各处，扁平疣完全脱尽，用手抚摸，恢复至小儿本来皮肤光滑状态，病告痊愈。追访 5 年之久，扁平疣未再复发。

案例 5 史某，女，21 岁。1990 年 4 月 21 日诊。自诉："先是手背、前额处长出小片硬皮，随之越长越多，现在全身几乎都有，有时微痒，用手指甲掐掉，迅速又长。医院诊断说是扁平疣，用了不少方法治疗，效果都不好。"我经过四诊辨证，患者身体各方面都无异常。仍用治疗魏某方，用量如原方，加天麻 15g，5 剂，内服外洗。

4 月 28 日二诊。自诉："效果非常好，扁平疣已经基本脱尽，特别是外洗作用最强，边洗边掉，我好高兴。"既然有效，上方续服 5 剂，服用法同上。

史某每隔三两年来一次，告知我扁平疣完全治愈，再也没有复发。已经结婚生子，母子身体皆好。

按语：自从抱着试试看，治疗第一例魏某扁平疣痊愈后，陆续治愈许多扁平疣患者，效果之好连我自己都感到意外。其用药就是疏风清热、燥湿解毒，加以养血润燥为主，与治湿毒及皮癣近似，其实并无什么独特之处。根据患者反馈的信息，外洗作用比内服效果还好。从病种上来说，治疗效果好也算是个意外收获，证明异病同治的中医理论实用有效。

身体赢弱经验方

癌症术后或放化疗期间身体虚弱，白细胞低下；或先后天俱不足，身体赢弱多病；或 30 岁左右女性，无论体质强弱，有病无病，月经奇少，甚至数月、数年不潮，偶尔经行，见红即无等症，均可用本方，以健脾益肾，大补精血，强壮根本，恢复元气。

炙黄芪 30 ~ 120g，人参、白术、当归身、川芎、白芍、熟地黄、枸杞子各 15g，紫河车 9g，续断 15g，龟甲胶（烊冲）、鹿角胶（烊冲）各 9g，龙眼肉 18g，肉桂、炙甘草各 6g，红枣 18g，粳米 15g。

方中炙黄芪、人参、白术、粳米健脾益肺，补气助阳；当归身、川芎、白芍、熟地黄、枸杞子、紫河车、续断、龟甲胶、鹿角胶、龙眼肉滋阴养元，大补精血；肉桂温通血脉，宣导百药；炙甘草、红枣温中和营，协和群药。诸味相合，益气养元，大补精血。五脏受益，气血自旺。遵循古圣先贤关于治疗血虚培补根本的大则而定。此方已经拟定近 20 年，用于无原因经血量少，已取得一定效果。对于身患大病，正气赢弱，或辛勤劳累之人，精力不佳，或原本先后天俱不足，体弱多病的，用之也都有较好效果。

案例1　黄某，女，67岁。1993年9月10日诊。患者由多人护送来诊，缓缓坐下，身体极度虚弱，面黄肌瘦，目无神光，毛发稀少，说话声音低颤，一派虚羸之象。家属代诉："食管癌术后尚不到百天，疑有癌细胞转移，又经过化疗，因而身体非常虚弱，动则汗出，饮食少进，夜难入寐，有时还情绪不宁。"观其舌质色淡而薄，舌苔薄白微腻，脉象细缓无力。辨证：气血两虚，正气羸弱。治当健脾胃，养气血，使本元得以恢复，身体有望健康。

用本方取中量，浓煎缓服。如喂小儿法，多次少量服之，待胃气恢复，可渐加药量。切勿突进猛补，反而导致脾胃难以运化，非但难以达到调治之目的，还会引起正气复损，得不偿失。循序渐进，是调治虚羸之人的基本大法，万万不可急功近利。因为"虚不受补"并非戏言，如若强行大补峻补，不但达不到恢复元气之目的，还会随时引起难以预测之祸。琐碎数语，是调治虚损羸弱病人不可忽略的必须要求，切勿忽之！

10月10日二诊。自诉："按先生所嘱，1个月吃了10剂药，精神大有好转，饮食知味，睡眠亦可，毛发也在慢慢生长，谢谢先生。"此次来诊只有一人陪护，观患者气色有好转，精神也较首诊时振作。视其舌质微红，舌苔薄白津润，脉较首诊缓和，元气恢复之象。仍用本方续服，可2日1剂，这也是加量之法。如有不适，及时来诊。患者用此方调理共5个月，身体基本恢复正常，偶感精力下降，饮食睡眠欠佳时便用本方三五剂服之，即可感到舒适。加上饮食调理，适度锻炼，病后正气恢复之速度还算理想。

案例2　杨某，男，45岁。2005年4月5日诊。观患者从车里出来，由3人搀扶，每挪一步都很吃力，进入诊室坐下，视其形体消瘦，面色㿠白，气息微弱，舌质淡，舌体薄，苔少津润，脉细迟乏力，一派极虚羸弱之象。我方诊毕，患者亲属将其抬出门诊，进入车中。其亲属复来告知说："身患胃病多年，肝脏外伤受损，现在食管癌手术不久，情绪极不稳定，饮食少进，睡眠不实，身体弱不禁风，请先生切莫告知实情，否则，恐其性命难保。"根据患者目前情况，用本方加酸枣仁、灵芝各15g，以安其神志，促其睡眠改善。5剂，服用法同黄某案。

4月20日二诊。这次令我大吃一惊：只见车门一开，患者从车里瞬间出来，自己迈步匆匆走来，其劲头比常人还要精神，可谓健步如飞！走至近前便打招呼，听其声音洪亮，思路清晰，面色白里透红，舌质、舌苔无异常人，脉来缓滑有力。我心里思忖：难道他是回光返照？不然的话，为什么和初诊时比较，竟然判若两人？疑虑良久，我还是用本方续服5剂，看病情如何变化。

5月6日三诊。观患者和二诊时状况没有差异，依然像无病的样子。诊其舌脉，续有向愈之象。仍用本方，续服5剂。

5月20日四诊。此次患者未来，其女婿王某来告知："岳父自己认为身体已经康复，到外地会朋友、逛舞厅、喝酒玩耍去了。他让我来给他开药。"我听了心中发怵，已经反复交代过，要心情平和，饮食、睡眠有规律，不要劳累，他怎么如此唐突？鉴于此情此景，我又突生不祥预感：不出事则罢，出事必是大事。因为这位患者太不寻常了。我将注意事项又反复叮嘱王某，要他务必转告其岳父，千万不可大意。便将原方再予5剂，继续调治。

四诊时间过去不到1个月，患者女儿、女婿来告知："父亲到襄樊会朋友，在酒吧跳舞唱歌，突然于7天前夜里晕倒，口鼻出血，遂送到医院，几家医院都不收治，皆说速速回去准备后事。回家不到3天亡故。不出先生所虑，果然如此。"

按语：此位患者有三不正常。①服药5剂，竟突然和健康人一样，健步如飞，这太不寻常；②反复叮嘱要注意的事项竟然忘得一干二净，服药期间，怎能东跑西奔？③要求饮食、睡眠要有规律，心情平和，怎能饮酒作乐，熬夜狂欢！？小结此案用意有二：①作为医者，遇到太反常的情况要特别注意，料事于预，有益无害。②警示患者要珍爱生命，医嘱就是帮你爱护身体，没有了身体，哪还有生命？有病必须得听医生的嘱咐，否则，没有不出意外的。个人看法，仅供参考。

案例3 李某，女，47岁。1993年3月2日诊。自述："3年前得肝炎后，身体一直没有恢复正常，不是胃痛，就是肝区胀闷，还经常感冒，总是低热，睡眠也不好，连一般家务都干不了。"观患者面色萎黄，双眼眶隐隐淡青，舌质暗红，苔薄乏津，脉来细弦微数。辨证：气阴两虚，肝脾失和。治宜滋阴益气，疏肝和胃。暂用青蒿鳖甲汤加减5剂，水煎温服，药渣宽水再煎，加陈醋150mL泡足。

1996年7月5日二诊。自诉："3年前服药5剂，低热速退，身体较以往稍好，能做一般事情。可是好景不长，近半年来，又开始低热，全身酸楚无力，经大医院检查，说我肝纹理增粗，已经出现早期肝硬化，白细胞很低，还不到1500。"其脉证与3年前相似，便复用青蒿鳖甲汤加减，低热出现时煎服二三剂，待低热退尽后，接服大补复元汤（为末，蜜丸绿豆大），每服6g，渐加至9g，日服 3 次，温开水送服。注意勿感冒，勿过度劳累，饮食以温和、有营养、容易消化吸收为要，心情平和，不能忧思恚怒，坚持调治。如有异常，及时就诊。

1996 年 9 月 6 日三诊。自诉："丸药服至 3 个月复查，白细胞达到 6000，低热很少出现，身体也感到轻松许多，肝脏 B 超复查，肝纹理较以前清晰，药效很好。"根据患者治疗情况，既然疗效稳定向好，不可随意更换方药，仍用 5 年前治法，低热出现时服青蒿鳖甲汤，白细胞低下时服大补复元汤（丸）。

随访：患者至今已 57 岁，按她的话说："和我一样的患者，得病晚的都陆续死去，比起他们来，我幸运多啦。"

按语：此患者虽不是癌症，但在治疗方面，一点也不感到轻松。就其身体而言，比许多大病患者好不了多少，况且还数次出现过早期肝硬化，加上白细胞偏低，经常潮热，因而，和治大病没有多大区别，只能小心谨慎。总之，大补复元汤无论做汤剂或丸药，其功效和其名字一样，都能起到大补复元的作用。运用得当，不敢说能起死回生，也是功效卓著。我对此方较为满意，但是要对证，不能一律照搬，一定要临证活法，因人、因病、因证施治，方能有效。只有如此，才能避免出现不良反应。绝不能把大补复元变成"大不复元"，或极虚猛补，造成"大步"夺命方，切记！切记！

案例 4　曲某，女，25 岁。2003 年 5 月 3 日诊。自诉："已经 8 个月经血未潮，最长时 2 年不来，三五个月不来经血是常事。经过医院反复检查，哪儿都没病，用尽办法治疗，就是无效。"观其气色精神等方面，比一般健康人还要精神十足，毫无病态。再看舌质、舌苔，亦无病象；切其脉，除微沉偏细外，余皆正常。仅以脉象论，脾肾不足，肝血虚乏，可以勉强结论。但本人并无虚的感觉。用本方 10 剂，嘱其煎服法，并要求她记住"食饮有节，起居有常，不妄作劳"这十二个字，也算配合治疗。如果 10 剂药能把月经调好最好，未潮接着再诊。

5 月 19 日二诊。自诉："服药期间腰腹部有微微酸胀感，但是月经仍然未潮。"方中加入附子 6g（先煎），续服 10 剂。5 月 24 日晚，患者电话询问："月经已来，剩下的药是否继续吃？"我回话说："暂停服药，待行经结束，再服剩余的药。按照此次行经时间计算，下次行经前十天，再来复诊。"

6 月 11 日三诊。原方再加红花、桃仁各 12g。在大补精血方中，加以活血之味，以促进经血来潮。6 月 20 日上午，患者电话告知："月经已来。"嘱咐她仍按本月服法，下月提前再服 5 剂即可。连续调理半年，均每月提前 10 天服 5 剂，争取以后每月正常行经，患者应允。回访：曲某又坚持 4 个月，每月经前服药 5

剂，从此月经正常，精力更加充沛。

按语：近15年以来，不同程度的月经量奇少，数月数年不潮，经行见红即无者，与日俱增，使我深感治疗难度逐渐增大，无奈加减出此方。无论用于大病后身体虚赢，或者年轻女性经血失常，都已取得初步效果，尚在继续完善，希望效果更好。

关于疑难杂症的病种，还有很多，我只能将我治疗过的病症小结于此。至于肺癌、胃癌、胰腺癌等癌症，我虽然天天都在接诊来自省内外的此类患者，也有一定的效果，甚至还完全治愈过肺癌、胰腺癌，但只是个案。我从来不承认我会治癌症，也的确治不了癌症。不能把偶尔说成普遍，更不能把根本没有把握，说是已经会治。人命关天，来不得半点马虎！对于这类大病，我仅仅能够起到减轻症状、调理复元、延长寿命的小小作用。一年、两年，偶尔完全治愈一两例大病（癌症），其中缘由复杂，绝不能轻易肯定。

三、常见病症治疗经验

常见病症，如四时感冒、发热咳嗽、急慢性咽炎、泄泻、痢疾、胃脘痛、失眠、头痛、石淋（泌尿系结石）、便秘、风湿痹痛、遗精、阳痿、自汗、盗汗、湿毒皮癣、月经失调、痛经、带下、小儿厌食消瘦等，不下百种。这类疾病，能够及时就医的，大多不难及时治愈。倘若治不得法，或延误时日，亦可引起较为难治类疾病。如感冒咳嗽，如不及时治疗，常可出现咳逆、肺炎、哮喘等；胃脘痛不能老作胃病治，要尽早检查心脏，以免延误某些心脏疾病的早期诊断治疗。勿忽于大，必谨于微。大毛病一般都不会忽略，小毛病往往不太在意。如果医者粗心大意，因小失大，教训常有。所以微小的感觉，如偶感胸闷憋气、瞬间眩晕肢麻、右下腹刺痛等，都应当及时诊断，尽早排除心脏疾患、中风、阑尾炎的隐患。这就是"必谨于微"的意义所在。总之，大毛病小感觉的隐患很多，无论患者、医者，尽可能地见微知著，就可以避免很多大问题的出现。

感冒综合验方

感冒，泛指外感六淫不正之气，如风、寒、暑、湿、燥、火的侵袭，以致肌热、体倦、头痛、喷嚏、咳嗽等表证，统称为外感热病。其中以外感风热，咽干喉痛，肌热体倦，干咳无痰，脉浮数，习惯称之为"热感冒"的最为多见。而发热畏寒，头痛无汗，脉浮紧或浮迟，所谓"寒感冒"的，却十不一二。随意发汗通治感冒，立见口干舌燥，烦渴引饮，甚至口鼻出血。故今人多用微辛解肌透表，微寒清热解毒，加以清咽利喉，润肺止咳，纳差者辅以和胃醒脾，大多都能在三五日痊愈。而确需麻、桂等辛温大热之味用于解表发汗的很是少见。若非真是寒感冒，切莫轻易使用散寒发汗之品。如在夏秋季节，暑湿行令之时，治疗外感又非寻常之方所能及，必以解暑化湿、清心宁神之方治之。若仍用治疗寻常之方如荆防、银翘、桑菊等，却又不济事。从《伤寒论》到《温病条辨》，以及《瘟疫论》《温热经纬》《时病论》等名著中，对于外感热病的论述，可谓经纬天地，详尽之至。为适应今人所谓感冒，结合个人经验，由繁从简，仅以两个方子随症加减，用以治疗四时外感。一个是以荆防败毒散为主加减，以治冬春感冒；一个是六和汤为主加减，以治夏秋伤于暑湿等症。自知有违古圣先贤之旨，忽略六气分治之为，其罪匪浅。但为简约实用而为之，亦属实际之需。

薄荷、荆芥、防风、柴胡、黄芩各15g，金银花18g，桔梗12g，玄参、大青叶、淡豆豉各18g，甘草6g。水轻煎，温服，或取微汗，四煎适温泡足，以助疏散表邪、解肌退热之力。

功用：辛凉解肌，清热利咽。主治里热外寒感冒，肌肉体倦、咽干喉痛等症，有明显感冒时邪不正之气者。

薄荷、荆芥、防风、柴胡、淡豆豉疏风解肌；黄芩、金银花、玄参、大青叶清热解毒；桔梗、甘草利咽。如寒重者用葱白、生姜为引，寒甚去豆豉、玄参，换用苏叶、羌活；热甚者加生石膏、葛根；咳嗽加杏仁、贝母、炙枇杷叶、炙桑白皮；纳差加白术、陈皮；咽喉红肿加牡丹皮、山豆根；便秘加酒制大黄；溺赤加木通、栀子，余随症。

案例1 李某，男，35岁。2004年12月9日诊。自诉："因洗澡水凉，夜半即觉头痛体强，在某诊所输液5天，热退不净，反增口干舌燥，食欲减退，全身不适。"观其面色暗红，唇焦，舌质暗红，苔薄黄而燥，声粗而干，脉象寸关微浮而数。辨证：外感寒邪，化热伤津。治宜解表清里，但因表证尚未全解，用药不可过凉。用本方2剂，轻煎热服，取微汗，三煎适温泡足。

12月13日患者来告知：2剂尽剂，热退身安，饮食知味，劳作无碍。

案例2 余某，男，55岁。2007年11月3日诊。自诉："近来在蔬菜大棚里农作，出出进进，内外温差近30℃，不知不觉感冒，身热恶寒，体倦咽痛，干咳无痰，食欲减退。"患者面色微红，唇舌失润，舌苔薄白微燥，咽喉微红，脉象微浮而数。问之饮食习惯，获悉平素喜食辛辣之物，肺胃素热无疑。加之冬暖少雨，复因反复汗出受凉，以致此患。辨证：素禀内热，风寒束表。治法：解表清里。用本方加贝母 12g，炙桑白皮、炙枇杷叶各 18g，以清热润肺止咳，3 剂。随访，3 剂药服后诸症消退，感冒痊愈。

案例 3　杨某，女，41 岁。2005 年 3 月 20 日诊。自诉："春节刚过，无原因老感觉鼻腔干燥发痒、打喷嚏，随之全身酸楚，头痛怕风，咳嗽无痰，胸闷纳差，服感冒药六七天无效，症状越来越重。"患者面色微红，舌苔薄白乏津，舌质暗红，咽喉周围微红，脉象浮数微弦，沉取滑数。本地自秋末至春少雨，气温偏高干燥，复因春节过食辛辣，再加附近有流感传播，三因合至，近似春温证无疑，即所谓流感是也。病已明，证须辨。肺为娇脏，主皮毛而开窍于鼻，故温热时邪所伤，耗阴灼津，而见鼻燥、喉痒、喷嚏。脾主四肢、肌肉亦属阴，本受温邪，再遭辛辣耗散，故有四肢酸楚表现。治宜清热解毒，和胃养阴。本方加石膏 30g，石斛 18g，3 剂。

3 月 24 日二诊。自诉："鼻咽干燥及全身酸楚已明显减轻，又出现咳嗽有痰不多，痰色白而微黏。"此为温热之邪已解，当续调脾肺。原方去荆、防、柴、豉之疏散，加白术、茯苓各 15g，陈皮、砂仁各 9g，以和胃行滞；加炙桑白皮、炙枇杷叶各 24g，川贝母 12g，以润肺止咳，2 剂。

1 周后患者来告知：第 2 次药服后咳止，食欲食量恢复正常。

按语：此方微辛解肌，清热解毒。除外感风寒、风湿、中暑、伤暑外，凡外感风热、伤风，或外感风寒、内有积热者，均可稍做加减用之。但能辨证无误，皆可速去其疾。经数十年验证，实为今人治外感平稳有效之方。勿嫌药味平淡无奇，治病安全实效即可。

外感暑湿综合验方

暑湿，为暑热夹湿的外感病证之一。主要表现为胸脘痞闷、心烦身热、舌苔黄腻等。如暑湿困阻中焦，则见壮热烦渴、汗多尿少、胸痞身重；如暑湿弥漫三焦，则见咳嗽、身热面赤、胸脘痞闷、大便稀溏、小便短赤等。治法总以清暑化湿、解肌退热、和胃养阴、润肺生津为要。不可概用发散，更不可一味滋补迭进。清暑益气、养阴滋燥方为大法。

藿香、厚朴各 12g，薏苡仁 18g，白术 12g，苍术 9g，沙参、麦冬各 18g，桔梗、黄芩各 12g，党参（西洋参更佳）18g，佩兰、滑石各 12g，甘草 6g。

功用：清暑益气，养阴润燥。主治暑湿伤阴，暑伤元气，或暑湿化热，燥热伤肺等症。暑邪为患，伤于阴暑者十之八九，伤于阳暑者十不一二。临证最多见的，大都是过度贪图阴凉，伤于阴暑。症见发热不高，肢体困倦，渴而不思饮。不像中暑，大汗壮热，烦渴引饮。故用药多为祛暑化湿和胃、益气养阴生津为主。

方中藿香、厚朴、佩兰、二术芳香化湿，解肌和胃；薏苡仁、黄芩、滑石渗湿利水，清热泻火；沙参、麦冬、桔梗、甘草养阴生津，凉血解毒；党参益气扶正，滋养脾肺。

加减：因于过度贪图阴凉，伤于阴暑，肌热无汗，倦怠痞闷者，去麦冬、沙参，加香薷、苍术适量，解表发汗，以促暑湿之邪化解。伤于阳暑，壮热汗出，脉象洪大者，去藿、朴、二术、佩兰，加石膏 30～120g，淡竹叶 18g，粳米 30g，以清暑解热、益肺养阴。暑伤元气，心悸倦怠者，去芳香耗散之味，如厚朴、苍术、佩兰等，加黄芪、龙眼肉、朱砂、茯苓适量，以益气养血、清心宁神。暑湿困脾，倦怠乏力，口淡食少，或便溏，或尿少淋沥，缠绵时日者，原方白术量加至 15g，另加生姜 3 片，大米 15g，红枣 5 枚。余随症。

此方用于夏秋季节暑湿侵袭，发热或不发热，胸脘痞闷，四肢倦怠，渴而不思饮，饥而懒食，或心悸眩晕，身体重着等，屡获速效。若能对证加减，其效更佳。

案例 1 夏某，男，37 岁。2010 年 7 月 23 日诊。自诉："感冒已半月，起初因天气太热，便在山沟水潭中泡洗多时，当时很爽，翌日即感身体不适，肌肉发烫，全身无力，西医治疗十余日，胸闷体倦反比原来重，饮食无味，精神不振。"视患者面色萎黄，似蒙垢尘，唇舌之色暗淡，舌苔白厚微腻，脉象濡细微滑。此系始伤阴暑，失于化解，一味解热消炎不变，致使暑湿之邪由表入里，肺脾受累，故见胸脘痞闷，食减神疲。治法：芳香化湿，益脾和胃。用本方 2 剂，煎服法同方下注。

7 月 26 日 2 诊。自诉："2 剂药尽剂，病去大半，饮食知味，身体骤感轻松。"见患者面色已有光泽，舌苔退去过半，脉转缓滑，病去之象。原方再服 2 剂。1 周后随访，病已痊愈，劳作如常。

案例 2 张某，男，51 岁。1999 年 8 月 16 日诊。自诉："入夏以来，曾多次露天淋雨，当时并无明显不适，以后渐感全身无力，胸腹痞满，食欲减退。近复因冷浴，随之肌肉发热，四肢酸困，口渴不思饮水，腹饥不愿进食，肢体倦怠，劳作无力。"视患者行动迟缓，面色黄垢，隐隐暗红，舌质暗灰，舌苔白厚微腻；脉来轻取浮滑微兼弦象，沉取细迟而滑，近似濡而稍大。思此人素禀体健，勤劳有加。入夏以来频频淋雨，反复感受湿邪，伤于阴暑可知。病轻能扛，未加治之，复因冷浴，重感新邪，此时正气已不如初，故肌肉发热，四肢酸困。治法当以芳香化湿、清暑益气为要。用本方加大米15g，大枣3枚，生姜3片，3剂，煎服法同方下注。

8月21日二诊。自诉："病已去大半，全身已感轻松。唯觉心气不足，容易出汗。"此是暑湿已解，气阴待调。原方藿香、厚朴、薏苡仁量减半，去苍术、佩兰，党参量加至30g，另加五味子6g，2剂。共服药5剂，其病若失，劳作如初。

案例3 鲍某，男，53岁。2001年7月20日诊。患者面红汗出，声粗而急，唇舌色红，舌苔微黄乏津，脉来洪大有力。此为中于阳暑证无疑。患者说："连日露天干农活，活多而急，自知中暑却无暇顾及，勉强将活干完，便觉头痛心慌，全身发热，汗出不止，大渴频饮，难以稍缓。"随即用白虎汤合生脉饮重剂2剂，嘱其速速煎服。药物如下：西洋参15g，麦冬30g，五味子9g，生石膏120g，淡竹叶、黄芩、金银花各15g，荷叶30g（鲜荷叶一大张更佳，撕碎同煎），炙甘草6g，粳米15g。

7月23日二诊。自诉："头痛汗出、心慌肌热已除，唯感全身乏力，食欲不如病前。"观患者气色已近常人，唇舌之色已不甚红，黄厚苔已退，脉转缓象。闻其声音，已不粗急，暑热已退。因其大汗肌热，气阴耗伤，当续调之。用本方去苍、朴，藿香、佩兰量减半，加白豆蔻12g以醒脾，鲜荷叶1张，淡竹叶12g，续清暑热，2剂。3日后随访，诸症消退，复干农活。

案例4 黎某，男，33岁。1999年9月16日诊。自诉："常在野外劳作，日晒雨淋是家常事。从夏末秋初以来，总觉得一天比一天疲倦，瞌睡也多，但睡不踏实，总是心烦。近半月渴不欲饮，咽喉肿痛，干咳无痰，偶咯血丝，胸前刺痛。"观察患者面色失润，情绪烦躁，声音干涩，近似沙哑，舌质暗红；舌苔薄黄乏津，脉象细数，寸部尤甚。综上所见，患者体质尚可，平时小恙无碍劳作，但频受外邪袭扰，久则必然正气受损，况暑湿之邪，黏滞难去，久则化热，加之复感秋燥，肺阴不免耗损，故燥气耗伤肺阴可断。治法当以清暑化湿、润燥养阴为要。用本方去苍术、藿、朴，薏苡仁量减半，3剂。

9月20日二诊。自诉："全身已觉轻松，食欲稍振，食量略加，干咳、胸痛未见明显减轻。"此为暑湿之困已解，燥热伤阴待除。原方去藿、朴、佩兰芳香辛散之味，加瓜蒌皮 15g，炙枇杷叶 30g，川贝母 12g，金银花 18g，牡丹皮 15g，白茅根 30g，以清热凉血、润肺止咳。3 剂。数日后得悉：3 剂药尽剂，诸症悉除，恢复劳作。

按语：近 30 年来，气候变化较快，四时感冒总是寒少热多，真寒证百无一二，而里热外寒者最为常见。加之今人所食肥厚，懒于运动，故用清热解毒方治外感，比比皆是。但所兼之邪，不可不辨。如春多伤风，需辨其风寒、风热；夏季多湿，当别其阴暑、阳暑等。我用此二方加减以治四时感冒，即所谓基本方也。但能辨别六淫之所兼，用之非但容易掌握，而且得心应手，可谓繁忙医者之一小小神益。较之唯用一方如九味羌活饮，或葛根解肌汤，或银翘散等，而包揽四时感冒者，则为小进一步。

颈椎病头痛头晕经验方

颈椎病，泛指颈椎异常，如膨出、滑脱、骨刺、畸形等，压迫神经，影响血脉顺畅运行，而致所谓脑供血不足，引起颈项僵硬、眩晕、偏头痛、上肢肩臂疼痛、手指麻木等为主要临床表现的一种常见病症。个人对此病症的治疗效果尚可，一般都能在半月左右明显减轻症状。我的治法是活血为主，舒络为辅，兼以平眩安神止痛之味，内服外敷，同时要求患者尽力解除致病原因，如长时间低头工作、上网、看手机、打麻将等，配合治疗，效果基本满意。

天麻、钩藤各 18g，川芎、蔓荆子、当归、红花各 15g，丹参 30g，赤芍 15g，三七粉（吞服）9g，酸枣仁、灵芝各 18g，石决明 24g，甘草 6g。水煎温服，药渣加陈醋、白酒适量，加热温敷患处（颈部、肩臂、双手），1 日 1 剂。

方中天麻平肝息风定眩；钩藤舒络；川芎、蔓荆子治头痛；当归、红花、丹参、赤芍、三七活血通络；酸枣仁、灵芝安神；石决明平肝潜阳；甘草调和诸药。诸味相合，有平肝潜阳、活血止痛之功，用于治疗颈椎病眩晕头痛，常收明显效果。血压高加地龙 9～18g，以凉血息风；肩臂手指麻木加姜黄 6～15g，以活瘀止痛；热加黄芩，寒加桂枝；脾胃弱者加白术 12～18g、粳米 10g 健脾护胃。余类推。

案例 1 李某，女，37 岁。1990 年 3 月 3 日诊。自诉："偏头痛近 10 年，项强、手麻木伴眩晕等症状越来越严重，直接影响工作、生活。用过多种方法治疗，包括小针刀，都只能一时减轻症状，不能完全控制。"观其面色，切其脉象，均无明显异常，体质、精神、饮食、睡眠等也都正常。继用原方，半月后复诊。2 个月后患者又介绍多人来看颈椎病，顺便得知李某病情已基本控制，工作、生活正常。

案例 2 刘某，女，19 岁。2001 年 7 月 20 日诊。自诉："从上初中二年级起，头晕指麻，有点影响学习，严重时睡眠也不好，上大学后依然如此，经过检查诊断为颈椎异常，吃药打针效果都不明显。我母亲说她的颈椎病是您给治好的，要我也来看看。"看她的面色萎黄，形体消瘦，精神不佳，舌质淡红，苔薄白，脉来细弦无力。问她是否从小体质较差，学习很好？答："算是吧。"此时我已经明白大半，患者一定是学习姿势不正确，长期如此，致使颈椎生长异常，甚至变形或突出，影响血液循环，压迫神经，而致头痛头晕，手指麻木，乃至睡眠不好，体质、精神较差。辨证应属脾肾偏虚，气血不足。治宜健脾补肾，养血活血。用本方加黄芪 30g，巴戟天 18g，趁暑假持续调治。同时嘱咐经常做伸颈、扩胸、搓手及俯仰运动，饮食起居要有规律。中药内服外敷。

1 个月后患者来告知："谨遵先生所嘱，现在各方面情况都很好，再调治半月可能就没问题了。"看患者精神气色与原来比确实有明显变化，又反复嘱咐，即使到学校也要坚持锻炼，要注意学习姿势，争取本病少复发。年终放寒假，患者来告知："确如先生所说，我的病基本好了，体质、精神也都有改善。"

案例 3 张某，男，45 岁。2004 年 4 月 4 日诊。患者走进门诊时，看到他体型偏胖，步履迟缓，面色淡紫而暗，表情不悦，已知他是气滞血瘀，看似有余、实则不足的禀赋。所谓有余，湿重气滞，血流不畅也；所谓不足，过食肥厚，体内垃圾屡伤肝脾，累及肾元也。患者自诉："我的病很多，'三高''五高'都有，什么脂肪肝、糖尿病、高血压、脑梗死、冠心病都有。我只请您给治治颈椎病，因为它严重影响了我的工作、生活，头痛头晕，脖子强，双手麻木，睡眠不好，全身强滞，烦透了！"观其舌质淡紫灰暗，舌苔厚腻，脉来细濡而涩。辨证：气滞血瘀，肝脾失和。治当通经活络，祛湿散瘀。用本方加羌活、苍术各18g，红花用至 24g，丹参用 120g，连服 10 剂，服用法同方解。

4 月 20 日二诊。见患者病情似有减轻，面色略有光泽，神情稍振，舌质如面色，微显亮泽，舌苔略退，脉象沉细而匀。药已中病，复将红花、天麻各加至30g，续服 10 剂。

5 月 6 日三诊。自诉："服药 20 剂，感觉轻松很多，效果满意。只是吃中药太不方便，能否服丸剂继续治疗，不影响工作？"复观其舌质微红亮泽，苔白略厚，脉象细缓均匀，时而微滑。病情续有好转，二诊方再服 10 剂，另取 5 剂研末水丸，每服 9g，日服 3 次，饭后温开水送服。注意锻炼，饮食以清淡为主，非工作原因勿熬夜，最好戒烟酒，猪油肥肉莫沾，患者欣然接受。

数月后偶见患者，他主动说："颈椎病虽然没能痊愈，但是现在基本不影响工作、生活，您的治疗还是很有效的，我很满意。"

按语：我用此方为主，因人因病加减治疗颈椎病已经三十余年，也不知道治疗过多少患者，效果大多都较满意。虽然尚不能彻底治愈，但可以减轻症状八成，最好的效果是基本无明显复发。此方是我根据现在人们颈椎病的特征，用多个方剂加减而成，主要以天麻钩藤饮为主，加以活血通络止痛之味，用得比较顺手，效果也较理想。小结于此，尚需完善。

风湿痹痛及腰椎间盘脱（突）出症经验方

痹者，闭阻不通，筋骨肌肉疼痛麻木，重着无力，俗称风湿麻木等症。是由于气血径路遭到风寒湿的侵袭而阻塞不通，机体失养，筋骨、肌肉、关节疼痛、麻木、沉重或肿胀，运动障碍，而出现痹证。因其病因不同，临证又分为风、寒、湿、热四痹，还有五脏痹、六腑痹、血痹、脉痹、厎痹等。今专指肌肉、关节疼痛麻木，屈伸不利或肿胀，亦称肢体关节痹痛，或风湿关节炎、腰椎间盘突出症等。此经验方亦为多年、天天使用的实效经验方。

独活、桑寄生各 24g，当归、川芎各 15g，续断、杜仲、巴戟天、金毛狗脊、鸡矢藤各 30g，穿山龙 60g，川牛膝 24g，红花、苏木各 15g，薏苡仁 60g，甘草 6g。水煎温服。药渣切勿弃之，1 剂量药渣加陈醋、高度白酒各 50mL，拌匀，加热，装入预先准备好的布袋（切勿用塑料袋），热敷患处，冷则加热再敷，1 次敷一二个小时，1 日敷 1～2 次。据我自用与患者反映，热敷效果甚至比内服还好、还快。敷时须防烫伤，勿着凉感冒。现今药价趋高，药渣弃之可惜，况其外用效果很好，患者勿嫌麻烦。药渣热敷数次后，还可加水煎数沸，加入陈醋150mL，适温泡足，仍可起到活血通络、舒筋止痛之功，用过自知其妙。

方中独活、桑寄生祛湿通络；当归、川芎养血活血；续断、杜仲、巴戟天、金毛狗脊补益肝肾，强壮腰膝；鸡矢藤、穿山龙、川牛膝活血止痛而利关节；红花、苏木散瘀；薏苡仁渗湿健脾；甘草调和诸药。诸味相合，以成强腰壮膝、祛湿通络、活血止痛之功。用于风湿痹痛，腰椎间盘突出，疼痛麻木，屈伸不利，活动不便，甚至疼痛难忍等症。寒湿过重者加制川乌、草乌适量；兼有头痛者加天麻、白芷适量；脾虚气弱者加人参、白术适量。余随症。

案例1 自病。我于2006年9月10日晚9时，突然腰痛如折，痛如刀割，无论坐卧站睡均不可，甚至连大小便都很困难。右侧腰部至足趾，状如拔筋刺骨，其痛苦之状难以言表。我素有多个关节风湿痹痛，以及腰膝等处骨刺宿疾，复因劳累过度，重伤腰脊，故见突然痛不可忍。勉强忍到翌日晨，用本方水煎内服，药渣加酒、醋热敷腰臀处，冷则加热再敷，至当晚疼痛减轻，可以勉强入厕，坐站行睡已不甚痛。连续治疗3日，于第4日便可将就上班坐诊。虽然右侧臀部及其以下仍感隐痛麻木，但依然半天接诊二三十人，病友们也没看出来我有什么不正常。以后我仅饮本方泡制的药酒，早、晚各服50mL，并用此酒加热外擦，从未影响正常上班。

案例2 我的大弟子田某，男，37岁。于2005年10月5日半夜时突然腰痛如折，下不了床。经检查腰椎间盘脱出，要他立即手术治疗，他未应允。我用本方让他内服、外敷。药服至10剂后能生活自理，20剂后即能上班。后饮本方泡制的药酒，工作、生活正常。第二年秋末，因在家干农活负重太过，腰腿痛复发，仍用本方内服外敷，10天后疼痛大减，继续上班。续饮药酒，恢复正常。至今已7年，无论干农活或上班，均无任何影响，旧疾未见反复。

案例3 常某，男，45岁。2003年8月3日诊。见患者弯腰侧身，行走有些不便，面带愁容。自述："我妹妹腰椎间盘突出是您治好的，她叫我来请您看看，我和她的病一样。"说着，他拿出一大包检查报告单，主要是腰椎1～5脱出，压迫神经根，以致左侧腰腿疼痛，连及足趾麻木不仁。某大医院会诊，要手术治疗，可能需要2次以上手术，其中要间隔若干时间，另外还有一定风险。我边看他的检查结果，他边介绍一些病情情况。经过望闻问切诊察辨证，患者除体质较差外，别的没有什么异常。嘱咐他服用本方20剂，内服外敷。另取5剂，加入三七180g，黄芪、人参各150g，鹿茸60g，核桃仁300g，纯玉米白酒15L，浸泡3个月，每服25mL，日服2次，以增强疗效。

自从此次治疗以后，常某腰腿痛基本消除，工作、生活正常。他还介绍来很多风湿痹痛和腰椎间盘突出症的患者，我均按上法治疗，十之八九效果都很满意，很快恢复工作，而且复发率都很低。

案例4 张某，男，43岁。1995年9月10日诊。自诉："我天天钓鱼，无论天晴下雨，基本没有间断。前天半夜时，突感左侧腰腿麻木，接着不能屈伸，继觉疼痛如触电感，一阵一阵刺痛，痛如刀割，不能站立坐睡。在医院检查诊断为

'腰椎突出'，要立即手术治疗，我未接受。"看患者来时由两人搀扶，面带苦容，每挪一步都十分艰难，便知其久处湿地，雨晴不避，被寒湿所浸无疑。况且久坐损伤脾肾，肾主骨，脾主肌肉，湿寒脾受之，久坐筋骨伤，故先有麻木，继见不能屈伸，再添痛如触电，皆因风寒湿邪侵袭，以致脉络不通，气血凝滞，筋骨关节失活，而突发此症。再诊其舌质偏胖，边有明显齿痕，舌苔白厚而腻，切其脉来细濡而迟，显现出一派寒湿凝滞之象。治当祛湿散寒，舒经活络。用本方加制川乌、制草乌各 9g，苍术 18g，薏苡仁 60g，生姜 15g，以燥湿散寒、活络止痛。3 剂，煎服法同方下注。

9 月 14 日二诊。自诉："经过 3 天内服外敷不间断治疗，疼痛麻木已减轻很多，可以自己行走，但屈伸尚觉不利。"药已对症，续服 3 剂。另取 5 剂泡酒接服，以巩固疗效。随访 3 年，病愈未复，钓鱼照常。

案例5 于某，男，67 岁。2007 年 7 月 5 日诊。自诉："以前曾有过数次跌跤，大多都是臀部触地，当时疼痛不甚，也未在意。时间长了，老感腰臀部位疼痛麻木，痛甚时双腿沉重无力，尤其是天阴下雨时，症状格外明显，甚至影响生活劳作。"观察患者身体尚健，形色无病，脉来缓濡之象，应属陈伤加湿滞，筋骨不坚，经脉失和所致。陈伤日久，筋骨失养。关节失于精血濡养，故过劳则痛；阴雨天气，湿气则重，气血运行失畅，因而症状加重。治宜补益肝肾，兼以活血通络、祛湿散寒为大法。用本方加三七粉 9g（分 3 次温黄酒送服），以活血通络止痛；加骨碎补 24g，补骨脂 30g，以强筋健骨。5 剂。煎服法同方下注。

7 月 13 日二诊。自诉："5 剂药尚未尽剂，疼痛已经消失，身体感到轻松。就怕以后再复发，年龄大了抵挡不住。"为了巩固疗效，嘱咐他将上方取 5 剂，加三七 120g，补骨脂 90g，核桃仁 200g，红糖 500g，纯粮白酒 10L，同泡 1 个月，每服 50mL，日服 3 次，以巩固疗效。随访多年，旧疾未复。

案例6 朱某，男，64 岁。1993 年 8 月 11 日诊。自诉："风湿腰腿痛已有很多年，起初膝关节木痛，后又转到上肢腕、肘、肩、颈、背、腰、髋、小腿及足踝等处，轮换疼痛，此愈彼起，甚是缠人。治疗亦可暂管一时，不到一年半载，其痛复作。近几年以来，治疗效果越来越差，疼痛几乎未断，俯身都很艰难。若逢天阴下雨，疼痛更甚。"观察患者形体，已略显老态，行走腿脚不利。视其舌质、舌苔几乎与常人无异。切其脉来，微涩迟涩。据其所述，以及舌脉表现，辨证当属肝肾不足，湿邪留恋。治当补益肝肾，祛湿通痹。用本方加穿山龙 60g，苍术 18g，以活血通络，燥湿通痹，以助本方标本兼治。5 剂，煎服法同方下注。

内服外敷，谨避风寒，适当休息。

8 月 19 日二诊。自诉："5 剂药已经尽剂，却无明显效果。"复诊其脉，仍显迟涩。思其病久之故，恐非力雄之味，难以奏效。上方去穿山龙、苍术，换制川乌、制草乌各 9g，再加穿山甲 9g，以温经祛寒，活血通络。5 剂，先煎川乌、草乌、穿山甲半小时，再入群药同煎，内服外敷。另用通痹止痛膏药，贴最痛之处或复发次数最多的部位，1 日一换。此膏药用于治疗寒湿痹痛、椎间盘突出、陈伤、疼痛麻木等症，有较好效果。

8 月 27 日三诊。自诉："腿膝酸痛明显减轻，全身关节亦觉灵活了许多，二诊方比首诊方效果要好。"再切其脉，迟涩转为缓匀，但仍显乏力。嘱咐患者上方续服 5 剂。另取 5 剂，加苍术、白术、石楠藤、鹿茸、木瓜、淫羊藿各 60g，红糖 600g，生姜 90g，纯粮白酒 10L，同泡 1 个月，每饮 25 ～ 50mL，日饮 2 次，亦可加热外擦患处。避风寒，适劳逸。以继续治疗，争取以后少复发，或复发时症状很轻，不影响正常生活劳作。

随访：朱某按我所嘱，汤药尽剂，续饮药酒，并加热揉擦患处。复发次数减少，复发时症状明显减轻，基本未再为他的老风湿病苦恼。

附：通痹止痛膏药方

当归、川芎各 60g，红花 120g，生黄芪、防风、桂枝、千年健各 60g，独活 120g，生川乌、生草乌、马钱子各 60g，羌活 120g，川牛膝、续断、金毛狗脊、乌药、细辛、麻黄、伸筋草、防己、白芷、苏木各 60g，鸡矢藤 120g，赤芍 60g，穿山甲 30g，乳香、没药各 90g，小茴香、全蝎、乌梢蛇、透骨草、祖师麻、两面针、雷公藤、姜黄各 60g，芝麻油 5000mL。

将上药浸泡于油中，春夏五日夜，秋冬七日夜，用铁锅文火慢熬，将药煎至焦枯，离火待温，用纱布滤去药渣，复煎油至滴水不散，离火，称净油重量，每油 500g，加炒透黄丹，春夏 220g，秋冬 190g，边下丹边用桑枝或槐枝搅动，令丹充分融化于油中，慢火缓熬至油乌黑或深褐色为度，离火待微温收膏。放半月去火毒，即可摊于纸或布上，贴于患处。

此膏温经散寒，活血止痛。用于风湿痹痛，跌打伤痛，颈腰椎突，肩臂腰脊髋膝等处疼痛麻木、活动不便等症。

按语：加减独活寄生汤，用于风湿痹痛日久或颈腰椎突出等症，内服外敷。或再加饮药酒，其效甚稳。同时用通痹止痛膏药外贴患处，其效更好。我几乎每天都接诊此类患者，仅用此法治疗，费用不多，安全实效，为很多患者所乐意接受。此方以补肝肾、养气血为君，活血通络为臣，随症加药为佐使，标本兼治，故对各种年龄段患者，只要运用得当，均能获得良好效果。但对行痹、热痹则不适宜。因此方偏于温热，仅适用于寒痹、湿痹及痹证日久，肝肾不足，或寒湿凝滞，气血失和，关节麻木疼痛等症。痹证不可概用此方统治，以免误治，反增痛苦。

我用此方已经超过 40 年，千里之外的患者时而有之。安全有效，花钱不多。待症状基本消除，即缓饮药酒，以巩固疗效。这是我用来治疗此患的成熟经验。但是，不能饮酒的患者很多，如糖尿病、高血压、消化道溃疡、冠心病等。不能饮酒的，效果比饮酒的差。因而，此方用之需慎，有待进一步完善。

胃脘痛经验方

胃脘痛，亦称胃痛，俗称心口痛。多由精神刺激、饮食失宜、气候变化而诱发。临证常分为肝气犯胃、脾胃虚寒、气滞血瘀等证型。肝气犯胃多由情志不舒、肝气郁结所致，其痛在胃脘及两胁。脾胃虚寒，表现为胃脘隐痛，泛吐清水，手足不温，大便溏泻。气滞血瘀，胃脘疼痛不移，恶心，便血。胃寒疼痛，疼痛突然发作，畏寒喜暖，得热则减。食滞者，原因多为饮食不节，胃脘胀满，嗳腐吞酸，呕吐不消化食物，吐后痛减，或大便不爽。

此病最为常见，属易愈屡犯之病。证型如上所见，屡犯皆为贪吃。应该养成良好饮食习惯，有规律，不暴饮暴食，使胃不再反复受到伤害，此病自会少得，或得病后容易治愈。俗话说"病从口入"，即指胃病而言。三分治疗，七分保养，仍与胃病有关。饮食有节，十分重要。

煅牡蛎 60g（先煎 30 分钟），海螵蛸 15g，延胡索 15g，丹参 60g，木香 12g（后入，煎 10 分钟即可），薏苡仁 60g。冷水武火煎开后，小火再煎至薏苡仁熟透（约 30 分钟），1 剂 3 煎，早、中、晚饭后半小时温服。或将薏苡仁炒熟，共研细末，每服 9～15g，日 3 次，饭后温开水冲服。

功用：制酸收敛，安胃止痛。主治胃脘痛由于饮食失常，饥饱无度，或空腹饮酒致醉，或喜食酸辣油腻生冷，屡伤胃腑，以致湿热气滞，红肿糜烂，甚至溃疡，胃痛泛酸，胀气疼痛，愈而复发，反复无度者。胃为多气多血之腑，故病则胀气疼痛，若泛酸明显，其痛更甚。注意饮食调节，十分重要。

方中煅牡蛎、海螵蛸收敛制酸；延胡索、丹参、木香活血理气止痛；薏苡仁渗湿健脾护胃。6 味和合，以成活血理气、制酸止痛之功。对证施治，屡获显效。

脾胃素虚，经常胃脘胀气，消化力较差者，加党参 15 ~ 30g，白术、山药、陈皮、砂仁、大枣各 6 ~ 15g，以健脾和胃，理气消食；素喜饮酒，或过食辛辣肥厚之物，自感"烧心"胃热者，加甘葛、石斛、芦根各 15 ~ 30g，石膏 30 ~ 90g，甘寒生津，以清胃热；脾胃虚寒，得暖痛减，受凉痛剧者，加高良姜、沉香、乌药各 6 ~ 12g，人参、白术各 9 ~ 18g，寒甚者加丁香、炮姜各 3 ~ 9g，以补脾益气，温胃驱寒，而达到迅速止痛效果；若兼夹积滞，泛酸胀闷，胃痛肠鸣，甚至呕吐酸腐，泻下恶臭，肠鸣胀痛者，加藿香、厚朴、枳实、酒制大黄、木香各 6 ~ 15g，以消食荡积，迅速恢复脾胃中和之气，疼痛自然平息。其余兼夹诸症，视其所兼，审证求因，对病对证加用药物。

案例 1 李某，男，47 岁。1994 年 5 月 20 日诊。自诉："胃痛泛酸已经 20 年之久，近来越发严重，痛时如一股酸辣汤自中腹部而上，直冲心口，上至咽喉口腔，其痛苦之状犹如针刺刀割，前胸、后背疼痛难忍。多处治疗，效果都不理想。很多熟悉我的医生见到我都摇头，现有治胃病的药都给你用遍了，等出新药你再来吧！后来听说不少老胃病您都治好了，特慕名而来求治。"察患者形体偏于消瘦，面色萎黄乏泽，舌质暗淡，中部有隐隐暗紫瘀斑，舌苔黄厚而腻，脉来弦滑。辨证：脾虚湿恋，气滞血瘀。治宜健脾渗湿，活血理气。思其疼痛之状，如泛酸刺痛，疼痛难忍，治法当先控制胃酸，佐以活血理气、渗湿护胃之法为先，用本方 7 剂，煎服方法如方下注。

1 个月后患者来告知："上方已服 20 剂，痛苦减去大半，效果很理想。"胃痛、泛酸虽然明显减轻，疼痛大减，但久病脾虚，湿恋胃弱，消化吸收不佳有待改善，只有如此，病愈后方能避免反复发作，疗效得以巩固。嘱患者原方续服 1 个月，另将原方加入人参 15g，白术 18g，山药、佛手、砂仁、甘葛各 15g，取 7 剂，共研细末，蜜丸绿豆大，每服 9g，日服 3 次，温开水送服，以标本兼治，巩固疗效。随访：多年胃痛基本痊愈，体重增加，工作无碍。

案例 2 张某，男，39 岁。1987 年 7 月 10 日诊。该患者我很熟悉，他原本身体很好，无奈嗜酒无度，常常空腹暴饮致醉，如此不到 3 年，胃部不时疼痛，经常口吐酸水，食欲减退，渐渐体重减轻，精力下降，体力大不如前。经过四诊分析辨证，与李某病情近似，亦用本方调治，1 个月后复诊。1 个月后，病情大为好转，嘱咐他续服半月，并将原方 5 剂量共研细末，每服 9g，日服 3 次，温开水送服，以巩固疗效。

2 年后偶遇患者，见其气色精神已与常人相近，问及病况，张某答道："服药至 3 个月后，胃痛基本消失，遵先生嘱咐，完全戒酒，饮食有规律，病愈后身体逐渐好转，不到 1 年体力亦基本恢复，劳作正常，谢谢先生！"

案例 3　汤某，女，59 岁。2001 年 2 月 10 日诊。自诉："胃病很多年了，不到 20 岁时就经常胃痛，特别是吃酱菜下白粥、红薯、汤圆等较甜食物，不到半小时胃中即嘈杂难受，随之便上泛酸水，自胃以上像刀割一样痛，反复治疗，反复发作，总是不能治愈，精力下降，容易疲劳。"患者精神一般，面无光泽，形体偏瘦，舌质淡暗，舌苔微厚而腻，脉细弦。辨证：脾胃虚弱，气滞血瘀。治宜健脾和胃，理气散瘀。用本方加党参 30g，白术 18g，砂仁 12g（后下），以助本方健脾和胃、制酸止痛之功。1 日 1 剂，连服 10 剂，半月后复诊。

2 月 26 日二诊。自诉："疼痛、泛酸明显减轻，几乎未再出现刺痛。"鉴于用药已经对症，病情好转，嘱患者原方续服 10 剂，继续治疗。再取药 5 剂，共研细末，每服 9g，1 日 3 次，饭后用温开水送服。并嘱咐患者饮食一定要有规律，以温和容易消化为要，勿食生冷焦硬、甜酸、油炸、辛辣、过度油腻等不易消化伤胃之物，争取病愈后效果巩固。随访 3 年，王某胃痛、泛酸愈后基本未见明显复发，身体日健，劳作无误。

案例 4　黄某，男，55 岁。1999 年 3 月 5 日诊。自诉："胃痛多年，痛时背胀脘闷，口干口渴，烦躁烧心，呕吐酸腐，气味刺鼻难闻，大便时溏时秘，有时甚至干燥难解，肛裂便血。中西医治疗都有效，只因忌不了口，特别是戒不了酒，一日三餐，无酒不吃饭，胃痛逐年加重，用老办法治疗几乎无效。"观患者面色暗红，呼出之气带有浓浓的酸腐酒气，十分难闻。舌质暗红，舌苔黄厚而腻，脉象滑实有力，左关兼弦。辨证：湿热偏盛，气滞血瘀。舌苔黄厚而腻，脉象滑实有力，加上面色暗红，皆为湿热之象。左关兼弦，木乘土位，肝气犯胃，因而气滞胃痛也。此类胃痛，大概占胃脘痛五成有余。若不能彻底戒酒、饮食规律，其病虽小，很难痊愈。做到"食饮有节，起居有常，不枉作劳"十分重要。病愈后能继续忌口的，常有二三十年不复发的。我给黄某反复讲清其中利害关系，他似乎有点明白，表态愿意配合治疗。我将原方中加入甘葛 24g，黄连 12g，石斛 30g，酒大黄 9g，以甘寒生津解渴，荡涤肠胃湿热，配合主方制酸止痛之功，寄希治愈本病。先服 5 剂，服用法同方下注，见效后复诊。

3 月 15 日二诊。自诉："服药前 3 剂无明显效果，5 剂服后才感觉胃中舒适，其他症状也有明显减轻。"用药对症，续服 10 剂。

3 月 31 日三诊。患者暗红面色已明显转为红黄而润，舌质淡红，舌苔白而不厚，津润，脉来缓滑而匀，胃病向愈之象显露。患者亦很高兴，主动要求配1料丸药坚持治疗，希望病愈后不再复发。将首诊方10剂共研细末，每服9g，日服3次，饭后温开水送服，并再三叮嘱一定要严格忌口，遵照《内经》相关要求，养成良好习惯，争取病愈后不再反复。患者一一允诺，很有决心。

随访：患者病愈后继续忌口，改掉了以前很多不良饮食习惯，长达10年的胃痛、泛酸未再复发，身体较以往明显健康，自己风趣地说："我第一次听医嘱，没想到换来了'返老还童'，真划算。"

案例5 2005年8月5日上午9时许，一年近七旬老者不按秩序强行挤进门诊，问道："看你这么忙，病人这么多，你会看胃溃疡吗？"我应道："可以试试。"患者似乎不悦，未吭一声便离去了。待到过了12点，老者又进来看了一眼，见依然还有十余人在排队等待，老者似乎要说什么，但犹豫片刻又离去了。翌日老者复如是，等到下午快2点，依然不快地离去。其实别人早给他说过要排队，老者就是不愿意，要随到随看，可能是对我尚不信任，所以只抱着试试看的心态。而我自从临证以来，从不毛遂自荐，谨遵"医不靠门"之规，加上等待的病人很多，确实无暇和他多聊。连续3日，老者如是进进出出。

8月13日我依然提前半小时上班，进去一看，老者排第一个，他将多次胃镜检查结果让我看，老者在10年前就患上胃十二指肠球部溃疡、糜烂性胃炎，余检查均正常，实为难得一例单纯胃脘痛患者。细观患者气色精神与无病之人相似，舌质乏泽，隐隐有瘀斑，舌苔花剥，成块镜面，连片苔厚而腻，苔色偏黄。脉来六部滑象，细寻兼有弦革而至，尤以两手关部为明显，失于和缓。此亦肝气犯胃、肝胃失和之证。从舌脉上看，久病胃阴虚损，所以出现舌苔花剥；滑主湿，弦革主肝血失活，故有隐隐瘀斑；斑状镜面与厚腻苔，示胃阴不足，湿热相兼，故见糜烂溃疡，气滞疼痛。问及饮食习惯与大便形色，答道："宁可三顿不食，不能一餐无酒。且喜辛辣油腻，清汤寡水我懒得吃。几乎所有医生都要我戒酒，远离辛辣刺激性食物，少活十年何妨？口福不能削减！大便偶尔黑色，医生说是上消化道出血，与胃溃疡有关。"

我听了心里犯难，虽然这类病人不少，但好不容易遇到一个单纯胃脘痛患者，理应不难治愈，可是患者竟如此在乎"口福"，难怪多年溃疡久治不愈。无奈之际，我仍然苦口婆心地给他反复讲明胃脘痛的致病原因就是饮食不当引起，必须改变饮食习惯，方能治愈的道理。否则，无论什么方法都难以从根本上起作用。我用了半个小时给他讲道理，等候的其他患者也都纷纷帮着劝说。老者看到此情此景，似有感动之意，便勉强答应服药。将原方加甘葛24g，石斛30g，仙鹤草30g，蒲公英24g，山药、粳米各18g，养阴生津，凉血止血，兼以护胃，以助本方之力。先服5剂，服用法同方下注。服后效果满意，再来复诊，切勿间断时间过长。

8月20日二诊。自诉："先生果然名不虚传，服药5剂，病情大为减轻，效果我很满意。只是忌口对我来说很难啊！想到先生用心良苦，我还是配合治疗。"药已对症，原方续服5剂。

8月28日三诊。患者花剥苔基本消除，虽然与常人相比尚欠均匀，但与初诊时比较已经大有好转。问及胃痛、大便有无变化？答道："大便成形、色黄，已有5日未见黑便，已3天未感到疼痛。"病情继续减轻，二诊方续服10剂，另取5剂共研细末，蜜丸绿豆大，待汤药尽剂，接服丸药。每服9g，日服3次，温开水送服，以继续治疗。

连续3年随访，服汤药不到20剂时，胃脘痛基本消失，后接服丸药，并坚持忌口，病情未见反复，身体亦较以往健康，本人非常满意。

按语：此方是我临证数十年经验心得，无论胃炎还是溃疡，凡胃酸过多，胃至胸咽部刺痛，甚至连及背部胀痛者，用之皆效。如有冠心病者，可加入川芎、三七、红花适量，效果亦佳。"十人九胃病"之说不虚，故拟此方，用于治疗胃酸过多及其他原因引起的胃脘痛，若能对证加减，效果甚是稳妥。

呃逆经验方

呃逆，俗称打嗝，是胃气上冲喉间，呃逆连声，声短而频的一种症状。多与膈肌痉挛有关。偶尔发生者，大多轻微，可以自愈。若持续不已，应及时治疗。若发生在其他疾病的过程中，须防病情严重。此病的发生多与饮食、劳累、精神刺激、久病体虚有关。临证有虚实寒热的不同。胃寒，呃逆声沉缓无力；胃热，呃逆声洪亮有力；胃虚，呃逆声微弱而缓，精神不振；胃实，呃逆声频而有力，胃脘胀满。临证所见大多是病程较长，寒热虚实夹杂，呃逆声频作，胸痞脘闷，甚至呕吐痰涎、清水、食物等。今拟此方，亦是应对大多数患者病情而定，如能临证活法，因人因证加减，见效甚速，治愈率也很高。

人参、白术、苏子、厚朴、半夏、砂仁各6～15g，赭石6～12g，丁香3～9g，柿蒂9～18g，甘草3～9g，生姜3片，大枣6～15g，粳米15g。

方中参、术益气补脾，苏、朴、夏、砂、赭温中降逆，丁香、生姜温胃散寒止呕，柿蒂涩敛以治虚逆，甘草、枣、米和诸药而养脾胃。

功用：宽胸降逆，和胃止呕。用以治疗脾胃虚寒，心下痞满，呃逆气嗝，或病后胃气虚弱，或脾胃虚寒，痰湿壅阻，或肝胃失和，气逆不降，以致胸脘憋闷、呃逆呕嗝等症。

加减：胃热去生姜、半夏，丁香减量，加竹茹、芦根各 12～24g；气不虚去人参；胸背胀痛，时或胁腹气胀疼痛，加乌药、木香、香附；泛酸胃痛加牡蛎、海螵蛸；痛甚加延胡索、沉香。余随症。

案例 1　张某，女，33 岁。2000 年 2 月 20 日诊。自诉："起因为吃饭时怄气，当时未在意，饭后即感到胸闷憋气，打嗝不停。以后凡逢怄气便嗝，现在已经 3 年有余。有的医生说是梅核气，有的说是慢性咽炎、食管炎，也有说是胃痉挛的，治疗均无明显效果，而且越来越重。即使不怄气，嗝声也不停，前胸、后背憋闷疼痛，脘腹胀气，饮食无味，体质下降，甚至干轻活都力所不及。"观患者面色萎黄，舌质淡红，舌苔白微腻，脉象细涩微弦。辨证：中焦虚寒，肝胃失和。治宜和胃降逆，温中散寒。用本方 5 剂，水煎温服，药渣宽水再煎，加入陈醋 150mL，适温泡足。

3 月 2 日二诊。自诉："打嗝完全止住，憋气尚未明显减轻。"复诊其脉象与首诊时比无明显变化，原方加乌药、香附各 15g，以疏肝理气，温胃止痛。续服 5 剂，煎服法同首诊。

3 月 10 日三诊。自诉："憋气消除，胸部舒畅，打嗝似乎已好，只是担心复发。"复诊其脉，缓匀之象，细涩微弦已去，病趋痊愈。为巩固疗效，仍将二诊方再取 5 剂，共研细末，每服 6～9g，日服 3 次，温开水送服，继续治疗。

随访近 3 年，呃逆治愈后未再复发，健康状况已恢复到病前，劳作不误。

案例 2　朱某，男，49 岁。1991 年 6 月 5 日诊。自诉："胃胀胃痛多年，经常吐清水酸水，遇寒遇热，或饥或饱，或劳累过度时，胃部就会疼痛，受寒和饥饿时最为明显。尤其是欲嗝而不出，气憋胸前，很是难受。有时嗝气夹酸腐食物而出，刺激胸脘咽部，痛如针刺刀割，全身无力。"观患者嗝声不绝，不时捶胸，面带苦容，情绪不宁之状，甚是痛苦。察其舌质淡红，舌苔白腻，脉来虚细无力，偶见缓散。辨证：脾胃虚寒，气逆膈中。治宜温中散寒，理气和胃。用本方去赭石平逆重镇之味，加陈皮、乌药各 15g，以理气和胃，5 剂。水煎温服，药渣加生姜 100g 宽水煎煮，适温泡足。

6 月 12 日二诊。自诉："嗝气能顺畅而出，胸脘胀闷减轻，泛酸偶尔还有，饮食知味，但不敢多食。"观其舌质、舌苔与首诊时比无明显变化，仅白厚苔略退，脉转小缓之象。此乃脾胃之气转向顺和之兆，说明用药对症，已见效果，上方续服 5 剂。

6 月 20 日三诊。自诉："打嗝已基本消除，胸前憋气胀痛大减，有时偶泛清水酸水，食量仍不敢加。"复诊其脉，续见缓和。鉴于吐清水、酸水未减轻，上方再加煅牡蛎 30g，高良姜 12g，以温中散寒，收敛制酸。取 7 剂，共为细末，每服 9g，日服 3 次，稀粥或温开水送服。嘱患者要饮食规律，切勿饥饱无度，暴饮暴食，勿食生冷焦硬之物，勿生气时进食，要心情开朗，劳逸适度。

随访 3 年，末药服至一半时，症状消除，2 年余未见反复，劳作正常。

案例 3　刘某，女，49 岁。1990 年 7 月 10 日诊。自诉："我算是老嗝病了，初起几年不严重，没当回事。近五六年来打嗝越来越频繁，有时嗝打不出来，胸前憋闷，后背胀痛，若遇寒凉病情更重，吃饭都受影响，否则噎堵胸脘，憋闷难忍。"见患者嗝声不绝，引颈捶胸，十分痛苦。面色暗淡，舌质灰暗，舌苔薄腻，脉来细弦而迟。辨证：中焦虚寒，痰湿阻遏。治宜温中益气，和胃止呃。用本方加炙黄芪 24g，焦白术 18g，益气健脾。5 剂，服用法同朱某案。

7 月 18 日二诊。观患者嗝声减少，痛苦之状亦轻。舌质微红，苔腻亦退，脉转缓象。病情好转之快，令人诧异。刘某也谢声不绝，对效果十分满意。将上方续服 5 剂，仍做汤剂煎服。另取 5 剂，共研细末，每服 9g，日服 3 次，稀粥、淡姜水、白开水送服均可，继续治之，以巩固疗效。

随访近 3 年，患者共服汤药 10 剂、末药 1 料，嗝病全愈，2 年嗝病未作。

案例 4　张某，男婴，1 岁 6 个月。1991 年 9 月 10 日诊。患儿母亲代诉："小儿常在哺乳后，或饮水稍凉，或吃东西稍快，打嗝不止，待拍胸捶背片时，方能渐止。若加感冒，又咳呛、打嗝同时出现，有时脸憋得通红。多处治疗，只能减轻一时，不久症状如前。"观患儿嗝声断续不止，嗝甚时呛吐食物夹杂痰涎，其母不停地拍捶其背部。患儿面色㿠白，形体偏瘦，舌质淡红，苔白微厚津润，指纹淡青。辨证：脾肺虚寒，痰饮阻遏。治宜温肺化痰，健脾和胃。用本方加减，人参、白术、茯苓各 5g，陈皮、砂仁、厚朴、姜半夏各 3g，丁香、柿蒂、甘草各 2g，生姜 1 片，大枣 1 枚，粳米 5g，3 剂。用武火煎开后，小火再煎半小时，1 次煎取约 100mL，分 4 ~ 6 次温服，一日夜饮尽。1 剂 2 煎，2 日尽剂，3 剂共服 6 日。注意保暖，饮食勿进生冷油腻及难以消化之物。

9 月 17 日二诊。见患儿已未呕嗝，面色已见微红，舌苔薄白，指纹淡青亦不明显。病情明显好转，上方续服 3 剂，可 3 日 1 剂，3 剂共服 9 天，缓慢调治，以巩固疗效。随访 2 年余，患儿呃逆、呛咳未再复作，身体渐渐健壮。

按语：此方用于呃逆，属于脾肺虚寒，或胃气上逆，嗝声不绝，胸闷憋气，或喘逆胀闷等症，如能辨证无误，略作加减，用药得当，其效果之速，立竿见影，如汤泼雪，从无用之无效者。个人经验小结，仅作临证参考。

耳鸣经验方

耳鸣，即不自主的耳部鸣响，有一侧鸣响的，亦有双侧同时鸣响的，常分为虚、实二证。实证多因肝火上逆，或肾水不足，相火过旺，或痰火所致；虚证多属肾阴亏损，或中气下陷。实证鸣声粗壮，起病多急；虚证鸣声细缓而弱，绵绵不绝。临证所见，虚实夹杂者居多，久鸣难愈者尤多。初起实证因于肝火上逆、相火过旺者易愈；鸣久肾阴不足，或兼脾虚气陷，或长期睡眠不足，思虑过度者难瘥。耳鸣属于虚实夹杂者，病程较短，或实证属于肝火上逆者，疗效较为可靠，均能在较短时间内见到效果。方药如下：

生地黄 24g，牡丹皮、泽泻、茯苓、山药、山茱萸各 15g，知母 18g，黄柏 12g，蝉蜕、磁石各 18g，通草、黄芩、龙胆草、石菖蒲、远志各 15g，甘草 6g。水煎温服，1 剂 3 煎，早、中、晚饭后半小时服。药渣宽水煎，加陈醋半斤泡足。

方中前 8 味为知柏地黄汤，滋补肾阴，而泻相火（俗称肾火，尿赤热而量少，心烦梦遗，甚至盗汗）；蝉蜕散风热；磁石滋肾通耳窍；通草利水；黄芩、龙胆草清肝胆实火；石菖蒲通窍；远志宁心；甘草清热而和诸药。

功用：滋肾养阴，清热通窍。用于肾水不足，相火过旺，耳鸣心烦，夜寐盗汗等症。

加减：素喜饮酒，胃阴不足，耳鸣伴烦渴者，加甘葛、枳椇子、麦冬各 15～30g，以清热生津，解酒除烦；大便秘结，肠胃火偏旺者，加酒制大黄 9～15g，郁李仁 12～18g，以清热润肠通便；脾胃虚弱，中气下陷者，加炙黄芪 15～30g，人参 9～15g，升麻、柴胡各 6～12g，白术 9～15g；梦遗失精，或夜寐盗汗，耳鸣眩晕，腰酸健忘者，加桑螵蛸 9～15g，芡实、枸杞子、莲须、龙骨各 15～30g；失眠或多梦易醒者，加朱砂 3～6g，琥珀 9～12g，珍珠母 15～30g。余随症。

案例 1 曾某，男，53 岁。2005 年 10 月 5 日诊。患者面色暗红，声粗音重而干，近似沙哑之状，近前闻到浓浓酒气。观其舌质暗红乏津，舌苔黄厚干糙。

切其脉象，滑实有力，与洪脉接近。辨证：三焦湿热旺盛，肺肾津液亏乏。问及近来饮食状况？答道："会朋友，办事情，连续半月不停，饮酒熬夜，抽烟打牌，没有歇息之时，以致我耳鸣心烦，口苦咽干，半边头痛，食不知味，夜难入睡，小便黄赤，大便数日不解，脘腹痞闷，全身乏力。尤其是耳鸣特别厉害，头颅内响声如雷，昼夜不停，弄得我如丧魂魄，不知所措。"

根据以上所见，此人耳鸣属于实证夹虚无疑。实者，饮酒熬夜过度，以致湿热过旺，肝火上逆，所以口苦心烦，耳鸣头痛；虚者，连续熬夜，睡眠不足，以致肾阴亏损，肾水不足，水不涵木，所以头痛耳鸣。治当标而本之，先清酒毒湿热，加以滋肾养阴，用标本兼治之法，以除其耳鸣诸症。用本方加甘葛 30g，酒大黄 12g，车前子 60g，以生津解酒，通利二便，以助主方解除耳鸣等症之苦。3剂，煎服法同方下解。服药期间，一定要彻底戒酒，饮食清淡，保障睡眠，勿操劳过度，以配合治疗。服药如果见效，尽剂速来复诊。

10月9日二诊。患者进门便连声说道："谢谢老先生！遵您所嘱，按时吃药，注意忌口，服药至第 2 剂耳鸣减轻，3 剂尽剂，耳鸣、头痛消失，小便清利，大便顺畅，饮食知味，睡眠基本恢复正常，精神也好多了。"观曾某面色已退至浅红，舌质暗红消退，舌苔白而不厚、微腻津润，脉来缓滑，洪实之象消退，湿热之势衰矣。病势衰退，将甘葛、车前子、酒大黄各减半，续服 5 剂，以巩固疗效。曾某共服药 8 剂，耳鸣等症痊愈。续访 3 年，未见复发。由于患者从此基本不再饮酒熬夜，饮食保持清淡，不过度操劳，因而病愈后长达 3 年未再复发。

案例 2 吕某，男，51 岁。2007 年 11 月 5 日首诊。我很熟悉吕某，平素身体很好，除血糖、尿酸偏高外，无其他疾病。今日一进门我看他面色憔悴、眼袋下垂、精神不振的样子，心里不免猜疑，遂问道：你近来是否熬夜过度？饮酒过多？还是操劳过度？答道："您说的都有，但最重要的是耳鸣和失眠，吃饭不香，胃中满闷，心烦不安。"视其舌质暗红，舌苔微黄厚腻，脉来滑数，两关兼弦。根据以上反应，辨证亦属湿热偏旺，肝胃失和。治法应以清热利湿、滋肾通窍为主，兼以平肝和胃、安神宁志。用本方加白术 15g，砂仁 12g（后下），朱砂 3g（分 2 次，用汤药调服），珍珠母 30g，酸枣仁 18g，3 剂。煎服法同曾某案，见效后及时复诊。

11月9日二诊。面色已显微润，眼袋明显消退，精神稍振，知其病情已有好转。复诊其脉，滑而稍缓，弦象已去，邪退之象也。再观其舌象，质红而不暗，苔白而不厚腻，此为湿热消退之征。问及症状如何？答曰："睡眠正常了，吃饭知道香了，精神稍振，耳鸣声小，断断续续还能听到。夜深人静时，更为明显。"考虑患者体质尚健，加上平时亦喜饮酒熬夜，因而肾水不足，肝火上逆，以致耳鸣不止，绵绵不绝。非重镇之味，恐难奏效。将原方中生地黄用至 45g，以滋补肾阴而壮水之源，再加赭石 18g，以养阴血而镇虚逆。续服 3 剂，服用法同首诊。药渣加陈醋泡足，以平肝降逆，舒缓疲劳。

11 月 13 日三诊。自诉："精神、饮食、睡眠继续好转，头脑亦感清醒，耳鸣几乎停止。喝了点酒试试，好像又有点小鸣声。"诊其脉症，未见异常。并嘱咐他切勿饮酒，饮食一定要清淡，保障睡眠，精神保持舒缓安静。再服上方 5 剂，以巩固疗效。共服汤药 11 剂，耳鸣痊愈。随访 3 年，未见复发。

案例 3 王某，女，31 岁。2001 年 3 月 1 日诊。自诉："怄了一场狠气，3 天只喝酒不吃饭，头脑昏昏沉沉四五天，随之头痛耳鸣，睡不着觉，口干口苦，心烦易怒，全身乏力，好像换了一个人似的。到医院检查，说我没病，可就是耳鸣不止，饮食无味，夜不能寐，精神精力日渐不支。"视其面色枯糙，舌质暗红，舌苔黄糙乏津。切其脉象，细数兼弦。辨证：肾阴不足，肝气上逆。治宜平肝降逆，滋肾通窍。用本方 3 剂，服用法同案例 1。

3 月 9 日患者来告知："服药 1 剂病情减轻，服至第 2 剂耳鸣全止，3 剂尽剂，其病若失，饮食、睡眠、精神已和病前相近。特来谢谢先生。"

随访：王某耳鸣痊愈后 5 年未见复发。可见年轻体壮，素无它病，偶因怄气饮酒突发耳鸣之人，只要平其肝气上逆，滋其肾水退热，其窍自通，其鸣自止。其见效之快也在于此。唯独长期用脑过度之人，肾阴长期受损，加上思虑伤脾，久则气陷，清阳不升，浊阴不降，脾肾两虚，而致耳鸣绵绵不绝，或称之为神经性耳鸣者，治之效果就远远不如新起暴急之症快。如下例黄某患者，就是如此。

案例 4 黄某，男，55 岁。1995 年 2 月 28 日诊。自诉："耳鸣已经 20 年，起初左耳断断续续鸣响，状若小知了在耳内鸣叫（较小的蝉鸣声），因为不痛不痒，也不影响听力，也没在意。继而右耳亦开始鸣叫，声音虽然不大，但一到人静时，或在没有其他声音的环境中，便听到此起彼伏、时高时低、时大时小的鸣叫。近几年又有夜间胸背出汗，身体感到力不从心。到过多家医院检查，都说是神经性耳鸣，都说很难治愈。我越是把它当回事，它就越是鸣响得厉害，很是影响情绪。"黄某从教多年，是个责任心比较强的人。由此可知，他用脑过度，睡眠不足，以致心肾不交，虚火上炎，是引起耳鸣的主要病因。细观其面色，憔悴夹痛苦，萎黄无光泽，舌质暗淡，苔薄黄乏津，脉来六部俱细而偏沉，无力兼微数。肺肾阴虚，心火偏旺，乃是其主证。

类似于黄某耳鸣者，临证颇多。治疗起来，如理乱麻。急则恐伤正气，缓则很难见效。加上病人本来就心烦着急，即使丰富经验的大夫也难以在较短时间内使患者满意。可是大多数病人都想吃药就见效，能够分清轻重缓急的人不多，有耐心的人更少。借题抒发感受，眼前患者待治。治法：滋肾养阴，清热镇鸣。用本方加赭石15g，以养阴血，镇虚逆。5剂，煎服法同方下注。

3月9日二诊。自诉："服后睡眠略有改善，心烦稍安，耳鸣效果不大。"视其面色略显润泽，苦楚之容似有缓和，舌质、舌苔无明显变化。复诊其脉象与首诊相近。用药不能说未对证，就是效果不显著。思之良久，久病正气必虚，患者于前胸、后背夜寐盗汗，肺肾阴虚毋庸置疑。本着"多而不乱，少而不漏"的用药原则，将上方加入生脉饮、龟甲（西洋参15g，麦冬18g，五味子6g，龟甲9g），以助肺肾之阴，滋补止汗。7剂，煎服法同首诊，有效继续治疗。

3月20日三诊。患者精神气色较二诊时续有好转，舌质现正红、亮泽，脉来小缓之象。乱麻已有头绪，仍守原法，二诊方续服7剂。

3月29日四诊。患者面部苦容尽失，气色接近常人，进门主动告知："盗汗已止，精神、饮食基本正常，睡眠踏实，右侧耳鸣已除，先起的左耳鸣声也明显减弱。"续用二诊方，汤丸并进，有望完全治愈。嘱咐患者：汤药每月服5～10剂，其余时间服丸药。丸药亦用二诊方配制蜜丸，每服9g，日服3次，温开水送服。如果症状完全消除，可单服丸药，巩固疗效。

随访：3年来多次遇到黄某，问及耳鸣病情，黄某说："虽然没有断根，但影响已经不大。心情不好的时候，或睡眠不足，或少量饮酒，有时左耳还会出现轻微鸣声。只要不过度操劳，保障睡眠，不饮酒，心情平和，鸣声基本消失。能治到这个程度，我也算满意了。"

按语：根据个人临证体会，如黄某一例，若是患者缺乏耐心，急于求成，那可真是治不好。反过来，病程短，正气不虚，单纯因于饮酒过度，或因暴怒肝气上逆，或因连续熬夜失眠而致的耳鸣头痛、心烦易怒等症，则治之易愈，而且见效迅速。

头发脱落经验方

头为诸阳之会，发为阴血之余。肝阳偏旺，风火上扰，阴血耗损，毛发失养，或头油过多黏腻，或头皮干痒白屑。再加上睡眠不足，过食辛辣油腻，精神压力超重，肾阴持续耗伤，风火越盛，毛发岂不枯燥、脱落？譬如草木稼禾，久旱无雨，何以茁壮？物异而理一也。今拟此方，首以滋阴养血，次以疏风润燥，风息火退，毛发得以滋养，加之改变生活习惯，精神减压，脱发无论男女轻重，大多都能控制，甚至完全治愈。

当归、生地黄各 15g，何首乌、桑椹、枸杞子各 24g，车前子 30g，牡丹皮、山茱萸、天麻、防风、荆芥各 15g，杭菊花、黄芪各 18g，甘草 6g。

方中当归、生地黄、何首乌、桑椹、枸杞子滋肾养血，益精生发；车前子益肾之阴，利水清热而不伤肾真；牡丹皮泻血中伏火；山茱萸温补肝肾，固精秘气；天麻、荆芥、防风、杭菊花疏散风湿，去屑止痒；甘草调和诸药。诸味相合，以成滋肾养血、疏风止痒之功。用于治疗头屑过多，头发枯燥，头皮瘙痒，或头油发腻，引起头发脱落等症。我以此方为主，对证施治，效果基本满意。少数人效果较差，一是未按医嘱服用，中途放弃治疗；二是只内服不外洗，嫌有中药气味。其实用药渣煎水洗发，越洗发质越好，光亮润泽，更重要的是滋养头皮，祛风止痒。凡能坚持治疗、内服外洗的患者，十有八九都可以完全治愈。本方无不良反应，安全实效，药物常见。附案例若干如下，可以参考对照使用。

案例 1 刘某，男，27 岁。1992 年 6 月 1 日诊。自诉："先是夜间脑后头发毫无知觉地脱掉一大块，继而头顶陆续掉发。先掉的地方头发生长缓慢，长出来的头发细而扭曲、枯燥。继续脱掉的多，新生出来的很少。头皮瘙痒，白屑很多，天天洗涤，依然如此。持续已近 3 年，也吃过很多药，凡是有名气的方药几乎都试过，就是治不好。"看刘某脑后至头顶光秃秃的，毛发稀疏，萎黄枯糙，头皮暗红，未脱之发白屑与油腻交织其中。显然是肝肾精血不足，风火上扰，应与不良饮食习惯有关。观察患者形体壮实，红光满面，精神振奋，精力充沛，乃健康无病之形态；再令其张口细看，舌质暗红，舌苔微黄厚腻；切其脉象，滑实而数。问其工作生活习惯？答曰："尚无固定工作，生活无规律，常常通宵不眠，和朋友聚会，饮酒、打牌、吃夜宵，生活起居皆无规律。"由此可见，刘某虽然体健，但其舌质暗红，苔黄厚腻，脉滑数，一派湿热之象，皆因其不良生活习惯所致。熬夜损肾伤阴，饮酒助湿生热，其致病之因明矣。在开药前，我反复叮嘱患者：要想控制脱发，保住现有头发不再脱落，同时促进健康新发再生，争取 2 个月能够达到目的，你首先要饮食有节、起居有常、不妄作劳，还要饮食清淡，坚持治疗，内服外洗，不可间断。刘某很配合，对我的要求都一一允诺。用本方 10 剂，水煎，早、中、晚饭后半小时温服。药渣用大锅宽水煎数沸，适温洗头数分钟，不可用清水冲洗。再将洗头药水加热，兑入陈醋 250mL，泡足 20 分钟左右。白天内服，晚间洗头泡足。服药期间，不能用任何洗发剂，远离烟酒、海鲜及一切荤腥油腻，心情平和，保障睡眠。不能食绿豆（可解药性，降低功效），勿饮茶与咖啡，以免影响睡眠。

6 月 12 日二诊。自诉："按先生所嘱，内服外洗，服至 5 剂以后，脱发减少，头皮屑及油腻逐渐去掉。前 3 天讨厌洗头后有药味，头发黏腻，以后越洗越好，光亮顺畅。总之，效果很好。"药已对症，再将养阴益精的何首乌、生地黄各加至 30g，续服 20 剂，服用法同首诊。

7 月 5 日三诊。刘某面带喜悦，异常高兴地说："谢谢老先生，我的新发已生出，发质很好，请您再开 20 剂好吗？"我仔细观察患者头部，见其新生之发与原来未脱之发相比，亦黝黑光亮，粗细相当，已经达到临床治愈目的。但未想到的是，患者好像吃药上瘾似的，恳切要求再开 20 剂，能多开点更好。他说："您的药不但治好了头发，精神、精力也比以前更好，想多吃点巩固疗效。"我想了想，此方多服亦无害处，但不必像治疗期间用量，可以 1 剂药服 2 天。用二诊方 20 剂，嘱其缓服，以巩固疗效。

随访：刘某脱发完全治愈，连续随访 5 年，脱发未再反复。他取得的好效果，不仅是药物的作用，更是他谨遵医嘱，改变生活习惯，加上坚持治疗的功劳。

像刘某这样的患者很多，取得的效果也出乎意料的好。记得 15 年前看过 50 岁李某、33 岁马某（女），首诊时他（她）们头上几乎完全光秃，只剩下耳后颈脖半圈、宽不过 3cm 稀疏毛发。而他们未患其他疾病，竟然脱发如此严重！我当时勉强接诊，诚惶诚恐，生怕治不好有负患者期待。用方与刘某同，出乎意料的是，效果比刘某还好、还快，不到 2 个月都生出满意新发，我也感到欣慰。

案例 2　宋某，男，39 岁。2005 年 8 月 3 日诊。自诉："工作压力很大，经常陪人喝酒，多数都是不醉不归，长期睡眠不足，甚至夜寐遗精，搞得家里也不和气，头发脱落，几乎成了光秃，精神不振，记忆力明显下降，朋友们都说我是未老先衰。"观患者面色憔悴，目无神光，精神委靡，确实有点先衰的影子。观其舌质暗淡乏泽，舌苔灰厚而糙，脉沉细微数。辨证当属肝肾阴虚，精血不足。用本方加人参 15g，五味子 6g，莲须 18g，芡实 30g，龙骨 18g，以益气固精。10 剂，服用法同刘某。并嘱咐他尽量少饮酒，保障睡眠，心情舒缓，以配合药物治疗。

8 月 18 日二诊。看患者气色、精神无明显变化，已知其服药效果不明显。诊其舌脉，与首诊时相比，仅是舌质稍显鲜泽，灰厚苔略化，脉象如前。患者说："服药期间又陪人喝酒 3 次，基本都是大醉。10 剂药服后，仅感到精神好点，夜寐未再遗精，睡眠略微踏实，脱发略少。"其脉象、舌质、舌苔均与首诊无异，服药效果不明显。嘱其原方续服 10 剂，必须尽力改变现有生活习惯。

12 月 5 日三诊。自诉："因工作等原因，有 3 个月未能服药。掉发少些了，新生的很少，新生出来的发质很差，精力进一步好转。工作压力和生活习惯还是老样。"观患者气色精神、舌质、舌苔、脉象皆无明显变化。鉴于患者具体情况，我作为临证多年的医者，也感到有些力不从心。其中最大的障碍就是致病原因不能解除，精神压力，熬夜饮酒，再加上不能坚持按时治疗，要想在一定时间内治好，岂不犯难？无奈之际，只有用原方，汤丸并进，有空时服汤药，工作忙时服丸药。丸药用本方配制，每服 9g，日服 3 次。汤药依旧内服、外洗加泡足。坚持治疗 3 个月，看看疗效如何，再定下一步治法。

2006 年 5 月 20 日四诊。自诉："头发基本不掉了，新发生出来很慢，也不黑亮。精神、精力较以往要好些，仍然不能保证按时治疗，虽然尽力少饮酒，但工作需要，没办法，只有慢慢治吧。"鉴于这种情况，我只能"主随客便"，别无良策。便用三诊时的方法，汤丸并进，按患者能够做到的治疗。

随访 3 年，宋某脱发基本稳住，新生的头发不够理想，但身体较以往为好，睡眠改善，遗精未再出现。

按语：以上 2 例同为脱发，也都是年轻人，而治疗效果却大不相同。原因只有一个：刘某能坚持治疗，并随即改变生活习惯；宋某则恰恰相反，非但不能及时治疗，更重要的是无法改变饮食起居状况。致病原因不能消除，即使是灵丹妙药，也无法发挥作用。总之，本例疗效还算可以，断断续续治疗，基本控制脱发，精力有所提升，也算是个安慰吧！

案例 3 秦某，女，23 岁。2007 年 8 月 3 日首诊。自诉："自从上高中就开始脱发，也没时间好好治疗，头发越掉越多，头皮痒，头屑多，有时睡眠不实。偶尔治之，效果不是很好。今年大学毕业，父母要我请您治疗，需要我做什么，我一定配合。"看秦某气色精神并无大碍，脱发以头顶为甚，稀疏可见头皮。舌质偏于暗红，舌苔薄黄乏津，脉象细数。辨证：肺肾阴虚，精血不足。用本方 7 剂，服用法同刘某，内服、外洗加泡足，自服药起，不用任何洗发剂，心情平和，饮食清淡，不可熬夜。

8月12日二诊。自诉："遵您所嘱，一切按交代服用，服至第5剂时，头皮痒和脱发明显减轻，头屑也少了，效果很好。"观其舌苔转为薄白津润，切其脉象，虽细而数象退，药已见效，令其再服7剂。

8月20日三诊。自诉："脱发已止，好像在生出新发，其他症状早已消除。"鉴于脱发止住，新发复生，基本达到治疗目的，便将原方再取10剂，改为1剂服2天，其他用法同前。以缓调巩固疗效，促进新发生长。

随访：由于患者认真治疗，共服药24剂，脱发完全治愈，新发生长良好。不到半年时间，一头乌黑秀发复还本人。这又是一例能够遵医嘱、按法治疗、认真忌口所取得的满意效果。由以上3例来看，仅靠药物治疗，不能解除致病原因，再加上难以坚持服用，效果也就大相径庭了。这是实实在在的经验，有许许多多的案例证明，绝不是空穴来风，胡诌乱编。

鼻渊经验方

鼻渊，习惯称鼻炎、鼻窦炎、慢性鼻炎等。常见症状为头痛鼻塞，时流稠涕，呼吸不畅，声重状似感冒，因于肺经湿热上蒸于脑而致。此方源于辛夷散，结合临床常见病状加减而来。今人肺胃多热，故将原方中川芎、防风、木通易以薄荷、黄芩、牡丹皮、桔梗、甘葛。加苍耳子的本意，因其发散风湿，上通脑顶，下行足膝，外达皮肤，且善治头痛鼻渊。方药如下：

辛夷18g，细辛3g，白芷12g，薄荷、桔梗、黄芩、牡丹皮各15g，苍耳子、升麻各12g，甘葛15g，藁本12g，甘草6g。

方中辛夷、细辛、白芷、甘葛、薄荷、升麻、苍耳子、藁本味辛而散，解肌退热而通九窍；牡丹皮凉血止血，泻血中之伏火；桔梗泻肺散寒，载药上行；黄芩泻脾肺实火，三焦湿热；甘草甘平，可清可温，可升可降，调和诸药。诸味相合，以成宣散通窍、清热利湿之功。用于鼻渊（各种鼻炎）鼻塞声重、头痛脑胀、呼吸不畅等症，常收到满意效果。若有兼夹症，如痰多咳嗽，可加半夏、茯苓、陈皮等；血热鼻衄，可加生地黄、白茅根、仙鹤草等；咽痛干咳，可加川贝母、山豆根、枇杷叶等；肝阳上亢，血热头痛（包括高血压），可加天麻、钩藤、川芎、地龙、丹参等。余类推。

案例1 刘某，男，11岁。1999年3月5日诊。患者家属代诉："孩子3岁时一次感冒后，便经常鼻子不通气，睡觉张口呼吸，有时呼叫头痛，经检查说是过敏性鼻炎，反复治疗不能痊愈，若遇感冒，鼻塞、头痛加重。"看患者形体偏瘦，精神一般，舌质略嫌深红，舌苔白厚微腻，六脉偏浮微数。辨证：脾肺湿热阻遏，气道呼吸失畅。用本方 5 剂，量减半，水轻煎。用冷水泡半小时，煎开后小火再煎 15 分钟即可，1 剂 2 煎，饭后温服，1 日 1 剂。药渣用水约 5000mL，煎开即可，适温泡足。谨防感冒，少进辛辣及寒凉食物。

3 月 13 日二诊。问患者是否鼻塞轻些？答道："服前 3 剂鼻塞和以前差不多，服至第 4 剂感觉好多了，睡觉也舒服了。"患者家属也说："这两天看他睡觉已不再张口，精神也比以往稍好。"小孩子病多单纯，只要方药对证，见效必快。嘱咐患者家人，再服 5 剂即可，但要谨防感冒。如鼻塞声重，稍感头痛，迅速将上方取 3 剂服之，症状消除即停，不必长期坚持服药。平时可用薄荷 6g，苍耳子 3g，辛夷 6g，泡水当茶饮，以小剂量维持治疗，防止反弹。

随访：患者遵嘱，共服药 10 剂病愈。后用小剂量泡茶饮，鼻渊从此痊愈。

案例 2 李某，女，19 岁。2007 年 9 月 2 日诊。自诉："从上小学就得了鼻炎，经常鼻塞声重，眉骨及前额疼痛，时常鼻流黄色黏液，严重时心烦、失眠，偶尔还流鼻血，影响学习。"观其面色、精神几乎无病，舌质暗红，舌苔微厚乏津，切其脉来滑数之象。辨证：上焦湿热偏旺，肺胃津液不足。于原方中加入麦冬、玄参、白茅根、仙鹤草各 18g。5 剂，煎服法同刘某案。

9 月 10 日二诊。自诉："症状明显减轻，睡觉不再张口呼吸，效果很好。"视其舌质转为浅红而津润，舌苔薄白津润；脉来滑匀，数象已退，病情趋愈之象。便嘱其原方续服 5 剂，如果症状完全消除，可不必再大剂量服药。每日用辛夷 6g，薄荷 6g，苍耳子 3g，白茅根 15g，甘草 2g，开水泡饮，以巩固疗效。患者服药 10 剂，症状基本消除，续用精简药味、小剂量泡茶饮半年，鼻渊痊愈。除较重感冒偶有鼻塞、头痛外，未再出现头痛、鼻塞、鼻流黄水及鼻衄等症。

案例 3 张某，女，65 岁。1985 年 3 月 31 日诊。自诉："我患脑泻（鼻渊）快 30 年了，经常眉棱骨和前额疼痛，鼻流黄水，鼻窍不通，睡觉张口呼吸。多处治疗，效果也有，但只管一时，只要稍微感冒，或者心情不好，天气变化，饮食过热过寒，就会复发加重，老顽固了。"诊视患者形体偏胖，面颊隐隐暗红，舌质淡暗，舌苔灰厚乏津，脉来滑数之象。辨证：湿热偏盛，肺窍失畅。治宜清热利湿，宣通肺窍。用本方 7 剂，服用法同方下注。

4 月 8 日二诊。自诉："有效，不适症状都有改善。"用药对症，续服 10 剂。

4 月 23 日三诊。自诉："病基本好了，效果还不错。不知会否再度复发？"患者两颊暗红已退，舌质淡红，舌苔转为薄白，脉来滑而向缓，热退之象也。嘱其每月服原方3～5剂，平时用苍耳子5g，薄荷7g，辛夷10g，白芷5g，甘草2g，泡水当茶饮。如不复发，即坚持用小方治疗，既不耽误时间，又花钱不多，还方便简单。如果有复发反应，要速来诊治。随访多年，张某遵嘱坚持治疗，其病基本控制，症状减去十之八九，不影响正常生活劳作。

按语：这个方子亦是我多年使用的经验实效之方，只要对证，服用均有效果。无论男女老幼，完全治愈者大半。年龄小、病程短、无息肉的患者，效果更佳，治愈率更高。虽然药物平淡，但效果好即可。我先辈用药唯一要求就是：对证、速效，从不轻易使用昂贵之品。我坚持遵循这个原则，至今如是。

湿热黄疸经验方

黄疸，系胆汁外溢引起全身皮肤、巩膜黄染。身黄、目黄、尿黄是其三大主症。有阴黄、阳黄之说。临证所见多为阳黄、阴黄交错，很难明确界定。一般而言，黄而亮泽，色如橘皮，舌苔黄厚，脉来滑数，溺赤而短，大便秘结，身热烦躁，起病较急的，属于湿热黄疸；肤色暗黄，或黄而不甚，舌苔微黄而腻，脉来滑迟，起病较缓，纳差便溏，小便虽黄而量多者，应为阴黄。阴黄另有主方"茵陈术附汤"（茵陈、白术、附子、干姜、肉桂、甘草），此处不赘述。

组成：茵陈蒿30g，山栀子15g，酒制大黄12g，黄芩15g，当归、赤芍、生地黄各15g，丹参30g，柴胡、醋制香附各9g，白术、茯苓各15g，陈皮9g，甘草6g，粳米15g。

方中前3味为茵陈蒿汤，清热利湿退黄，用于湿热阳黄；当归、赤芍、生地黄、丹参凉血活血；柴胡、香附疏肝理气；黄芩清利三焦湿热；白术燥湿健脾；茯苓淡渗利湿；陈皮快膈导滞；甘草清热和药；粳米甘凉和胃。诸味相合，以成清热利湿退黄之功。用以治疗湿热偏盛引起的阳黄，如全身皮肤、巩膜黄染，即身黄、目黄、尿黄等三黄齐见，黄而亮泽，或兼身热脘胀、满闷、厌食等症之阳黄，常收到满意效果。

加减：气滞脘胀，脘腹疼痛者，可适当加用木香、枳实、厚朴等；热盛烦渴，便秘溺赤者，酒制大黄改为生大黄，量适当增加，芦根、石斛、麦冬、车前子等可随症选用；肝功异常，反复偏高，食欲不振，肝区胀闷隐痛者，红木香（五味子根）、矮地茶、叶下珠、石见穿（紫参）、藤梨根、藿香、苍术、薏苡仁、陈皮、砂仁等亦可对症选用；出现早期肝硬化者，醋制鳖甲、穿山甲、三棱、莪术、桃仁、红花、当归尾、赤芍等均可随症选用。余随症。

案例 1 肖某，男，27 岁。1990 年 7 月 3 日诊。30 米以外便看到患者精神委靡不振，面色异常黄亮，近前见其巩膜黄如成熟之橘皮色，湿热黄疸已明显表现于外。自诉："全身倦怠乏力已经十余天，近两天胃胀发哕，尿黄涩短，大便秘结，心烦易怒。"视其舌质深红，舌苔黄厚而腻，脉来滑实而数。辨证：湿热盛实。治法：利湿退黄。用本方，改茵陈 60g，生大黄 15g（后下），6 剂，1 剂 2 煎，一日夜服 2 剂，日 3 夜 1，饭后温服。药渣水煎泡足。饮食必须清淡，病愈前禁食一切荤腥油腻及不易消化之物，多喝水，多休息。谨防感冒。

7 月 7 日二诊。自诉："服药至第 2 日，大小便通畅，满闷减轻，知饥思食，肢体稍感轻松。"观患者巩膜、皮肤橘黄色明显减退，舌质由暗转亮，黄厚苔略薄，脉象滑实而数转为滑而微数，湿热盛实之势微退。原方再取 5 剂，改为 1 日 1 剂，服用法同首诊。

7 月 13 日三诊。看患者眼睛、皮肤黄色已退至浅黄，精神亦振，知其阳黄病已去大半。问及自我感觉如何？答道："脘闷、体倦已除，饮食、二便基本正常，就是力气尚不如前。"看其舌质淡红光亮，舌苔薄白津润，复切其脉，缓滑而匀，病愈之象已经显露。原方加入党参 24g，续服 3 剂，服用法同二诊。肖某共服药 14 剂，用时 11 天，阳黄病痊愈。续访十余年，旧疾未见反复，身体康健，劳作如常。

案例 2 李某，男，33 岁。2001 年 11 月 5 日诊。自诉："经常胃脘胀闷，四肢困重，食欲不旺，食量偏小，皮肤发黄，经过多次检查，除胆红素一直过高外，其余肝功都属正常。治过多次，好了又犯，持续多年，总断不了根。"观患者巩膜、肤色略黄，舌质暗淡，隐隐瘀斑，舌苔黄厚而腻。切其脉象，滑而兼弦微数。问他饮食起居习惯及从事何种工作？答道："无固定工作，经常熬夜喝酒，喜食辛辣油腻，口味较重，喝水很少。大便时干时燥，小便经常色黄，尿量不多。虽然年轻，但时常感到精力不足。"

由上所见，该患者黄疸尚不能明确界定为阴黄或阳黄。但综合起来看，根据舌苔黄厚、脉滑微数、检查无其他异常，虽然病程不短，但身体并无大碍，仅感到脘闷疲倦、眼黄、肤黄、尿黄，饮食有一定影响，应当还是偏于阳黄。本方加垂盆草 60g，10 剂。1 日 1 剂，1 剂 2 煎，饭后温服。药渣再煎，加陈醋 250mL，适温泡足。叮嘱他一定要饮食清淡、有规律并戒酒。非工作需要，切不可再熬夜。要多喝水，劳逸适度，谨防感冒。

11 月 18 日二诊。自诉："药服至 3 剂时，即感到全身轻松，尿色变清，尿量增加，大便略稀。服至尽剂又去复查，胆红素等均显示正常。医生说不必再吃药了，多喝水，少饮酒，就可以了。"详察患者肤色、舌、脉，确与常人无异，便嘱咐他每日用垂盆草10g，茵陈15g，栀子5g，黄芩3g，丹参15g，开水泡服，小剂量维持治疗，既方便又便宜，以防病情反弹。但是，饮食起居一定要有规律，而且要清淡，不可过食辛辣油腻，应该养成喝水习惯，勿过度劳累，感冒要及时治疗。患者一一应允，遵嘱照办。

后多次遇到李某，询知服汤药10剂以后，每日坚持用5种中药小剂量当茶饮，喝起来口感也不错，黄疸已有3年未再反弹，反复检查均示正常。

案例3 柯某，男婴，出生10天。2009年12月3日诊。其父母介绍说："在某专科医院生产，医院说黄疸非常严重，需住院20天左右，费用得1万以上，否则会出大问题。后听人介绍，您擅长治疗新生儿黄疸，我们是慕名而来。"细观小婴儿面部微黄，巩膜淡淡微黄，舌质微显深红，舌苔白厚，其余并无异常。问及体温、睡眠、哺乳、二便等情况，其母答道："大便稀糊，日解三四次，体温正常，睡眠13个小时以上，吃奶也正常。"

综合以上所见，属于胎黄，为新生儿常见疾患，多因妊娠期感受母体湿热所致，故称胎黄，亦胎毒一类。如无其他遗传或潜在隐患，一般都不难痊愈，而且很容易治疗。

我行医五十余年，治愈胎黄，即所谓新生儿黄疸无数，尚未发现一例未能及时治愈的，更未发现一例有任何后遗症者。所用方药就是茵陈蒿汤对症加减，一般都在5天左右，胎黄完全消除，同时哺乳、睡眠、二便、体温等方面恢复正常。方药如下：茵陈5g，山栀子3g，酒制大黄2g，白术3g，茯苓5g，黄芩3g，甘草1g，粳米3g。3剂，冷水浸泡20分钟，煎开后小火再煎20分钟，连煎2次，每次煎取药汁约100mL，2次药汁混合在一起，分12次温服，1日服6次，多次少量喂服，1剂药服2日。

12月5日患儿父亲来告知："按先生嘱咐，3剂药共服6天。我们看孩子没什么问题了，便去医院复查，结果一切正常，可以不吃药了吧？"根据先贤关于"小儿娇嫩，体气薄弱，用药中病即止，不可过之，过则有伤清灵之体"的教诲，本患者胎黄已除，便可立即停药。患者父亲甚悦，连声致谢而去。

个人多年经验证明，大多数胎黄患者3剂药便能治愈，最多也没超过5剂药的。花钱很少，无任何不良反应或者"潜在隐患"。

案例4 李某，男，4个月。1990年4月2日诊。看患儿形体薄弱，气色精神不佳，已知其不是先天不足，就是后天失养，所以患儿才如此消瘦虚弱。细看小儿面色，萎黄而缺乏光泽，巩膜淡淡色黄，舌质色淡，舌苔白而微厚，指纹隐隐淡青。问其母亲分娩、初生状况及哺乳等情况，其母答道："在某医院妇产科生产，早产，体重不足 5 斤，生下面色萎黄，眼黄，肤黄。医生说是新生儿黄疸，没事的，过一段时间就会自己消失。可是，我们看他眼睛、皮肤黄色一点也没退，吃奶总吐，一直消瘦，比同龄孩子身材明显偏小，大便稀溏，小便时黄，睡眠睁眼，很不对劲。到所生产医院询问，他们总是说没事，我们也不懂，请你看看有没有问题？"问题已经很明白了，本患儿原本为胎黄，未能及时消除黄疸，以致累及脾胃，消化吸收不良，影响生长发育，胎黄迟迟不退。

由此可见，胎黄虽非大病，但治不及时，或治不得法，依然影响很大。患儿目前已不能当阳黄治疗，应温补脾胃为主，清利湿热为辅，本而标之，重在治本，兼退胎黄，治标为辅。方药如下：人参 5g，白术 5g，茯苓 5g，陈皮 3g，砂仁 3g，煨姜 3g，茵陈 5g，山栀子 2g，酒制大黄 2g，粳米 6g，红枣 5g，甘草 2g，3 剂。煎服法同柯某案，2 日 1 剂，多次少量温服。

4 月 9 日二诊。患儿母亲告知："吐奶完全止住，啼哭减少，睡眠能合眼，食量稍微增加，精神也有好转，效果很好。"看小患者精神、气色较首诊时明显向好，面色、巩膜黄色已退，指纹淡青已轻，舌质微显淡红，舌苔薄白津润，病愈之象已显现。复将原方酒制大黄减至 1g，再取 2 剂，仍 2 日 1 剂，多次少量温服。5 月 15 日患者母亲来告知："小儿一切正常，食欲、食量、精神、睡眠及二便等都和健康儿童差不多，谢谢先生！"

按语：治疗此例患者，我遵照仲景"见肝之病，当先实脾"的圣训，为治此类病症的典型一例，可见辨别标本先后施治之重要。《内经》有"知标本者，万举万当"的经训，不但理论上十分重要，而且临证屡用屡效。所谓学以致用，必须体现于具体实践之中，只有如此，方为正道。

案例 5 陈某，女，29 岁。1980 年 6 月 7 日首诊。自诉："胃脘痞闷，食欲减退，厌油呕哕，全身困倦，眼黄，尿黄，全身皮肤黄，已经 7 天，到医院检查诊断为急性黄疸型肝炎，住院治疗半个月，因经济原因勉强出院。出院时胆红素仍高于常人 3 倍，其他指标基本正常。回家 2 个月，'三黄'依然不退，饮食、精神不佳。曾找过很多单方治疗，但都几乎无效。"观其面色、巩膜近似深黄，舌质暗而隐隐瘀斑，舌苔黄厚而腻；切其脉象，滑实兼弦。辨证：湿热留恋，肝脾失和。治宜清热利湿，疏肝和胃。用本方 5 剂，1 剂 2 煎，1 日 1 剂，饭后温服。

药渣再煎，加陈醋 250mL，适温泡足。嘱其饮食清淡，适当休息，坚持吃药。

6 月 13 日二诊。自诉："恶食厌油减轻，服药期间大便稀溏，次数增加，小便由深黄变淡黄，尿量较以往多，体倦稍轻，自我感觉病好些了。"看她肌肤颜色已微见亮泽，舌质微红，瘀斑消散，舌苔色白微厚，黄腻已化，诊其脉象滑而转缓，湿热留恋之势稍衰，病趋向愈征兆已经显现。令其原方再服 5 剂，服用法同首诊。待 5 剂服后，到医院复查。

6 月 22 日三诊。自诉："二诊方 5 剂服后，经检查一切正常。自己感觉病也好了，饮食、二便、精神等方面都和病前一样，可以不吃药了吗？"仔细观察，无论皮肤、巩膜、舌质、舌苔均与常人无异；复诊其脉象，缓和而匀，不数不迟，亦无弦紧兼夹，可以断为黄疸病已愈，但不可大意。仍用老方法，嘱其每日用垂盆草 6g，茵陈 10g，丹参 15g，白术 6g，大枣 3g，开水泡服，代茶续饮 1 个月，巩固疗效，以防复发。如有复发感觉，要及时诊治。

随访：陈某自服中药 10 剂，续用小方泡水饮 1 个月后，黄疸痊愈。至今年逾六旬，身体康健，劳作如常。

按语：此方经治黄疸患者无数，尚未发现一例病愈后有复发者。如能起病早治，没有延误病机，或身无其他兼夹疾病的，十之八九都能在 10 天左右治愈，而且无任何不良反应。经验实效之方，不可嫌药物平淡而轻视之。老生重谈：若能对证加减，其效更稳。

聤耳经验方

聤耳，泛指耳腔内的化脓性疾病，亦可细分：脓黄色者为聤耳；脓青色者为震耳；脓红色者为风耳；脓白色者为缠耳；脓黑色者为耳疳，多属化脓性中耳炎。其症状为耳内疼痛，甚至半边头痛，久则流出黄水或血水，严重的听力下降，心烦口苦。肾水不足、肝胃火旺是其主因。

薄荷、僵蚕、蝉蜕各 15g，金银花 18g，连翘、黄芩、赭石各 15g，生地黄、玄参各 24g，牡丹皮、龙胆草、通草、川木通各 15g，甘草 6g。水煎，饭后温服，药渣再煎，加陈醋泡足。

功用：清热解毒，消肿散结。主治：风热上扰，耳内疼痛、肿胀，甚至耳内流出脓血，半边头痛，心烦易怒，便秘溺赤，夜不能寐等症。

方中薄荷、僵蚕、蝉蜕疏散风热；金银花、连翘、黄芩清热解毒；赭石、生地黄、玄参养阴清热；牡丹皮凉血退热；龙胆草、通草、木通利水泻火；甘草调和诸药。

有一种叫"聤耳草"或"虎耳草"的草药，生于阴暗潮湿处，如山间有水处、井内壁缝中、水泉边缘、山涧周围等处多有生长。民间用此草揉取自然汁，少加冰片融化，滴入耳内，轻者 3 天左右便愈，重者亦有明显效果。

有一个家传经验方：用蛇蜕皮装入蚕茧内，以棉线缝蚕茧口，勿令蛇蜕皮露出，放木炭火中（不可放于明火处），最好用旧瓦片（洗净泥土），放于木炭火上，待其大热，将蚕茧放于瓦片上，缓缓煅至焦枯透，取下蚕茧冷透，研为极细粉，每 3g 加冰片 1g，再研极细而匀，芝麻香油调成稀糊，将耳内用淡盐水洗净，再用棉签蘸药糊涂于耳中，1 日 2 次。忌食辛辣油腻等一切发病之物，效果十分灵验。

案例 1 张某，女，57 岁。2007 年 7 月 5 日诊。自诉："我身体很好，快 60 岁了，也没得过啥病。就是左耳朵里边经常胀痛，有时流出黄水，有时流出血水，严重时流脓血，半边头痛，心烦，口苦，夜难入寐，听力不如以往。"观患者面色暗红，舌质深红，舌苔薄黄乏津，切其脉象，滑数兼弦。辨证：肾水不足，风热上扰。治宜养阴清热，消肿解毒。用本方 5 剂，服用法同方下注。

7 月 12 日二诊。自诉："脓血水明显减少，疼痛减轻，心烦、口苦大为好转，疗效很好。"看她面部暗红色已退至浅红，舌质正红，舌苔变白浸润，复诊其脉，弦数之象已去，肝胆湿热及上焦风火势已衰退，原方续服 5 剂，改为 1 天半服 1 剂，余同前。

7 月 21 日三诊。自诉："耳内已经不流脓血水，疼痛继续减轻，心烦、口苦基本消除，夜能入睡，食欲食量均有好转，就是听力尚无变化。"观察患者似有不愿再服汤药之意，便嘱咐她用原方 5 剂，共研细末，蜜丸绿豆大，每服 9g，日服 3 次，饭后温开水送服。这样，既方便又省钱，还可以继续治疗。最好戒酒，勿食一切上火发病之物，要劳逸结合。常用野菊花或金银花泡水当茶饮，以减少热毒上攻，引发旧疾。患者欣然应允，连声说道："这样很好。"

随访：患者坚持服用丸药半年，后用野菊花、紫花地丁、金银花，经常泡水饮，彻底戒酒，不吃辛辣上火之物，病愈后多年未见复发。按她的话："花钱不多，服用方便，效果还好，这样的治法我很乐意。"

案例 2 余某，男，3 岁。1964 年 7 月 7 日诊。患者母亲代诉："小儿 1 岁时感冒发烧之后，便经常哭叫右耳朵里边疼，耳朵眼儿周围红肿，里面流出黄水、脓血，打针吃药治疗，好了不久又犯，如此 2 年，不能痊愈。"我看患儿形体精神并无大碍，右耳孔周围红肿，孔内脓血交织，舌质、舌苔亦无明显病象，指纹也基本正常。本方加减如下：薄荷、僵蚕、蝉蜕、金银花、连翘、黄芩、玄参、牡丹皮、龙胆草、木通各6g，甘草2g，粳米5g，3剂。1剂2煎，分4次温服，1日2服，早、晚饭后服。第三煎药汁用于清洗耳门周围，亦可用棉签蘸药水，轻轻洗去脓血，将蚕茧蛇蜕粉少量干撒于红肿溃烂处。不可食干燥、辛辣上火之物。

7月14日二诊。看孩子耳门红肿已消，脓血已尽，病情大为好转。令其再服2剂即可，服用法同前。

7月19日三诊。仔细察看患儿耳孔内外已经完全干爽，肤色正常，问他还疼不？患儿应声道："不疼了。"我随即对其母亲说："病亦痊愈，可以不吃药了。但是，以后感冒切不要拖延时间太长，如果聤耳再出现，及时来看。"随访：由于患者家人注意，患儿聤耳毛病多年未再复发。一直到成年，无任何耳病出现。

案例3　李某，男，10岁。2003年3月7日诊。自诉："父母说我从小就灌聤耳，耳内流脓血，耳孔周围又痒又痛，脓血流到之处湿痒溃烂。治一治好些，但不能断根。"视其双耳皆如患者所说，耳孔内外脓血浸淫，皮肤溃破，舌质略显红赤，舌苔微黄乏津，脉来滑数。辨证：湿热偏盛，风火上扰。治宜疏风清热，利湿解毒。用本方量减去1/3，5剂，1日1剂，外用法同余某案。

3月13日二诊。观察患者双耳脓血明显减少，舌质转正红，赤色消退，舌苔变为白润，津液尚嫌不足，脉来滑数之象已退。问患者痒痛是否减轻？答道："好多了。"复用上方5剂，服用法同首诊。

3月20日三诊。自诉："我母亲每天给我洗好几次，吃药也很及时。她看我已经基本好了，催我赶紧再看看。"复诊其舌象、脉象，风火湿热退尽，病趋痊愈。便嘱咐他再取5剂，服用法同前。

随访：李某共服药15剂，聤耳完全治愈。续访3年，未再复发。

按语：聤耳一病，多为风火湿热所致。对于婴幼儿及青少年来说，治疗起来并不难，而且很容易痊愈。成年人由于不良饮食习惯，如饮酒过度、喜食辛辣油腻等，给治疗带来一定困难。但只要能遵医嘱，坚持治疗，也都能够痊愈。要想治愈后不再复发，那就要看忌口是否彻底了。此病不大，但也有不治或治不得法，拖延日久，而致烂穿鼓膜、耳聋的。因此，小病不能小看。

胃火牙痛验方

牙龈红肿，牙齿疼痛，多因胃火炽盛，热邪郁结于牙龈深处所致。严重的可引起下颌面颊肿痛、烦渴便秘、头痛身热等症。如为龋齿者，其痛绵绵，牙齿有空洞，遇甜遇酸，或冷或热，即感酸痛，一般多无红肿热痛表现。此方专为胃火牙痛而设，如属龋齿，可请专科诊治。

生地黄24g，麦冬18g，石膏60g，知母15g，牡丹皮15g，地骨皮15g，川牛膝18g，薄荷15g，细辛5g，白芷12g，川椒5g，甘草6g。水煎，饭后温服。药渣宽水再煎，加陈醋250mL泡足，上病下治。

方中生地黄清热养阴；麦冬生津止渴；石膏清泻胃火；牡丹皮清热凉血；地骨皮滋阴退热；川牛膝引热下行；薄荷疏散风热；细辛、白芷、川椒散寒止痛；甘草清热和药。诸味相合，共成清热泻火、消肿止痛之功。用于胃火牙痛，效果满意。本方对于龋齿疼痛、虚火牙痛，也有良好效果。泡足既可引热下行，又能舒缓疲劳，活血通络，调理脏腑。凡要求加陈醋泡足的，意义大致如是。

附：牙痛外用经验方

甘松、荜茇、白芷、防风、细辛各30g，川椒9g，薄荷60g，冰片6g。

配制方法：用高度白酒500mL，纳入上药于玻璃瓶中，浸泡15日，每日摇荡之，务使药性均匀。待15日足，将药酒分装于小瓶中备用。用时以药棉蘸酒，含于牙痛处，或塞入蛀牙孔中，止痛效果甚速。此方经过很多人使用，均有明显效果。配合内服药使用，其效更稳。

案例1 张某，男，35岁。1967年4月6日诊。患者左侧腮部淡红肿胀，手捧唏嘘，面带苦容，进门言道："牙齿很痛，吃饭喝水都困难，牙龈红肿，脸颊热烫，尿黄量少，大便干燥，心烦口渴，夜难入寐。打了几针，作用不大。"视其嘴唇暗红乏津，牙龈红肿，舌质绛红，中有裂纹，舌苔黄厚干糙，脉来洪实有力。综上所见，此人胃火之旺，临证少见。辨证：正实邪实，胃火炽盛。治法：清热泻火，消肿止痛。用本方去川椒，石膏加至120g，另加生大黄15g，以泻胃腑实火。3剂，服用法同方下注。

4月10日二诊。看患者腮颊红肿已消，唇色红润，舌质转红，中部裂纹变浅，舌苔白厚津润。复切其脉，缓滑微数。盛实之邪减弱，病势减轻之象已见。问他感觉如何？答道："二便通畅，牙痛减轻，十余日的食不知味、夜不能寐大有好转。"鉴于邪实大减，上方生大黄改为酒制，以减其寒泻之性，石膏量减至

60g，续服 3 剂。4 月 15 日见到张某，问他牙痛近况如何？张某连声致谢，"牙痛完全治愈，饮食劳作正常。"

案例 2　孙某，女，40 岁。1995 年 9 月 7 日诊。自诉："牙痛已经十余年，遇冷遇热，或酸或甜，或食辛辣，或睡眠不实，心情不好等原因，都会引起牙龈红肿，牙齿疼痛。人们说'牙疼不是病，疼起来要人命'，真是不假。"看患者体质、精神一般，舌质、舌苔亦无明显病象。切其脉象，略显沉数。由上所见，患者应是龋齿（习惯称之为虫牙），牙痛日久，必致肾阴不足，津液亏乏。即如患者所说，遇冷遇热、心情不好等原因都可引起牙痛。辨证当属津液不足，虚火上炎。治法：滋阴清热，消肿止痛。用本方内服，另将外用方 1/5 量，白酒 100mL，如法浸泡外用，希望治愈。汤药 5 剂，煎服法同方解。

9 月 14 日二诊。自诉："外用药尚未泡好，汤药 5 剂服后，牙痛已经见效，症状明显减轻。"因患者舌脉无明显异常，既已服药对证，仍用原方 10 剂，嘱咐她可以减缓服药进度，改为 1 日半服 1 剂，10 剂药服半月。服药尽剂，牙痛可基本消除。牙痛如有复发，即以外用方法治之。多次遇到孙某，她主动说："感谢先生，照您嘱咐，牙痛稍有反复，我就用外用药酒含于痛处。现在已有 3 年基本未再明显复发。"

案例 3　李某，男，39 岁。1999 年 3 月 3 日诊。自诉："牙痛反复发作多年，每次发作都牙龈红肿，半边头痛，痛甚时饮食难进，口干烦渴，小便黄赤，大便秘结，总感到胃火旺盛，呼气热烫。严重时牙龈出血，甚至鼻孔流血。医院专科检查，多说是牙龈炎症、龋齿之类，治疗能好一时，不久又犯，总难治愈。近半月来疼痛难忍，牙龈与鼻孔同时出血，打针吃药，效果都不明显。搞得我食不知味，睡不安眠，心烦易怒，无故生气。"

观患者面色赤暗，两腮红肿，嘴唇干裂，情绪焦躁，必是胃火炽盛使然。视其舌质暗红，中部裂纹深浅不等且多，舌苔成斑块状，厚薄不均，色黄乏津。切其脉象，数疾近促。辨证：胃火炽盛，血热妄行。治宜泻火凉血，消肿止痛。用本方去川椒、白芷之辛温耗散伤阴之味；石膏量加至 120g，麦冬 30g，牡丹皮 18g；另加玄参 30g，水牛角末 60g，葛根 30g，以加强生津泻火、凉血止血之功。5 剂，煎服法同方下解。

3 月 10 日二诊。看患者面色红赤已退，两腮赤肿已消，嘴唇稍见湿润，烦躁情绪大减，已知药已对症。他安，我心亦稍安。视其舌质，赤裂转浅，津液稍回，干燥舌苔退化，微显津润，脉来数疾转为滑数。胃火炽盛之势衰减，湿热依然偏旺。问他自我感觉如何？患者回应道："各方面情况都有好转，牙痛减轻过半，二便基本顺畅，饮食已经知味，睡眠明显改善。"问他平时饮食起居是否有规律？答："无规律，经常熬夜，嗜酒有瘾，更喜辛辣油腻味重的菜肴。先生问这些，难道和牙痛有关系？"我说："有关系！有直接的关系。经常熬夜饮酒耗伤肾水，过食辛辣厚味滋生胃火。若不改变不良习惯，即使牙痛治愈，随时便可复发。要想病愈不再反弹，必须消除致病原因。医生只能治好病、不能保证不复发的道理就在于此。"李某似乎能够接受我的说法，答应努力配合治疗，并尽量改变原来的不良习惯。嘱他原方续服5剂，尽剂再诊。

3月18日三诊。自诉："遵照先生嘱咐，及时吃药，注意忌口，总共服了10剂药，牙痛完全消除，已经和正常的时候一样了。还请再开几剂，以巩固疗效。"复诊李某舌脉，基本恢复正常。李某单纯胃火牙痛，身无他病，体质尚健，故牙痛虽然严重，但要用药对症，说好就好，好了一切正常。应患者要求，上方再开5剂，嘱咐他症状已除，可以缓服，原来1天1剂或1天半1剂，改为2天或3天1剂，治疗量转为维持巩固量，以防复发。同时嘱咐他用牙痛外用方1/3量，白酒4两泡制，用法同方下注。

随访：李某牙痛从本次治愈后未再明显复发，原因是他吃尽牙痛苦头，大大改变了原来的生活习惯，因而病愈后基本未再明显复发。

按语：牙痛的人很多，原因也较复杂。但是，只要治法对证，大多都能很快治愈。如能像李某有恒心毅力，及时消除致病原因，不仅牙痛能够完全治愈，很多病也都能够完全治愈，而且治愈后少有复发。我根据临证经验选择内外兼治加减各一方，运用数十年，效果基本满意。

迎风流泪验方

迎风流泪，俗称风火眼、泪蜡眼。多由肝肾不足或肝经郁热所致。表现为遇风流泪，甚至泪如雨下。有热泪、冷泪之分。热泪因于肝经风热，冷泪多属肝肾不足。临证所见大多属于前者。证属肝肺风热者用本方；证属肝肾不足者用杞菊地黄丸或明目地黄丸，以滋补肝肾，养血明目止泪。或改为汤剂，因证加减。

霜桑叶（即喂蚕之桑树叶，霜降后采收，阴干备用）30g，软防风18g，甘菊花24g，蝉蜕、僵蚕各15g，铁皮石斛18g，生地黄30g，牡丹皮、枸杞子、密蒙花各18g，甘草6g。水煎2次分服，药渣宽水再煎，外用熏洗双目。

方中桑叶甘寒，凉血润燥；防风微温，搜肝泻肺；甘菊花性凉，清肝明目；

蝉蜕、僵蚕辛凉，疏风清热；生地黄、牡丹皮凉血养阴，清热泻火；石斛甘淡，滋阴清热；枸杞子甘平，清肝滋肾；密蒙花甘寒，退翳止泪；甘草清热调和诸药。诸味和合，以成疏风清热、养阴止泪之功。用于肝经风热或肺肾虚火上炎，以致迎风流泪、目涩干痛、视物不清等症。口感适宜，熏洗不难，非但效果明显，且无任何不良反应，实为清肝明目止泪之良方，用者便知功效。

案例1 刘某，女，33岁。1991年5月5日诊。自诉："多年来眼睛很容易流泪，中西药都吃过，未能解决根本问题。近几年只要阳光照射，或熬夜、风吹，眼泪就不由自主地流出，视力下降，甚至眼睛酸痛。"观患者形体偏瘦，面颊暗红，舌质深红乏津，无苔，近乎镜面；切其脉象，沉细而数。辨证应为肝肾阴虚，风火上扰。治宜清肝滋肾，疏风明目。用本方5剂，内服外洗，末煎趁热熏洗双眼，冷则加热泡足。

5月12日二诊。自诉："眼睛酸痛减轻，流泪减少，效果很好。"观其舌质，稍见津润，切其脉象，略显小缓。5剂药已经见效，年久之病，恐非短时间内可愈，原方嘱其续服10剂，服用法同首诊。

5月28日三诊。自诉："流泪已去大半，只要不熬夜，不饮酒，不吃辛辣上火的东西，风吹日晒时间不长，就不明显流泪，疗效很好。"复观其舌质，红而津润，舌面已有薄白苔，切其脉象，续向缓匀，病情继续向愈之征。令其再服10剂，改为2日1剂，其余用法同前。并嘱咐她：待汤药尽剂，再用密蒙花6g，杭菊花10g，枸杞子6g，经常泡水饮，以巩固疗效。1年后偶遇刘某，她说："感谢先生，我的眼睛已经好了，视力也在恢复。"

案例2 王某，女，57岁。2005年3月10日诊。自诉："我的身体向来很好，感冒小病不治自愈，50岁以后逐渐体力下降，特别是眼睛，只要风吹日晒便流泪，看电视时间稍长也流泪，视力逐渐下降，视物模糊。曾多处治疗，效果都不理想。"我看她身体尚健，也未太注重切脉、观舌，只是大致了解下情况，无明显异常或潜在其他疾病，便对证用药。用本方3剂，嘱其服用方法，尽量在饭后温服。同时嘱咐她尽力戒酒，少吃辛辣之物，保障睡眠，心情平和。

3月15日二诊。自诉："效果也可以，流泪减少，心情也好多了。"上方既然有效，说明已经对症。嘱咐她续服5剂，再来复诊。

3月23日三诊。自诉："效果很好，已经不流泪了。不知道以后是否还会复发？"看到患者似有不愿再服汤药之意，便嘱她将上方再取5剂，做成蜜丸，每服9g，日服3次，温开水送服。这样，既花钱少，服用也方便，还可以持续治疗，以巩固疗效。王某连连点头应允，表示乐意接受。

2 年内遇到过王某数次，迎风流泪基本治愈，完全不影响生活、劳作。

案例 3　无独有偶，在 2010 年 3 月的第一个坐诊日，就有 7 个年龄不等的迎风流泪患者，其中年龄最小的只有 5 个月，年龄最大的 77 岁。我都用本方对症略作加减，按年龄大小定药量，服用法同下注。15 岁以下的患者，平均来诊 3 次，服药未超过 9 剂，一一痊愈。老年和病程较长的患者，也都在 2 个月内，平均服药不到 30 剂，皆基本痊愈。

随访：凡用本方治疗的迎风流泪患者，只要能够谨遵医嘱，养成良好饮食起居习惯，很少有人明显复发。方不新奇，疗效确切。

按语：此方药味平平，因人略作加减，疗效可靠。我用本方治疗无数迎风流泪患者，无论男女老幼，病程长短，大多痊愈，无效者尚未见到过。花钱不多，亦无任何不良反应。称它为良方，一点也不为过。小结于此，只是自己行医历程的回眸，尚望高明者指正。

热淋经验方

热淋，五淋之一。湿热蕴结于下焦所致，主要表现为急性尿路刺激症候，如尿急，尿痛，尿不尽，尿路灼热感，尿浊，尿血，发热，腰痛，小腹拘紧，舌苔黄，舌质红，脉数等。常见于泌尿系急性感染，如肾盂肾炎、膀胱尿道炎等，也是一种常见病。此病治愈并不难，3 剂药以内症状便能消除，犹如常人。如不注意养护，复发者常有。

生地黄 24g，泽泻、牡丹皮、茯苓各 15g，薏苡仁、车前子各 30g，木通、滑石、黄芩、栀子、淡竹叶、萹蓄各 12g，甘草 6g。

方中生地黄、牡丹皮滋阴凉血；泽泻、茯苓、薏苡仁、车前子、滑石渗湿利水；黄芩、栀子、木通、淡竹叶、萹蓄、甘草清热泻火。诸味相合，以成滋阴清热、泻火利尿之功。用于热淋，小便黄赤而短，甚至涩痛，尿急尿频而量少者，或伴烦渴引饮，小腹疼痛等症。大剂量微温频服，便可速愈。

案例 1　刘某，女，37 岁。1979 年 7 月 20 日诊。自诉："近来因连续露天干活，天热汗多，喝水很少，随之尿少黄赤，心烦郁闷，小腹坠痛。即使饮水很多，仍不止渴，腰部酸胀，食不知味。"观患者面色红赤，舌质暗红乏津，舌苔薄黄干糙。切其脉象，沉数有力。辨证：热盛伤阴，心火下移（心火移于小肠、膀胱）。治宜清热泻火，滋阴利水。用本方 3 剂，煎服法同方下注。

7月31日遇到李某，问她病情如何？答道："头剂药喝完病就轻多了，3剂尽剂，我又能干活了，谢谢你！"

案例2　徐某，女，59岁。2007年3月1日诊。徐某我很熟悉，她从二十余岁起就有热淋一病，长则七八年、短则三五年复发一次，打针远不如吃中药效果好。每次复发，大多都是3剂药症状基本消除，至多6剂病愈。她反复查过血、尿、肾功及彩超，均示正常。今日徐某来诊，一进门便说，"老毛病又犯了，腰酸背胀，小腹疼痛，夜间尿急尿频，心烦口渴，面目、四肢感觉强滞，说肿不肿，好困乏啊！"观其面色，好似睡觉刚起；视其舌质，暗淡而有瘀斑，舌苔薄黄乏津；切其脉象，六部俱沉偏数。辨证：肺肾阴虚，下焦火郁。治法：滋阴清热，渗湿利水。用本方3剂，煎服法同方下注。

3月5日二诊。自诉："3剂药服后，尿急、腹痛等症消除，和正常一样。我又复查了尿常规、肾功、彩超，都正常。"观其面色已见亮泽，舌质暗淡、瘀斑淡化，苔转薄白，尚欠津润；脉来虽沉，数象已退，热退津回之象，病势衰矣。嘱其再取3剂，改为2日1剂缓服，续清余热，巩固疗效。同时再三叮嘱徐某：一定要少吃盐，养成多喝水习惯，勿操劳过度，保障睡眠，适度运动，防止感冒。能做到这些，自会减少复发。

随访：患者如前所述，旧疾已经有30年，偶尔复发之时，依然3剂药大为好转，6剂药身体完全正常。无论生活劳作，均无影响。

案例3　张某，男，35岁。1999年7月7日诊。自诉："数日来感觉腰部酸胀，小腹刺痛，小便由黄色到褐色，量少涩痛，近3日小便带血，疼痛加剧，尿淋漓不净。到大医院检查，医生说一切正常。可是我感到烦渴引饮，水喝得再多，依然尿量很少，热痛难忍。"看患者面色红赤，舌质深红，苔黄干糙；切其脉象，沉数有力。问他近来饮食、劳作情况如何？答道："自入夏以来都在露天作业，出汗多，喝水少，累了以酒解乏，饮食辛辣油腻为多，夜班隔日一轮，睡眠没有保障。"由上所见，张某和刘某致病原因颇有相似之处，都是出汗过多，饮水太少，加之烈日曝晒，津液大伤，心肺移热于小肠、膀胱，以致烦渴引饮，小腹刺痛，腰酸体倦，小便黄赤，甚至带血。张某较之刘某，病情更重，已属热淋、血淋相兼。这是热淋不能及时治疗，或者治不得法，病延入深的常见兼症。辨证：热盛伤阴。治法：清热凉血。用原方，生地黄改45g，另加水牛角片、麦冬、仙鹤草各30g，玄参18g，以助本方养阴生津、凉血止血之功。3剂，煎服法同方下注。嘱咐患者：一定要适当休息，多喝水，勿饮酒，饮食清淡，保障睡眠。

7 月 11 日二诊。自诉："遵您所嘱，忌口，休息。3 剂药服后，尿急烦渴等症状消除大半，尿色浅黄，尿量增加，轻松多了。"观患者面色赤红已退，舌质转红，津液已回；脉滑微数，一息五到六至。热盛邪实之势，已见消退之象。上方生地黄量用 30g，水牛角片、麦冬、仙鹤草各 20g，余依旧量。再取 5 剂，由1 日 1 剂，改为 1 日半 1 剂缓服，以续清余热。

7 月 19 日三诊。自诉："我已经干 2 天活了，没什么不舒服的感觉。"再复诊其脉舌，与常人基本无异。嘱他每日用鲜荷叶约 25g，滑石粉 10g，鲜车前草15g，甘草 2g，泡水当茶饮。既不耽误时间，又花不了多少钱，还能清暑利尿，以防热淋复发。张某按我嘱咐，用小方常服，热淋一病已经 3 年未见复发。

石淋经验方

石淋，以尿中夹有砂石为特征，兼有小便涩痛、小腹拘急、排尿中断、尿中带血、腰部绞痛等症。亦称砂淋、尿结石、肾结石、膀胱结石等。发病率高低与当地水质有一定关系，也与个人生活习惯及其所从事的工作、个人体质等因素有关。总的来说，不算是难治之病，但复发率也不低。

金钱草 90g，石韦、泽泻、茯苓、木通、川牛膝、海金沙、萹蓄、滑石各18g，薏苡仁 30g，川楝子 15g，甘草 6g。1 日 1 剂，早、中、晚各服 1 次，宽水煎，每服一大碗（约 500mL），并同时加服排石颗粒（不用亦可），多饮白开水，以促使结石早日排出。

方中金钱草、石韦、海金沙、萹蓄清热利尿排石；茯苓、泽泻、薏苡仁、木通、滑石渗湿行水通淋；川牛膝能引诸药下行；川楝子疏导小肠、膀胱；甘草调和诸药。诸味相合，功用渗湿利尿，疏导排石。用于治疗石淋、砂淋，排出结石最大的直径超过 1cm，无论一个或多个，一侧或两侧，用此方都能一一排出。只是因为大小、形状、位置的不同，以及服药能否坚持、配合走路蹦跳等，而决定其石排出的时间长短。一般来说，结石小、形椭圆、位置在尿道口或输尿管处，又能坚持吃药、配合运动的，大多服药半月左右悉数排出。凡能积极服药、认真配合的，到目前为止，尚无一例石淋患者用中药治疗而无效的。这是我半个世纪治疗此病的经验体会和小结。

案例 1 刘某，男，34 岁。1993 年 10 月 7 日诊。刘某与我素来很熟，体质健壮，夙无任何疾患。今日来诊，却被两人搀扶，见其面色灰青，弯腰捧腹，挪步艰难，呻吟呼痛。待他勉强坐下，我惊诧地问道："你咋成了这个样子？"刘某答道："昨夜突然腰和小腹疼痛难忍，越痛越厉害，半夜送到某医院 B 超检查，提示双肾多个结石，其中右侧肾盏有一个最大的超过 1cm。先打了抗生素，疼痛未能止住，说要动手术，我强行出院，特来请您治疗。"因为该患者平素无病，用本方 5 剂，嘱其服法如方下注。

10 月 13 日二诊。自诉："服药期间尿量很多，疼痛减轻。但是，结石尚未排出。"我仍用本方煎服，另加中成药排石颗粒冲服。1 日服 3 碗汤药，加冲服（每次用水不低于 500mL）排石颗粒 3 次，1 日仅此两种，喝下药液就是 3000mL，并要求他走路脚跟用力，连走带蹦，促使结石早日排出。

10 月 27 日，刘某进门笑着说："我给您送礼物来啦！"只见他拿出一个小纸包，打开一看，竟是 3 粒结石，他手中拿着一把车工用的游标尺，边量边说："这是一个最大的，直径 11mm，还有……"我打断他的话说："好了就好，但是，因为服利尿排石的药对肾气多少有点损耗，希望坚持吃 1 个月的六味地黄丸，同时每天早、晚各吃 15g 枸杞子，以修复被损伤的肾气。"患者欣然接受。

随访：刘某结石排出已经 10 年，身体依旧健康，结石未再复生。

案例 2　易某，男，27 岁。1990 年 3 月 7 日诊。自诉："右侧腰窝子（腰胁连及小腹处）突然疼痛难忍，痛甚时喝水呕吐，痛一阵子又其病若失。B 超检查：右肾多个结石，大的直径 7mm，小的 4mm、3mm 不等。也曾住院治疗，不痛了就出院。至今已有 3 年，结石依旧还在。复查：小的结石在长大。这次复发已经 3 天，我不想再打针，请您开中药将它彻底打掉。"观察患者精神、气色与常人无异，舌质微显深红，舌苔白厚微腻，脉来沉滑偏数。辨证：下焦湿热偏盛。治法：清热利水排石。用本方 3 剂，煎服法同方下注。

3 月 11 日上午上班前，患者匆匆来告知："中药服至第 3 剂时，腰及小腹格外疼痛，特别是小腹部憋胀难受，好像把尿道堵住了一样。我意识到可能是结石要出来，用瓷盆接着，用力排尿，结果排出来 5 粒结石。再去复查 B 超：结石全部排出。效果真好！"根据个人经验，有相当多的结石患者，结石排出后还会再生，甚至反复无度。嘱咐他要养成多喝水的习惯，常服六味地黄丸，或用独根车前草泡水当茶喝。

1993 年 4 月 5 日，易某来告知："我一没吃六味地黄丸，二没经常喝水，不足 3 年，结石又犯了。经过复查，结石比以前要小些。但是，症状和以前差不多，腰窝子说痛就痛，痛时难忍。"依然用本方，令其取 5 剂，煎服法同前。

4月13日上午，患者复来告知："结石又全部排出，症状完全消除。"

随访：易某每隔三五年结石复发1次，用中药排石效果特别好，最多也没超过6剂，便将结石完全排出。反复交代他养成喝水习惯，或用车前草泡水饮，或用六味地黄丸常服。他从不当回事，以至于结石反复复发。

案例3 曾某，男，41岁。1992年9月1日诊。自诉："腰胁及小腹多在夜晚突然疼痛，到天亮时疼痛减轻，甚至消除，如此一年多时间，也没把它当回事。后来有人说去检查一下，结果查出双肾结石，大的7mm，小的有多个，泥沙型。"看患者形体壮实，精神正常，舌象、脉象均与常人无异。便将本方嘱其连续不间断大剂量频服，1日1剂，直至把结石排出。

10月13日上午，曾某到门诊告知："连续服药至40剂时，突感腰及小腹格外疼痛，解小便憋胀难忍，反复用力排尿多次，结石终于全部排出，一共7粒，大者8mm，4mm以下6粒。B超复查，结石彻底排出。"曾某是我用药剂数最多、治疗时间最长的一例。由于曾某非常尊重我，我所嘱咐，他都一一遵从，连续服药40天，从不中断，花钱不到300元，结石全部排出。为了预防以后复发，复用车前子、金钱草、茯苓各5g，枸杞子10g，川牛膝3g，每日1剂，开水泡服，如喝茶一样，坚持3个月，以滋肾利水，保持小便通畅。

随访：曾某结石排出已经10年以上，身健如初，旧疾未见复发。

按语：我用此方为主，对症稍作加减治疗石淋，凡是能够坚持服药，认真配合治疗的，都得到完全治愈，而且复发率极低。除中途停药或不配合治疗的以外，尚未发现一例结石不能排出的。个人经验，仅作小结。

遗精经验方

遗精，指的是非性交而精液自动流出的现象。有梦而遗精者，称梦遗；无梦而遗精者，甚或清醒时精液自动流出者，称滑精。频繁出现者属疾病，可兼有腰痛、头晕、耳鸣、心悸、无力等。亦有暂时无明显症状的，但不能任其发展，等到腰酸背痛、眩晕、心悸、记忆力明显下降、身体受到较大影响时方才引起重视，是错误的。

生地黄24g，牡丹皮、茯苓、枸杞子、山茱萸、黄柏、知母、桑螵蛸、覆盆子各15g，龙骨、牡蛎、芡实各30g，五味子10g。文火缓煎，饭后温服。药渣宽水煎数滚，适温泡足，可调理阴阳，缓解疲劳。

功用：滋肾清热，涩精止遗。用于肾阴不足，邪火过旺，而致梦遗失精，或心烦盗汗，手足心热等症，屡获奇效。

方中生地黄滋肾养阴，以壮水源；牡丹皮辛凉，而泻血中伏火；茯苓甘淡，益心肾而止泻遗；枸杞子甘平，滋肾生精而补虚劳；山茱萸酸温，涩精止遗；知母、黄柏滋燥养阴，以清下焦邪热；桑螵蛸、覆盆子、龙骨、牡蛎、芡实、五味子收敛止遗，以疗梦滑失精。诸味相合，以滋补肾水为主，泻下焦邪火为辅，涩精止遗为佐使。

若肾阳虚而下元虚冷，畏寒自汗，腰膝无力，遗精白浊者，方中去知、柏，易以鹿角胶、巴戟天各 15g，黑附片（先煎）、肉桂各 6g。生地黄易以熟地黄，用量因证增减。气虚者，人参、炙黄芪、糯米、山药等可随症加用。

案例 1 朱某，男，21 岁。1975 年 7 月 3 日首诊。朱某大哥代诉："从小性格内向，不愿和人交流。16 岁以前身体尚可，也未得过什么疾病。十七八岁以后，身体逐渐虚弱，精神委靡不振，经常低头不语。父母经过反复观察、询问，才得知他起初夜寐梦遗失精，后来又有手淫恶习，以致将身体搞坏。更严重的是，近来甚至静坐或一个人走路时精液即流出。"细观患者，低头不语，很是羞涩的样子，以及他那瘦弱体型、精神不振的表现，再诊其舌象，舌质淡，舌体薄，舌苔薄黄而糙；切其脉象沉细而数，两尺数而上浮，沉取欲断。

肾阴极虚之象也，阴虚日久，阳亦受损。辨证应为肾虚不固，无梦自遗。治法：补肾止涩，阴阳同调。用本方加巴戟天 18g，鹿角胶（烊冲）、糯米各 15g，以温肾止遗。7 剂，煎服法同方下注。嘱咐他一定要和人交流，性格开朗，手淫的坏习惯坚决不能再犯。不可饮酒，饮食以温和、有营养为要。

7 月 15 日二诊。看到患者精神略振，面色稍有光泽，我心里暗想：可能他已经知道遗精的危害了，不但吃药及时，很有可能性格习惯也有所改变。不然，才过去 7 天时间，他已有如此明显变化，仅仅药物的作用是不可能有此效果的。复诊其舌质略见血色，舌苔湿润；脉来仍细而微数，两尺脉稍沉下，到其应在位置（肾主水，水性避高而趋下，其位应当偏沉），此为肾阴恢复、相火归位之象。问他遗精是否减少？患者应道："遵您所嘱，认真服药，努力改变以往旧习，配合治疗。服药至第 3 剂时，遗精开始减少，7 剂服后，5 天遗精 2 次，都是在夜间梦里，白天未再自遗。感觉精神稍好，家人都很高兴。"用药明显对症，不必更动药味，嘱其上方续服 10 剂。

7 月 30 日三诊。自诉："遗精继续减少，半个月一共 3 次。精神精力都有好转，能干较轻农活。"视其面色润泽，舌质续有血色，舌苔薄白津润；脉来缓滑而匀，尺部微沉，乃病情趋愈之象。便嘱其再取 7 剂，水煎服。另取 7 剂，共为细末，蜜丸绿豆大。待汤药尽剂，接服丸药，每服 9g，日服 3 次，温开水送服。要多参与群体活动，如集体劳动、学习、娱乐等，彻底忘掉以往有损身心的旧事，争取早日恢复健康。随访：通过患者大哥得知，其弟病愈第二年结婚，婚后 1 年生子，身体很好，全家人都很欣慰。

案例 2 常某，男，42 岁。1999 年 4 月 5 日诊。自诉："工作压力很大，经常陪人喝酒致醉，40 岁刚出头，即感到精力明显下降，记忆力不如以往。这还是小事，特别是夜寐遗精频繁，腰酸背痛，性生活一年半载没感觉，老婆怀疑我有外遇，家庭关系不和，我好冤啊！"看患者头上白发不少，面色憔悴，精神不佳，舌质暗淡，舌苔黄厚乏津；脉来沉数不齐。辨证：肾阴亏损，相火妄动。治法：滋阴固肾，涩精止遗。先用本方 5 剂，服用法同方下注。

4 月 11 日二诊。自诉："服药期间未再出现遗精，腰腿酸痛略轻，余无明显变化。"观其舌质暗红略减，舌苔黄退，微显润泽；脉来稍缓，不齐之象已不明显。此亦服药见效的征象。方药不变，续服 10 剂。

2011 年 5 月 5 日三诊。自诉："前年看了 2 次以后，遗精基本止住，其他方面也还可以。但是，工作环境依旧，陪酒熬夜如前。遗精接着又来，精力复感不足。"观患者舌、脉，与二诊时相近，便嘱其续服汤药 10 剂，另用 10 剂配制丸药，服法同朱某。以将就常某，能够持续治疗，不耽误他的工作。

随访：常某汤药、丸药间服，休息时服汤药，工作忙时服丸药，基本保持不间断治疗。3 个月后又调换了工作，遗精完全治愈，身体、精力逐渐恢复。

案例 3 梁某，男，74 岁。2001 年 9 月 6 日诊。梁某同他的老婆同时而来，看其精神、气色毫无病象，可谓精神振奋，神采奕奕。当切其脉象时，更是令我惊诧：脉来缓滑均匀，两尺中取即感滑实有力，而且越按越有力。我说道："来此看病的，基本都是肾虚阳痿，中年后即性生活力不从心者，而你却'一枝独秀'，肾气竟然如此之旺！"梁某老婆在旁插话说："好烦人！天天夜里休息不成，老妖怪！"梁某应声道："我就是来看这病的。不仅老婆嫌烦，我自己也莫名其妙，有时午休也遗精，夜里经常遗精，自我感觉哪儿都好好的，这个年龄为啥如此？请您开几剂药治治。"用原方 5 剂，梁某欣然而去。梁某服药后遗精全无，性欲大为减弱，每月三五次即可，身体依旧健康。

按语：此方治疗各种遗精，对证稍作加减，都能治愈，愈后尚未发现一例有不适反应的。治愈案例很多，不再一一赘述。

阳痿经验方

阳痿，泛指男子在青春发育成熟期至 65 岁以内，身体健康，无其他疾病，而阴茎不能勃起，或虽勃起而不久、不坚的病症。引起此病的原因不一，多与纵欲太过、手淫、精神压力大、熬夜劳累、吸烟嗜酒、生活缺乏规律等有一定关系。为了根基牢固（肾为先天之根），保持长久不衰，奉劝有不良习惯的诸君，在方药治疗的同时，更要改改不良生活习惯。只有如此，才能健康"里子"，还你应有的"面子"。切不可轻易服用所谓的"速效壮阳药"，只图满足一时，纵欲过度，反使身体早衰。历史上的很多皇帝不就是这样的结果吗？这种恶性循环的做法，万万不可轻试。以免以后靠药"如意"，无药"丧气"！更为重要的是，肾囊"空虚"，损及身体，得不偿失。切勿笑我传统，这是善意忠告。

熟地黄 30g，当归、续断、杜仲、巴戟天、狗脊、山茱萸、肉苁蓉、锁阳、枸杞子、淫羊藿、菟丝子各 18g，鹿茸、雄蚕蛾各 9g。文火缓煎，少加黄酒温服。三煎之后的药渣宽水再煎，适温泡足，以助脾肾阳气通达，疏通经络气血，用之增加疗效。

方中熟地黄、当归、续断、枸杞子、锁阳、肉苁蓉、山茱萸滋补肝肾，添精益髓，以壮根本；杜仲、巴戟天、狗脊、淫羊藿、菟丝子、鹿茸、雄蚕蛾养血助阳，强筋健骨，而起阳痿。14 味药中，阳中求阴，阴中求阳，阴阳同济，精血自壮。加以血肉灵性之物鹿茸、雄蚕蛾，阳痿自起，阴精自壮，用于治疗阳痿，常收到满意效果。若脾肾虚寒，四肢不温，小腹冷痛，动则汗出，阳痿不举者，可加炙黄芪、人参、附子、肉桂适量，以助脾肾之阳，余随症。

为了避免耐药性而降低疗效，在不影响原方治则的前提下，可以选以下药物互换使用：何首乌、补骨脂、胡芦巴、仙茅、蛇床子、韭子、益智仁、楮实子、核桃仁、沙苑子、骨碎补、鹿鞭、黄狗肾（海狗肾最好，货源奇少，买卖违法）、龟甲胶、鹿角胶、海马、海龙、紫河车等。以上都具有补益精血、强壮腰膝、助阳起痿的功效，均可在原方中互换使用。

案例 1 李某，男，29 岁。1993 年 10 月 5 日诊。自诉："连续谈过 5 个女朋友，皆不欢而散，原因都是我性功能不行，阳痿不举，或举起即泄。平时怕冷，精力不足，容易疲劳。"看患者年不及三旬，精神委靡，面色憔悴，看不到一点阳刚之气。视其舌质淡白，舌苔白腻，切其脉象，细弱无力。而立之年，竟然出现未老先衰的样子，属于脾肾两虚、先后天俱不足。便用本方加人参 15g，炙黄芪 30g，附子（先煎半小时）、肉桂各 6g。7 剂，煎服法同方下注。

10 月 13 日二诊。自诉："服药中途，小腹感到温暖，腰膝稍觉有力，后半夜阴茎似有欲举之感。但仍然不能勃起，还是心有余而力不足。"诊其舌质，未显明显血色，舌苔白腻微化；脉来稍觉有力，依然细缓无力。在上方中，人参量加至 24g，附子、肉桂、鹿茸、雄蚕蛾各加 3g。10 剂，服用法同首诊。

2 年后李某带口信告知，共服中药 17 剂以后，阳痿基本痊愈，已经结婚生子，身体较以往为好。

案例 2 方某，男，37 岁。2007 年 3 月 6 日诊。自诉："性功能不知为何突然下降，一年多来几乎完全冷漠，半年，甚至一年，一点也没有举起的反应！老婆大起疑心，两人逐渐失和。多处治疗，有说前列腺有问题的，也有说是阳痿的。但是治疗效果都不理想，几乎没用。"观其形色尚可，舌质、舌苔亦与正常人相近。切其脉和本人的气色、舌象大相径庭，脉沉细无力，状若蛛丝，用力按之，似连欲断。问饮食、睡眠如何？答："一切正常。包括工作、家务都没问题，就是性生活不行。"续问他有无饮酒大醉或受到过惊恐没有？方某沉思一会儿答道："两者都有。说到这里，想起来了，好像与惊恐有关。那是在 2 年前的年末，外出办事途中突然翻车，当时把我吓坏了，还好有惊无险。虽然身体没有大碍，精神上却久久不能平静。只要想起来当时情景，总是感到恐惧后怕。似乎就是从那以后，不知不觉地性功能突然下降，直至阳痿不举。难道受惊吓一次，就如此严重吗？"我说："不是惊吓本身严重，而是你过度在意，精神上的阴影久久不能消除，惊恐伤肾，肾脑相通，是你的惊恐阴影影响了肾的性欲功能，因而，不知不觉地忽略了性生活。时间长了，自然而然地就痿软不举。你的阳痿不能说完全因此而起，也至少与此有关。希望你忘掉惊恐阴影，回到正常的生活氛围中。加以中药调理，便可治愈阳痿，恢复本来功能。"用本方 7 剂，煎服法同方下注。

3 月 15 日二诊。自诉："通过先生指点，加以中药调治，精神感到轻松很多，性生活恢复也比较满意。"嘱患者再服 7 剂，另取 5 剂，为末蜜丸，汤药尽剂，接服丸药，便可痊愈巩固。

2007 年 12 月，方某特来告知："遵先生嘱，丸药尚未服完，阳痿痊愈，性生活恢复到病前正常情况。体力、精神都有提升，效果很好。"

案例 3 刘某，男，77 岁。2001 年 11 月 7 日诊。这天即将下班时，和刘某一同来了 5 个老者，他们年龄最大的 85 岁，最小的 71 岁。经过望闻问切，他们都有不同程度的多种慢性疾病。而奇怪的是，他们异口同声地说："我们不治别的病，专请你治阳痿的。"我当即一愣，这么大年龄，有病不治，而治阳痿？七旬以上，岂不阳痿？本来属于正常，他们却很在意。我想说点什么安慰他们，可是看他们远道而来，心情又那么迫切，欲言又止。怕说得不好，对他们有所伤害。无奈之下，用原方，给他们各开了5剂，并嘱咐如何服用。

11月15日上午，除刘某等5人外，又增加了3个，年龄也都不差上下，也是来看阳痿的。我有点哭笑不得。仍然用本方，1人5剂，煎服法同方下注。从此以后，莫名其妙地来看阳痿的病人数，老年人反比年轻人要多。我也只能主随客请，尊重他们的愿望就是了。

经过随访，这些老年人服药后都有一定效果，大多数人基本满意。

案例4　张某，男，31岁。1991年4月1日诊。自诉："我体壮如牛，食量很大，什么都吃，睡得也香，干活有劲。就是不知道为什么性生活不行，好久不想，想则不起，阳痿早泄，甚是扫兴！"四诊辨证，确实找不到他有什么毛病，问题也不知道出在哪里。仅仅耳闻此人好色，不好听的传说很多。无奈之下，亦用本方，将鹿茸、雄蚕蛾量各加至12g，令其取7剂，煎服法同方下注。再取5剂，加入核桃仁250g，用纯玉米白酒10L，浸泡3个月。待汤药尽剂，接饮药酒，每饮50mL，日饮3次。效果满意，或者完全治愈，即勿再来。

1991年秋至1997年的6年时间里，张某介绍来开泡药酒方治阳痿的人陆续而来，大多都是年轻人。张某跟熟人说："谁'那个'不行，就去找某某，我吃了7剂汤药，后来再喝药酒，管用得很！"

由以上4例可见，此方治疗阳痿，效果基本满意。不仅汤药煎服，亦可泡酒缓饮。但是，有高血压、糖尿病、痛风、各种慢性肝病、消化道溃疡、脑梗死等疾病的患者，切不可轻易试服，以免发生意外。

阴虚盗汗经验方

盗汗，指入睡后不自觉地出汗，醒后其汗即止，又称寝汗。多见于虚劳之证，如肺痨及一些慢性消耗性疾病等。此方专为阴虚盗汗而设。如为虚劳盗汗，在治疗虚劳病的同时，亦可用本方止其盗汗。方药如下：

生地黄18～30g，牡丹皮、泽泻、茯苓、山药、山茱萸各15g，知母20g，黄柏12g，地骨皮18g，龟甲9～15g，西洋参15～30g，麦冬15～30g，五味子6～12g，炙甘草6～12g，粳米12g。水煎3次，混合一起，分3次饭后温服。体弱者，早、晚各服1次，1天半服1剂；身体不弱者，可早、中、晚各服

1 次，1 日尽剂。药渣宽水再煎，适温泡足，以助调和阴阳、舒缓疲劳之功。

此方为知柏地黄汤合生脉饮加龟甲、地骨皮、甘草、粳米而来。知柏地黄汤滋肾养阴，以涵水源。生脉饮滋阴益气，止渴止汗。主治热伤元气，气短倦怠，口渴多汗，肺虚而咳。西洋参甘苦微寒，滋阴补肺，益气养阴；麦冬甘寒，补水源而清肺燥；五味子酸温，敛肺生津而收耗散之气，肺肾同滋，邪热退矣。龟甲、地骨皮补阴益血，清退虚热。甘草、粳米缓急和中，清热生津。

功用：滋肺益肾，养阴清热，以止肺虚多汗、夜寐盗汗。为治肺肾阴虚，夜寐盗汗，心悸气短，腰膝酸软之经验方。用于以上诸症，屡获满意效果。

案例 1 夏某，男，59 岁。2005 年 9 月 6 日诊。看患者气色、精神、举止和常人相比并无明显差别，只是形体偏瘦。再视其舌质，色偏深红，津液不足，舌苔微黄而糙，切其脉象偏沉稍数。问他五心（手足心及胸前）是否烦热？夜间入睡后是否出汗？腰膝是否酸软乏力？夏某答道："腰膝酸软乏力不明显，五心烦热，夜寐盗汗，已经 15 年之久。近来数月，几乎天天夜里盗汗，前胸、后背、腰以下至小腿、脚掌皆出汗，衣服、被子都被汗湿。也可能是习惯了，身体并无明显影响。反复治疗，暂缓一时，旋又汗出如旧，自己认为是治不好的病，顺其自然算了。听人说起您，特来试试。"由上所见，辨证属于阴虚盗汗。治法：滋阴止汗。用本方 5 剂，煎服法同方下注。

9 月 13 日二诊。自诉："5 剂药尚未尽剂，盗汗全无，果然名不虚传！"再看他舌质，深红已退，津液已回，舌苔白润，脉来细缓，虚热已退。嘱咐他再取 5 剂，共研细末，每服 9g，日服 3 次，温开水送服。以巩固疗效，希望以后不再复发。并嘱咐他尽量少饮酒，勿熬夜，多喝水。

随访：夏某自从服药后，夜寐盗汗完全治愈。询访 3 年，未再反复。

案例 2 刘某，女童，3 岁半。2007 年 5 月 5 日诊。患童母亲说："女儿 1 岁以后便经常睡着即出汗，严重时全身衣服湿透，头发湿淋淋的。手足心有时发热。饭量还可以，就是不长肉，较易感冒。"观察小患者精神无碍，活泼喜动。指纹偏沉，色见淡紫，轻轻向外推之，淡紫色不易散去。舌质偏于艳红，舌苔微黄乏津。辨证：肺肾阴虚。用本方 1/4 量，再加龙骨、牡蛎各 9g，以涩敛止汗。3 剂，煎服法同方下注。

5 月 15 日上午，小患者母亲电话告知："女儿服药过半，盗汗全止。现在已经 7 天，睡着未再出汗，是否继续服药？"我回应道："病愈停药，不必再服。如果以后盗汗反复，及时来诊。"

如刘某女童一样，入睡盗汗或动则汗出的很多。要想完全治愈，可谓非常容易。尤以 12 岁以下患者，只要没有慢性疾病，一般都在 3 剂药左右治愈，至多不超过 9 剂，便可痊愈。即使再度汗出，也都在 3 剂药左右，及时治愈。愈后感冒减少，体质逐渐增强。这类患者，每天接诊不少于三四个，其中有不少还是屡治不愈的。我用此方因人对证加减，皆能迅速治愈，而且没有任何不良反应。无论男女老少，凡属肺肾阴虚自汗、盗汗的，用此方调治，多可治愈。某些慢性病患者出现以上症状的，亦可用此方调治，只要对证，效果可靠。

案例 3 李某，女，21 岁。2012 年 9 月 3 日诊。看患者双颧骨周围色红而艳，舌质深红，舌苔白糙乏津，脉来偏沉而数。辨证：肺肾阴虚，精血不足。问她经汛如何？答道："月经量逐渐减少，每月提前 5 ~ 7 天，手足心经常烦热，入睡汗出严重，甚则全身湿透，头晕口干，腰膝酸软，精力下降。"思李某必是精神压力过大，加上饮食起居无规律，日久导致肺肾阴虚，精血不足，因而经汛超前，经血量少，烦渴眩晕，腰膝酸软，入寐汗出。治法：滋阴养血，清热止汗。用本方 7 剂，1 日 1 剂，煎服法同方下注。

9 月 12 日二诊。自诉："月经尚未来潮，盗汗明显减轻，烦渴、眩晕亦有好转。"观察李某两颧周围艳红色明显退去，舌质红润，舌苔津回；脉来仍沉，数象衰减。虚热见退，病势减轻。原方续服 7 剂，改为 1 天半服 1 剂，余如前。

9 月 25 日三诊。自诉："服药期间经血来潮，量稍增加，盗汗完全止住，烦渴、眩晕消除，可以不吃药了吧？"再诊患者舌、脉，病象已除，唯体质、经血尚需调理。用知柏四物汤加减，嘱其续服 7 剂。服用法同上诊。

方药如下：当归、川芎、白芍、熟地黄各 15g，知母 15g，黄柏 9g，续断 18g，龟甲胶（烊冲）、地骨皮各 15g，丹参 30g，炙甘草 9g，粳米 15g。

本方主要功用为滋阴止汗，养血调经。女子以血为本，经血持续亏乏，对身体影响至大。故阴虚盗汗虽愈，而经血有待续调。嘱咐她每月在行经前 10 天服药 3 ~ 5 剂，以月经正常为度。

随访：李某服原方 14 剂，盗汗痊愈；跟服 3 个月加味知柏四物汤，共 15 剂，月经正常，身体、精力逐渐恢复健康。

案例 4 张某，男，37 岁。2001 年 3 月 15 日诊。自诉："近一年多来，夜间多汗出。起初没当回事，后来感觉精力下降，记忆力减退，偶尔夜间还遗精，早泄严重，手足心时感烦热，头发也掉了很多。多处诊治，效果都不算好。"患者舌质深红乏津，舌苔微黄而厚，津液不足，脉来沉细而数。辨证：肾阴虚耗，相火过旺。治法：滋阴清热，止汗固精。用本方加莲须 24g，芡实 30g，以固肾涩精。7 剂，煎服法同方下注。

3 月 23 日二诊。自诉："盗汗基本止住，遗精未再出现，手足心热略轻，其余未见明显变化。"复诊其舌质深红略淡，舌苔黄退，稍见津润，脉来微数，阴虚火旺衰退，肾阴有待滋养。上方续服 7 剂。药渣再煎，先洗头，后泡足。

4 月 2 日三诊。自诉："盗汗完全止住，其他症状续有好转，唯有脱发尚未明显控制。"观其舌象、脉象，基本接近常人。为巩固疗效，继续治疗脱发，复在上方中加入制首乌 24g，桑椹 30g，服用法同二诊。半年后张某来告知："盗汗愈后巩固，遗精未再出现，脱发也基本控制，新发缓慢生出，谢谢先生！"

按语：本方用于治疗各种年龄段肺肾阴虚自汗、盗汗，经过数十年验证，效果稳妥，无不良反应。尤其对婴幼儿及青少年阴虚盗汗疗效更速更稳。若能对证加减，效果更稳。

阳虚自汗经验方

阳虚自汗，为自汗的一种。其主要症状表现为畏寒、倦怠、汗出、觉冷、脉象虚细等虚寒证候。方以右归丸合玉屏风散加减而成，主要用于治疗阳虚自汗。方药如下：

生黄芪 60g，防风、白术各 18g，熟地黄、山药、枸杞子、山茱萸、菟丝子、杜仲、当归各 15g，附子（先煎半小时）、肉桂各 6g，龙骨、牡蛎各 30g，浮小麦、糯米、红枣各 15g。水煎温服，第四煎用水约 5000mL，煎开数滚，适温泡足，以助本方温肾助阳、温经散寒、舒缓疲倦之功效。

方中前 3 味为玉屏风散，固表止汗；熟地黄至肉桂 9 味为右归丸，温肾助阳；加入龙骨、牡蛎、糯米、红枣、浮小麦，和营收敛。诸味合用，功用温肾助阳，固表止汗。用于治疗阳虚自汗、畏寒倦怠等症，常常收到满意效果。

案例 1 张某，女，47 岁。1993 年 9 月 3 日诊。自诉："5 年以来，经常感觉怕冷，即使是夏天三伏，手脚也不觉温暖，动则汗出，容易疲劳，腰连小腹隐隐冷痛，经期前后白带清稀不绝，下肢浮肿，全身强滞，口淡纳差，脘腹痞闷，劳作无力。"见患者面目虚浮，气色㿠白，舌质淡白而胖，边有明显齿痕，舌苔白厚而腻，脉来细缓无力。辨证：脾肾阳虚，表卫不固。治法：温肾助阳，固表止汗。用本方 5 剂，煎服法同方下注。

9 月 10 日二诊。自诉："畏冷、自汗略轻，带下减少，其余未见明显好转。"

复诊其舌、脉，确实无很大变化，但是已经对证，亦有一定效果。复将上方中的附子、肉桂量加至 9g，续服 5 剂。

9 月 18 日三诊。自诉："二诊药比首诊的 5 剂效果要好，带下已止，畏冷、自汗明显好转。饮食知味，食量稍加，全身也感到轻松。"复诊其舌质，色见微红，齿痕变浅，苔腻显退。脉来缓匀，较首诊略显有力。复将二诊方续服 7 剂，1 天半 1 剂，泡足继续。

9 月 29 日四诊。自诉："畏冷、自汗大为减轻，带下完全干净，身体明显轻松，脘腹痞闷及小腹冷痛消失，病情基本控制。是否可以配制丸药续治？"看患者面色、精神等方面基本接近常人，舌质红润，齿痕已不明显，舌苔白润；脉来缓匀，续见有力。病虽尚未痊愈，但亦好到八成。既然患者不愿再服汤药，仍用二诊方取 5 剂，共末，蜜丸，绿豆大。每服 9g，日服 3 次，温开水送服。嘱咐：注意保暖，谨防感冒，饮食以温和、有营养为要，配合巩固疗效。

随访：张某 5 年宿疾，汤丸并进，共治疗 3 个月痊愈。愈后身体逐渐康健，带下也同时治愈，效果满意。续访 5 年，旧疾未复。

案例 2　王某，男，31 岁。1989 年 8 月 5 日诊。见患者身穿大衣，围着毛绒围巾，依然还很怕冷，面色苍白，肢体蜷缩，与季节反差太大。查其舌质淡白，舌苔白腻，脉来虚细乏力。由上可见，患者脾肾阳虚，表卫不固，是其主证无疑。问及自我感觉、起病时间、畏冷是否自汗？回应道："起病已经 2 年，四季俱感寒冷，动则容易出汗，汗出更觉怕冷。饮食口淡无味，腰膝痠软无力。多处治疗，效果都不明显，而且病情逐渐加重。"辨证：阳虚自汗。治法：温阳固表。即用本方，附子、肉桂量各加至 12g。5 剂，煎服法同方下注。

8 月 13 日二诊。时过 1 周，王某衣着减少大半，虽然和常人相比，穿着仍厚许多，但较首诊时却减负多矣。复诊其舌质：色虽淡而微红，齿痕略浅，舌苔仍白，厚腻显化。脉来仍细，但微觉有力。问他自我感觉如何？患者答道："自得病 2 年来，首次效果显著。畏寒怯冷减轻许多，脱去过半衣着，肢体感到轻松，饮食口淡知味，汗出、畏冷减轻。"辨证用药无误，原方续服 5 剂。

8 月 20 日三诊。看患者初秋着装，精神气色爽快，已知其病渐趋痊愈。患者见到我便说："谢谢先生，我的怕冷病已经基本好了。无论饮食、睡眠、精神都快跟病前差不多了。再请先生开点药，巩固疗效，我真害怕再度复发。"复诊其舌、脉，舌质微红，齿痕已消，舌苔薄白津润；脉来缓匀，虚细已去，此皆病愈之象。将原方 5 剂，改为 2 日 1 剂，轻量服之，以巩固疗效。具体服法：将 1

剂药连煎 3 次，药汁混合一处，分 4 次饭后温服，1 日服 2 次，正好 2 日 1 剂。余同方下注。持续随访 5 年，阳虚自汗未见复发，身体恢复健康。

案例 3 陈某，男，11 岁。2007 年 7 月 10 日诊。患者母亲介绍说："小儿 6 岁以前身体尚可，无明显疾病，只有换季时有点小感冒。7 岁时，有一次吃坏肚子，从那时起，身体越来越差，择食厌食，日渐消瘦，无论白天夜里都常常出汗。穿着比别人厚，还是呼叫怕冷。"看小患者面色苍白，形体消瘦，双目无神，精神不振，即使不做其他诊视，也明摆着一幅禀赋不足、根本虚弱的表现。再视其舌象，质淡体薄，舌苔薄白微腻；切其脉象，细缓而弱。辨证：脾肾阳虚，根本不足。治宜健脾益肾，固表止汗。用本方量 1/2 量，另加人参 12g，以补脾益气。5 剂，1 天半 1 剂，余同方下注。

7 月 19 日二诊。其母代诉："5 剂药共服 7 天半，看他的食欲、食量有所改善，昼夜出汗减少，精神较以往稍好。"复诊其舌、脉，与首诊时比较无明显变化，仅是症状有减轻。原方再取 5 剂，服法同首诊。

7 月 21 日三诊。看患者精神已振，面部微显血色，舌质淡红，薄白苔津润；脉来缓匀，重按不散，正气恢复之象较为明显。嘱其母亲：汤药续服 5 剂，服法同前；另取 3 剂，共末，蜜丸，绿豆大。待汤药尽剂，续服丸药，每服 6g，日服 3 次，温开水送服，以巩固疗效。其母欣然接受，并表态认真照办。

随访：陈某阳虚自汗痊愈，身体恢复到 6 岁以前的活泼状态。续访 3 年，旧疾未复，身体日健。

按语： 此方治疗阳虚自汗一证，只要辨证无误，无论男女老幼，用之皆效。愈后若能细心调理，幼儿及青壮年尚未见到再度复发的。中老年人阳虚自汗，愈后续服小剂量丸药 3 个月，也都能巩固疗效，复发率极低。数十年运用，尚未见到任何不良反应。因有附子、肉桂，其量不可过大。否则，反助相火，以致五心烦热，夜寐盗汗。前人多有详论，切勿随意太过，严防此病未愈，彼病又起。

胸闷憋气经验方

心志抑郁，气机不畅，或湿热、湿痰阻滞，邪扰胸中，而致胸中憋闷、呼吸不畅等症状。冠心病有以上症状的，亦可用本方调理，消除憋闷、刺痛等不适症状，效果稳妥，一般 3 剂药左右即可见到显效。

生黄芪 24g，人参、麦冬各 12g，五味子 3g，丹参 30g，川芎、红花、降香、乌药、薤白、瓜蒌皮各 12g，炙甘草 6g，大枣 3 枚。

方中参、芪、麦、味益气养阴止汗；丹参、川芎、红花活血散瘀止痛；降香、乌药、瓜蒌皮宣通心阳而理气；炙甘草、大枣滋虚和营以缓急。诸药相合，有温通心阳、滋虚止汗、理气活血止痛之功。用于治疗胸闷憋气（含冠心病），胸前刺痛，或心脾阳虚，肺气不足，而致心悸自汗，胸闷憋气，胸前刺痛，痛彻后背，夜寐难以平卧等症。

如胸背痛甚者加三七粉吞服，每次 2g，用少量黄酒送服，或加延胡索、郁金亦可；心悸自汗甚者加朱茯苓、龙骨、牡蛎；心血不足者加龙眼肉、当归身；心阴不足者加龟甲胶、阿胶；失眠不寐者加柏子仁、酸枣仁、灵芝；胸满胀闷者加枳壳、厚朴适量。余随症。

案例 1　李某，男，57 岁。1990 年 8 月 2 日诊。自诉："胸背闷痛已 3 年，医院检查为冠心病，住院、门诊治疗有好转，不久复痛如初，以劳累过度、生气、饮酒与天气闷热时憋闷最为明显。心情舒畅、适当休息、天气晴朗时，疼痛消失。近半年来病发无度，又加心慌气短，动则汗出。"视患者形体偏胖，面色淡紫暗灰，舌质亦然，舌苔灰腻而厚；脉来迟涩，寸部时一止复来，中取微弦。辨证：湿热阻滞，心血失活。治宜清热化湿，宣痹止痛。用本方去麦冬、五味子之酸寒收敛，加桂枝、生姜各 6g，以温通心阳。5 剂，煎服法同方注。

8 月 10 日二诊。自诉："胸闷憋胀减轻，心慌气短无明显减轻。"观患者面色、舌质、舌苔，灰暗色略有减退，稍显光泽；脉来沉涩而代，未见明显变化。原方麦、味复入，以防温通太过，伤及心肺之阴。续服 6 剂，1 天半 1 剂，缓慢调治。嘱患者不可饮酒，保障睡眠，情绪稳定，勿操劳过度，饮食清淡。

8 月 18 日三诊。看患者气色有好转，面色可见到亮泽，舌质略显微红，灰腻苔明显退去；脉来转为细缓，乍一停代象明显减少，病情已有好转。二诊方续服汤药 5 剂，2 日 1 剂缓服；再取 5 剂研细末，待汤药尽剂，接服末药，每服 9g，日服 2～3 次，1 料末药约服 3 个月。所嘱注意事项，不可大意。

随访：李某已有 1 年多胸闷憋痛未明显复发，心慌气短也大为减少，劳作基本无影响。

案例 2　朱某，女，47 岁。1999 年 3 月 1 日诊。自诉："心口痛多年，胃镜检查说是食管炎，治疗多次，暂时减轻，转眼老样。又做心电图、心脏彩超，诊断为冠心病，中医当'胃脘痛'治，效果不明显。如心情不好或过度操劳时，症状加重，甚则憋闷刺痛，严重时心慌气短，食欲减退，全身乏力。"观患者面色暗淡，舌质淡红而暗，苔白薄微腻；脉来细弦，沉取欲断。辨证：心脾两虚，胸阳不振。治宜补益气血，温通心阳。用本方加当归 15g，桂枝 9g，5 剂。

3 月 10 日二诊。自诉："上药服至第 3 剂时，胸闷憋气减轻；5 剂服后，不适症状基本消除，夜能寐，食知味，精神略有好转。"药已对症，续服 5 剂。另取 5 剂，共研细末，蜜丸绿豆大。待汤药尽剂，接服丸药，每服 9g，日服 3 次，桂圆莲子粥送服。朱某共服汤药 10 剂、丸药 1 料，胸闷憋气基本消失。续访 3 年，旧疾未见明显复发。

案例 3　王某，男，49 岁。1989 年 7 月 1 日诊。自诉："15 岁时因负重过度压伤吐血，从此左侧胸背经常胀痛，犹如重物挤压感，前痛后胀，甚则痛如针刺，疼痛难忍。以心情压抑、天气变化时，胀痛最为明显。反复心脏检查，一切正常，劳作亦无大碍。"据患者所述，其症为陈伤作痛无疑。观其面色，诊其脉象，均无明显病象，但病程长达三十余年，治之恐非短期可愈。辨证：心阳不振，胸痹疼痛。治宜宣通心阳，活血散瘀。用本方加桂枝 12g，延胡索 15g，以通心阳，活血止痛。10 剂煎服。另取 5 剂，加三七 180g，真麝香 2g，纯粮白酒 10L，红糖 1000g，生姜 200g，同泡 100 天，每次饮 20mL，日饮 2 ～ 3 次，饭后半小时饮。患者服汤药 10 剂后，续饮药酒，症状明显减轻，发作时间减少九成，胸闷憋气基本消除。续访近二十余年，患者感觉胸闷时，即饮药酒少许，其痛随即消失，完全不影响正常工作。

案例 4　黄某，女，53 岁。2000 年 9 月 7 日诊。自诉："胸前胀痛、上肢麻木已有 10 年多，医院检查有颈椎病、冠心病、食管炎等多种疾病。治疗这病，影响那病，水里按葫芦，按下这头翘那头。因而，治疗啥病效果都不好。近 3 年来，胸前憋闷刺痛，上肢至手指麻木更甚，心情烦躁，甚是苦闷。"看患者形体偏胖，气息不畅，面色淡暗，如晨起未洗脸状。视其舌质暗红，舌苔灰厚而腻；脉来迟滑微弦，沉取不散。辨证：寒湿阻滞，胸阳不振。治法：温经散寒，宣通心阳。用本方加当归尾 18g，桂枝 15g，生姜 15g，以助阳散寒，活血通络。7 剂。前三煎内服，药渣加白酒、陈醋各 50mL，加热，用布袋装入，趁热敷颈、胸、肩臂、手指，冷则加热再敷，1 日敷 2 小时以上。敷时注意勿烫伤，勿着凉感冒。

9 月 18 日二诊。自诉："胸闷憋气、手指麻略有好转。"复诊其舌脉，舌质微红，灰腻苔稍退，脉转细缓，病有转机。上方再加天麻 18g，钩藤 24g，以增强其舒筋活络之功。续服 10 剂，1 日半服 1 剂，外用同上。另取 3 剂，加三七 180g，苏木 30g，红糖 500g，纯粮白酒 10L，将药泡入，密封瓶口，每日晃动数次，天热泡 1 个月即可饮用。待汤药尽剂，每次饮 25mL，日饮 2 ～ 3 次。亦可将药酒加热擦揉颈项、胸背及肩臂、手指等处，1 日 2～3 次，1 次数分钟。慎避风寒、生冷水湿，饮食以温和、容易消化为要。心情平和，勿过度劳累。病情如有明显反复，还要及时来诊。

随访：患者共服汤药 17 剂，续饮药酒，胸闷憋气、手指麻木等症逐渐减轻，2 个月后基本无明显不适，已不影响正常生活劳作。

按语：此方既治脾肺气虚自汗、胸闷，亦疗胸阳不振闷痛。屡见今人患病，大多错杂重叠，一脏有病，多脏受累，阴虚、阳虚交织出现，时有难以截然分清之惑。况且一人多病，时日延久，症状错综复杂，治此碍彼，左顾右虑。我以黄芪生脉饮合瓜蒌薤白半夏白酒方加减为一方，意在阴阳同调，寒热共济，用于自汗胸闷、憋气刺痛患者，常获满意疗效。悖经离道，仅为实用。

心悸经验方

心悸，自感心跳不安，或受意外惊吓，或情绪激动，心跳加快，而出现心悸，属于心血不足、风湿入侵、水饮内停、心血瘀阻等原因引起者。本方具有养血安神、平惊宁神的功效。

炙黄芪 18g，当归（酒洗）、龙眼肉各 15g，酸枣仁（微炒）、白术、人参、茯神、远志（去心）各 12g，琥珀 9g，木香 6g，丹参 30g，红花 9g，炙甘草 6g，生姜 3 片，红枣 5 枚。水煎温服。三煎后药渣，开水再煎，加少量陈醋，适温泡足，亦可温养气血，疏导经络，缓解疲劳，安神宁志。

思今人心悸，纯虚者少，纯实者少，而虚实夹杂者却十之八九。故于归脾汤中加入丹参、红花、琥珀，以凉血活血，散瘀安神。所以称经验方者，即此意也。心生血，脾统血，肝藏血。远志、酸枣仁补肝以生心火；茯神补心以生脾土；参、芪、甘草补脾以固肺气；木香香先入脾；当归补血养血；丹参、红花凉血活血；琥珀安神定志，总以使血归脾，俗称血不养心，得以滋润，因而心悸可安。诸味同用，功用益气养血，和营安神。主治思虑过度，劳伤心脾，怔忡健忘，惊悸盗汗，潮热体倦，食少不寐，或脾虚不能摄血，致血妄行，以及妇人经带，或心脾伤痛，嗜卧体痛，或大便不调等症。

本方去白术、木香、龙眼肉、丹参、红花、琥珀，加茯苓、陈皮、莲子，名酸枣仁汤，治虚烦不眠。

泡足原理和针灸按摩所说的补泻宣通之义相通。我教人如此用法已有半个世纪，用之者不但收到所述效果，很多人还治好了多年脚病。复赘老话：如今药价昂贵，充分利用，多一点效果，弃之岂不可惜？诚望患者，勿嫌麻烦。

案例 1　王某，女，45 岁。2001 年 7 月 4 日诊。自诉："连续 5 年月经不调，或 1 个月 2 次，或两三个月一潮，经血量少，淋沥不净，心烦不宁，睡眠不实，容易惊醒，腰酸背痛，记忆力下降明显。"看患者面色失于润泽，两颧隐隐透见淡红，舌质淡暗，舌苔薄白乏津；脉来细弦微数，按之则散。思患者性情比较急躁，似乎精神压力很大，故见月经紊乱，睡眠不实，心烦体倦。辨证：劳伤心脾，营血不足。治法：补脾养血，安神平悸。用本方 5 剂，煎服法同方下注。

7 月 13 日二诊。自诉："服药后睡眠、心悸稍好，月经尚未来潮。"原方续服 5 剂，待气血充盈，经血自潮。

7 月 21 日，患者电话咨询："月经已来，还剩 1 剂药，能不能继续煎服？"我回应道：可以续服。

7 月 27 日三诊。自诉："这次月经 5 天结束，量比以往稍多，色正，经期无明显不适，睡眠改善，心悸次数减少，程度减轻。"观患者面色微润，淡红色退，舌苔薄白津润；脉来细缓，病象退矣。原方加莲子 30g，以养心安神，续服 7 剂。另用：龙眼肉 6g，西洋参 2g，丹参 15g，开水泡服，每日当茶饮，以小方续调气血，滋阴心脾。自服药后，经水每月如期而至，前后相错不超过 5 天，精神、睡眠基本正常，心悸未再明显复发。续访 3 年，心悸基本治愈，劳作正常。

案例 2　李某，女，49 岁。1999 年 3 月 7 日诊。自诉："13 岁月经初潮，一直基本正常；从 43 岁起，前后无定期，1 个月来 2 次，或 2 个月来 1 次，量少，七八天才结束。这次又 7 天不止，淋沥不净，心烦心悸，全身乏力。"观患者面色憔悴，舌质淡红，苔薄白乏津；脉来细数，沉取则无。思其病因病机，必是思虑过度，劳伤心脾，久则气阴两虚，脾不摄血，以致月经紊乱，淋沥不净，全身乏力。辨证：心脾两虚，气不摄血。治法：益气养阴，引血归脾。用本方 5 剂，煎服法同方下注。

3 月 13 日二诊。自诉："经血已止，睡眠改善，心烦、心悸略轻，其他无明显改善。"上方续服 5 剂，服用法同首诊。

3 月 21 日三诊。自诉："心烦、心悸基本消除，饮食、睡眠大有好转，精力也较以往为好，不想再服汤药，因为实在太忙。"考虑病已减去八分，不吃汤药也可以，但须丸药缓调。二诊方取 5 剂，共研细末，熟蜜为丸，每服 9g，日服 3 次，温开水送服。嘱咐她勿过度劳累，保障睡眠，饮食要有规律。随访 3 年，患者 51 岁自然绝经，心悸基本未犯，身体精力正常。

案例3　涂某，男，29 岁。2007 年 4 月 1 日诊。自诉："连续失恋 3 次以后，精神恍惚，心里空虚，惊惕不安，心悸汗出，甚则夜寐遗精，身体日虚，记忆力下降，自卑感与日俱增，几乎像个废人。"观患者面色憔悴、情绪低落的样子，令人心酸。视其舌质，色淡体薄，舌尖较红，舌苔薄白微燥，津液不足；脉来细数，按之则散。分析其病因病机，必是失恋打击，精神失落，抑郁日久，心脾复虚，故见心悸怔忡，精神恍惚；久则心肾不交，水火失济，故又见夜寐遗精；汗出脾虚，遗精肾虚。脾肾两虚，根本羸弱，所以涂某说他自己"像个废人"。治法：滋肾养阴，清心益智。用本方加莲须、牡蛎各 30g，以涩精止汗。5 剂，煎服法同方下注。并再三叮嘱涂某：尽力忘掉以往的不快旧事，憧憬美好未来，树立男人的应有大度。绝不可一失俱失，而废远大前程。因为情绪关乎治病效果，放下包袱，身轻神爽，见效必速；藕断丝连，愁肠绵绵，病因不除，吃药无功。

4 月 9 日二诊。自诉："谨遵先生所嘱，首先忘掉过去，调整好心绪，再认真服药调理。服药尽剂，遗精、自汗已止，精神觉爽，心烦、心悸均有减轻。"见患者精神似已稍振，憔悴状亦减，面色微润，舌尖红退，津润，苔薄白；脉来细缓，数象已退，一息四五至。药已中病，患者配合，医嘱起效。上方加入琥珀 12g、朱砂 3g 同煎，以宁其心志。续服 7 剂，服用法同上首诊。

顺访：涂某共服汤药 12 剂。由于他能够及时清醒，珍重自己的身体和未来，前 5 剂即见到明显效果，病情大为减轻。后 7 剂加入琥珀、朱砂二味，心神得宁，睡眠踏实，惊悸不安基本消除，身体、精力逐渐恢复。涂某感到效果很好，自己又照方抓取 5 剂，共末蜜丸，续服近 3 个月。惊悸健忘等症完全消除，身体很快恢复到病前状态，健康如初，工作如常。

按语：心悸经验方（归脾汤加味），所主思虑过度，劳伤心脾；或气郁血瘀，以致惊悸不安，倦怠不眠，以及妇女经血不调等症。运用得当，效果很好。对于心脾两虚惊惕不宁、心悸汗出而言，其功效不在天王补心丹、朱砂安神丸、莲子清心饮等方之下。纯属经验之谈，偏颇之处难免，仅为小结而已。

抑郁症经验方

抑郁症，泛指郁滞不得发越引起的各种病证，如气郁、痰郁、湿郁、火郁等。亦指心情不舒畅引起的一系列精神和内脏失调的证候，如思虑、惊恐、失眠、噩梦或身体脏器患有疑难顽疾、精神压抑或恐惧等，均可导致不同程度的精神抑郁，甚至健忘痴呆。亦包括习惯所说的神经衰弱等症。

人参、茯苓、白术、麦冬各 15g，石菖蒲、远志、郁金、琥珀各 12g，酸枣仁 15g，朱砂 3g，丹参 18g，生地黄、栀子各 12g，胆南星 9g，甘草 3g。水煎服，为丸服均可，需根据病情缓急而定。药渣宽水再煎，加陈醋适量，适温泡足，有助于舒郁化滞，改善睡眠，缓解疲劳。效果明显，不可小觑。

方中人参补心气；菖蒲开心窍；茯苓能交心气于肾；远志能通肾气于心；朱砂色赤，清肝镇心；麦冬养心阴；白术补脾气；郁金行郁气，入心及心包络散血瘀；琥珀、酸枣仁安神定魄宁心气；生地黄、丹参、栀子凉血泻火，清热养阴；胆南星化痰息风；甘草甘平，调和诸药，以缓急气。诸味合用，以成清心舒郁、安神定魄之功。用于精神抑郁，惶恐不安，甚至恐惧、健忘等症，常收佳效。

案例 1 胡某，女，59 岁。2009 年 4 月 1 日诊。自诉："45 岁以后经常失眠，50 岁绝经，当年退休。从此失眠更加严重，记忆力迅速下降，不愿和人交流。别人都说我未老先衰，我也感到自己呆板了很多。近来越发严重，甚至听到稍大一点声音，就觉得心烦厌恶。头脑昏沉，全身乏力。"观察患者面色憔悴，精神怠惰，语言无序（自诉经过整理），已经反映出心身疲惫、神情呆滞的病象。视其舌质淡暗而腻，舌边齿痕明显，舌苔灰腻而厚；脉来细涩，沉取欲断。由上所见，患者心脾肾三脏俱虚，精血不足，必因情志抑郁日久所致。治宜清心舒郁，安神宁志。用本方 7 剂，煎服法同方下注。

4 月 9 日二诊。观察患者精神状态，与首诊时相比无明显变化。复诊其脉舌，均与首诊相似。问她服药后自我感觉如何？答道："心情略好，睡眠稍实，别无大的变化。"日久之病，非短时间内能有大的改变。原方嘱其续服 10 剂，只要服药有效，劝她耐心调治，胡某亦很配合。

4 月 25 日三诊。自诉："睡眠继续改善，心情大有好转，往事似乎能够回忆起来一些，效果感到满意。"复诊其舌质齿痕已不明显，微见淡红，灰腻厚苔退化，白而微厚；脉来细缓，按之不绝。看她的气色精神，总体比首诊时为好。17 剂汤药的效果还算理想。仍用本方，再取汤药 10 剂，照常煎服。另取 5 剂，共末蜜丸，每服 9g，日 3 次，温开水送服。汤药可以和丸药交替服用，服汤药一二剂，再服丸药十天半月，续服汤药数剂。如此服法，可以减少煎药的烦琐，也有利于治疗慢性病，效果不会减弱。胡某共服汤药 27 剂、丸药 1 料，抑郁症基本治愈。衰老速度明显减缓，身体状况基本良好。

案例 2 邵某，女，24 岁。2004 年 8 月 6 日诊。看患者情绪低落，神情怪异，其父母陪同而来，她却一声不吭，低头不悦，在她父母强行拉扯下，勉强坐下，却始终低头不语，面带怒气。我欲切脉望色，也都十分不易。在她父母百般劝说、将就下，总算勉强进行望、切二诊。看她舌脉反应，并无明显病象，仅是脉来沉迟之象。我思考良久，根据多年经验，断为精神抑郁症，应该不会有错。我跟着说道："你们的女儿身体上并无疾病，应该是精神上有压力，或者是压抑。希望做父母的，多多开导，只要她能高兴，很快就会没事的。"当我话说到这里时，只见患者望了我一眼，随之又低头不语。用本方3剂，嘱咐他（她）们如何煎服。如果有效，再来复诊。

8月10日二诊。让我吃惊的是，患者竟然和首诊时完全两样，走到门前便主动和我打招呼："周医生，您好！您看病很准，我就是精神上有压抑，都是我母亲造成的。她把我弄到精神病医院，又带我找心理医生，他们什么也看不出来。其实就是我母亲偷看我日记，关我电脑，把我气得整天关在屋里。找工作，人家说我是精神抑郁症，谁要我！？还是您看得准，一眼便知道我是什么病。"面对患者滔滔不绝、绘声绘色的畅述，我既惊又喜，惊的是变化如此之快，喜的是病好了就是目的。在患者热情畅谈的同时，她的父母也都面带笑容，连连诚邀我吃顿饭，被我婉言谢绝。不到1个月时间，邵某找到了满意的工作，专程和她父母一起来告知我，致谢声不绝，可谓皆大欢喜。

案例3　常某，男，31岁。1998年5月30日诊。乍一看，患者是一个年轻力壮的大小伙子，等他近前坐下，却是愣头愣脑，眼神呆滞，死气沉沉，问之懒答，很不配合。跟着他一起来的还有常某的父亲，在我观察他儿子的时候，他插话说："我的这个儿子，媳妇不找，事情懒做，整天死气沉沉，也不愿意和别人交往，我们老两口百般询问，也没弄个明白。今天勉强将他带来，请您给看看。"我经过四诊分析，并未看出有明显病象反应。根据他的情状，很有可能是精神方面的问题。我给老常说："你儿子精神上的问题大于身体上的毛病，还是要耐心找找，他是从什么时候开始出现这情况的？"老常皱眉沉思了一会儿，说道："好像是3年前，他从外地打工回来，就慢慢地沉默寡言，一直成了现在这个样子。3年前和别的年轻人一样，啥都正常。可能像您说的，精神问题大于身体毛病。我说他能吃能喝，咋什么也不干呢。"由于患者不够配合，权且用本方3剂，嘱咐如有效果，及时再诊。

6月6日二诊。还是老少二常同来，却和6天前迥异：老常表情压力放松了许多；小常呆愣似有减轻。小常坐下主动说："我服你了！但是，我的隐私还是不能说。父母生我养我不容易，确实不能因噎废食。我得振作起来，先把身体调好，再出去干好工作。"看到小常的急转弯变化，我很欣慰。将原方嘱其续服5剂；另取3剂，共末蜜丸，可以带在身上外出，如有心情不适或睡眠欠佳的时候，即用开水送服丸药，每服9g，日服3次。

随访：常某未过多久，又外出工作了。老常来过几次，总是说些感谢之言。说他儿子比以前还好，在外常常受到老板奖励。对他们两口子也很孝敬，还让他们向我表示感谢呐。

按语：这类疾病临证比较多见，年轻人及病程较短的患者，特别是能够拿得起、放得下的病人，经过劝说，加以中药调理，基本都能在较短时间内治愈，复发率也很低。反之病程长、年龄大、死脑筋的患者，你说你的，他（她）坚持他（她）的，一条道走到黑，无论如何用药，如何心理疏导，都难以在较短时间内收到满意效果。我治疗这类疾病的体会是：拼耐力，越急越糟糕！

狂躁症经验方

狂躁症，原称癫狂，病名出自《内经》。多为七情郁结，五志化火，痰迷心窍等原因造成。临证表现为少卧不饥，狂妄自大，甚则怒骂叫号，毁物伤人，越墙上屋，不避亲疏，力大倍常，舌红苔黄，脉弦大滑数，或洪实有力等。

方药如下：生铁落120g，黄连、黄芩、生地黄、麦冬、胆南星、石菖蒲、远志各15g，朱砂3g，连翘、茯神各15g，丹参30g，甘草3g。

方中生铁落辛平重坠，定惊疗狂；黄连、黄芩、连翘大苦大寒，泻心脾火；生地黄、麦冬养阴生津，清心除烦；胆南星、石菖蒲、远志清热化痰，醒神开窍；朱砂、茯神、丹参入心安神，凉血活血；甘草可升可降，调和诸药。诸味相合，以成清热泻火、重镇安神之功。用于狂躁不安，精神错乱，或烦躁不宁，烦渴引饮等症。如大便燥结，可加生大黄适量；小便黄赤，加木通、灯心草、淡竹叶适量；血热头痛，加羚羊角、天麻、蔓荆子、水牛角等味；目赤口苦，可加野菊花、龙胆草、栀子等。余随症。

案例1 秦某，女，27岁。2001年3月5日诊。患者被其母亲训斥着拉扯到门诊，叫她坐下，就是不坐。时而哭，时而笑，还脱口骂人。看她穿着杂乱，蓬头垢面，烦躁不安的样子，必是精神上受到了刺激，因而有此表现。观察她白睛淡红，两颧微赤，舌质深红，舌苔黄燥；勉强切其脉象，滑数而有力。辨证：心火炽盛，痰蒙心窍。问其母亲："你女儿受过什么重大刺激？"回答道："结婚不到1个月，女婿即有新欢。春节期间，女婿竟然公开带着新欢不辞而去，杳无音讯。女儿从此如丧魂魄，怒骂哭笑，精神失常。把她带到精神专科医院治了一段时间，回家依旧疯癫如前。"病因已明，病状彰显，仅仅用药治疗，恐非易事。我便再三叮嘱患者母亲："你女儿精神受到的伤害太大，不能单靠药物治疗，最重要的是思想开导，精神安慰。作为父母，除给她温暖、让她想开点，指给她将来的光明以外，千万莫让她心灰意冷，更不能再受刺激。母爱大于天，一定要有耐心。"其母连声应允，并答应："只要能把女儿的病治好，付出再大的努力都没什么，我们一定尽力配合。"用本方5剂，水煎温服。药渣煎水加陈醋泡足，见效速来复诊。

3月14日二诊。观察患者的衣着发型及其举止表情比8天前整洁多了，但是目光仍显呆滞，不愿说话，哭笑怒骂已经没有，似乎已有一定的自控能力。看来治疗还是有效的。复诊其舌象深红减退，黄燥苔转为白糙，仍乏津润；脉象滑而偏数，沉取力弱。由此可见，热势已见微衰，津液需要滋养。原方中加入麦冬30g，天竺黄15g，以养阴生津，清心醒神。5剂，煎服法同首诊。

3月23日三诊。这次患者能够配合应答，装束举止、表情眼神等方面都有了明显的改善。看她母亲的神情，久违的欣慰隐隐露出。视其舌质色红而润，舌苔白厚微腻；脉来滑匀，数象已退。问她自我感觉如何？答道："烦躁神昏、夜难入寐、头痛头昏等症减轻多了，目前最感到不舒服的是，头脑不够清醒，身体酸软无力，心烦尚未完全消除。"根据患者病情，清热重镇之味当减，养阴益气药物需加。原方黄连、生铁落量减半，加入西洋参12g，麦冬24g，以养阴益气，生津除烦。续服5剂，尽剂再诊。

4月2日四诊。秦某自己来诊，看她的神情举止、言谈应对等方面已和常人相近。观其舌质红润，舌苔薄白津润，切其脉来缓滑之象，俱已显示病愈征兆。再问她自我感觉如何？秦某应道："感觉自己的病已经好了，正准备外出打工，不知道行不行？"我跟她说："病是基本好了，效果需要巩固。三诊方汤药再服3剂，另取3剂配制丸药。出门带着，坚持治疗。如有反弹，及时联系。"秦某欣然接受。随访：秦某于4月底外出，并很快找到合适工作，坚持服丸药，每服6g，日服3次，以继续治疗。通过秦某家人续访1年余，病愈未复，身体、工作正常。1年后找到理想男友，全家人重回温馨。

案例2　张某，男，37岁。1997年10月7日诊。只见患者满脸通红，行走踉跄，不时还口出狂言，指手画脚，蹦跳骂人。他的妻子连扯带拉地将他搜到门诊。张某妻子告知："以前好好的，不知道在哪儿跟人喝酒大醉，回家大吵大骂，甩砸家具，已经 3 天不吃不喝，依然力气很大，夜不睡觉，白天乱跑。问他为什么？他语无伦次，我也听不明白。"张某很不配合，勉强看了看舌苔，黄厚干糙，舌质暗红乏津，脉象滑实而数。辨证：热入心包，痰蒙清窍。治法：清热泻火，豁痰醒神。用本方加生大黄 15g（后下），天竺黄 15g，麦冬 30g，朱砂量加至 9g，以荡涤积热，清心宁神。3 剂，煎服法同方下注。

10 月 11 日二诊。张某和他的妻子有说有笑而来，仅仅 3 天，张某就像变了个人！就在我疑虑之际，张某夫妇几乎异口同声地说："周医生，谢谢您呀！"我再看张某，神清气爽，简直就像没病一样。考虑病人隐私，我也不便询问，只要病好了就行。在随访的一年多时间里，方知道张某是在喝酒致醉后和人打架斗气而致精神错乱，三日夜狂躁不宁。服药 1 剂病轻，3 剂痊愈，以后未见复发。

通过张某案例，使我想起了 40 年前，曾用本方治愈一例七旬明某狂证，也是 2 剂痊愈，寿至八十有七，旧疾未复。明某比起以上两例狂躁症病情，可谓严重得多。明某身体素健，于 75 岁时，和老伴拌嘴怄气，突然"疯了"，越墙上树，骂人毁物，甚至从 10 米高处跳下，依然毫发无损，站起来行走如飞，明某儿孙们吓得哭笑不得，使劲追他不上。我用本方 1 剂身安，2 剂痊愈。至 87 岁无病老终时，狂证亦未复作。我用此方为主，因人因证加减，治愈不少癫狂实证患者。仅举以上 3 例病案，说明此方功效，以作临证小结。

中气下陷名方

中气下陷，主要指脾虚不能升举，表现为气弱气下、气不够用外，还有脏腑气陷的表现。脾虚胃弱，消化吸收功能减弱，因而出现食欲减退，食后反胀，面色苍白无华，倦怠无力，精神委靡等症。本方补脾益气，升阳举陷，所以治疗以上诸症，实为首选第一重要名方。

炙黄芪 18g，人参 12g，炙甘草 6g，白术、陈皮、当归各 12g，升麻、柴胡各 9g，生姜 3 片，大枣 3 枚（东垣原方量：炙黄芪一钱，其余各三分）。

功用：补中益气，升陷举元。主治烦劳内伤，身热心烦，头痛恶寒，懒言恶食，脉洪大而虚，气短而渴，或阳虚自汗，或气虚不能举元，致疟痢脾虚，久不能愈，一切清阳下陷、中气不足之症。

方中黄芪补肺固表为君；脾者肺之母，人参、甘草补脾益气、和中泻火为臣；白术燥湿强脾，当归和血养阴为佐；升麻、柴胡升阳散火，清阳升则浊阴降；用陈皮者，以通利其气；生姜辛温，大枣甘温，用以调和营卫，开腠理，生津液。诸虚不足，先健其中，中者何？脾胃是也。

加炒黄芩、神曲，名益胃升阳汤。治妇人经水不调，或脱血后食少水泻。

加苍术倍分，半夏、黄芩、益智各三分，名参术益胃汤，治内伤劳倦，燥热、短气，口渴无味，大便溏黄。

加黄柏、生地黄，名补中益气加黄柏生地汤，治阴火乘阳，发热昼甚，自汗短气，口渴无味。

案例 1　自病。我自幼体弱，耐力较差。24 岁成家以后，由于负担过重，熬夜过多，加之伏暑之日登山采药，汗出无水可饮，不久便觉心慌气短，食少体倦，头脑昏沉，说话声音低微，丹田之气难以上扬。首先考虑为暑伤元气，用六和汤加减服之，3 剂自感略轻，6 剂似乎病愈。无奈翌年初夏至秋末，症状复如起始。再用六和汤治疗，效果却不理想。后用补中益气汤 3 剂见效，6 剂基本痊愈。为了巩固疗效，又续服成药补中益气丸 3 个月，至今已过四十余年，心慌气短、食少体倦等症一直未再出现。名方就是名方，自东垣始创至今，用之数百年不衰，可见名人名不虚传也。

案例 2　李某，女，39 岁。1987 年 7 月 10 日诊。自诉："自己承包 20 亩地种蔬菜，长时间露天作业，生活没有规律，中午不能休息，两个春秋过后，每年到初夏时节，便觉心慌吊气，肌肉发烫，食少体倦，人感到懒快快的，不到秋末冬初，症状一直缠身。"看患者面黄肌瘦，声音似在喉间，语出气息不接，明显丹田之气难以上扬。视其唇舌色淡而暗，舌苔白厚微腻，脉来细若蛛丝，沉取似无。辨证：脾肺气虚，中气下陷。治法：补脾益肺，升阳举陷。用本方加大米 30g，5 剂。1 剂 2 煎，饭后温服。药渣宽水再煎，适温泡足。嘱其饮食要有规律，适当休息。

7 月 19 日二诊。自诉："心慌气短有明显好转，肌热已退大半，饮食也已知味。"看患者形体气色无明显改变，舌苔退至薄白，脉象细缓，沉取不绝。病情已有转机。原方加山药 18g，五味子 6g，以补肺肾而涩精气，续服 5 剂，煎服法同首诊。

7 月 28 日三诊。看患者面带悦色，声音顺畅，面色微润，已知其病情大有好转。复诊其舌质微红津润，舌苔薄白津回；脉来缓匀，沉取不绝，病愈之象也。嘱其停服汤药，用补中益气丸续服 3 个月，以巩固疗效。

随访：李某共服汤药 10 剂，续服丸药 3 个月后，中气下陷、肌热体倦等症痊愈。续访 3 年，身体健康，劳作正常。

案例3 龚某，女，31 岁。1985 年 8 月 3 日诊。自诉："自 21 岁夏天生孩子至今，每年初夏至秋末，少则住医院一二次，多则三四次。每次都是因为心慌气短，头晕眼黑，突然昏倒，微微汗出，肌热疲倦，完全卧床不起，而不得不住院。"看患者面色苍白，舌质淡暗，舌苔薄白乏津；脉来细缓无力，沉取似有似无。辨证：气阴两虚，脾肺虚羸。治法：补脾益肺，举阳升陷。用本方 5 剂，煎服法同方下注。

8 月 14 日二诊。自诉："眩晕心慌减轻，饮食知味，肌热倦怠似无明显好转。"考虑病起夏暑之时，又临分娩之事，产后重虚，故每于气温高时，肌热气短便作，热伤元气，因而至盛暑病剧。今肌热未减，可酌加酒炒白芍 12g，盐制黄柏 9g，盐制知母 12g，以滋阴清燥，养营退热，续服 5 剂。

8 月 22 日三诊。自诉："心慌气短续有减轻，肌热体倦消退，食欲渐旺，食量增加，精神、睡眠亦有好转。"看龚某面色已略见微红，舌质淡红，薄白苔津润；脉来虽细而缓匀，沉取不绝，病情已经好转。复用二诊方续服 5 剂停药，来年春末夏初之时，提前治疗。翌年农历三月底，龚某复来，病虽未发，提前治疗。仍用补中益气汤 7 剂，煎服法同上年。

随访：患者服药 7 剂，当年夏秋中气下陷证未再出现。连续询访 3 年，旧疾痊愈巩固，身体日渐康复。无论上班或做家务，皆不逊色于常人。

案例4 杨某，男，49 岁。1994 年 3 月 10 日诊。自诉："脱肛多年，屡治屡发，最近半年来越发严重。解大便稍用力，干活太累，甚至连走路都脱出，每次脱出二三寸。起初用手可以扶上去，以后进难出易。3 天前因喝酒大醉，夜行不慎，跌入大粪坑中，喊人捞起，洗澡换衣，唯独直肠脱出三四寸，难以扶进肛门。"看患者面色萎黄，精神不宁，舌质暗红，舌苔白厚乏津；脉来虚大，沉取则散。辨证：脾肺两虚，中气下陷。治宜补中益气，举陷升提。用本方加大剂量，另加甘葛 18g，粳米 15g，5 剂。并再三叮嘱患者：戒掉烟酒，饮食以清淡为要，适当休息，切勿用力过度，保持肛门周围清洁，以配合治疗。

3 月 18 日二诊。自诉："服药前走路不到 30 米直肠即脱出，5 剂药服后，可以走一里多路不脱。外边有事要做，是否可以停药？"我说："不可！"力劝患者再服汤药 5 剂后，续服补中益气丸半年，以巩固疗效。服丸药期间，可以做些较轻农活，但不可用力过度。随访：脱肛已愈，劳作正常。

按语：我用此方治疗许多疾病，如脾虚气陷之胃下垂、脱肛、子宫脱垂，以及中气下陷的心慌气短，自感"掉气"眩晕，食少体倦，全身酸楚乏力，或便溏低热，长夏疲困心悸等症，只要能够辨证无误，用之皆可效若桴鼓，立竿见影，真乃独当一面之名方也。自从我年轻时切身体会起，不仅崇拜补中益气汤，更把李东垣当作治疗脾胃病的至圣先师。《脾胃论》一书，我60年来爱不释手，依然还有很多意蕴奥理，尚需下大功夫去拜读、领悟。

便秘经验方

便秘，又称大便难、大便不通、大便秘结、大便干结等。主要表现为大便坚硬，排出困难，排便次数减少。有正虚与邪实之分。气虚推动无力，或血少肠燥便秘者为阴结。实热痰湿，气滞不行者为阳结。阳结用寒下通便法，大承气汤即是主方；阴结用养血润肠法，麻子仁丸加减可治。临床单纯阳结者不多，阴结者却屡见不鲜。鉴于多见者病情，今拟经验方主要是介于阴阳虚实之间，或称习惯性便秘者而设。因为此类患者大多都是病程较长，而且反复无度，缠绵难愈。而实热燥结者，临证少见，更容易治愈，一般一二剂药便可通畅，只要解除致病原因，如嗜酒无度，喜食辛辣、容易上火之物等，则治愈不难。

酒制大黄6～15g，枳壳、厚朴、胡麻仁、瓜蒌仁、当归各9～18g，生地黄15～24g，赤芍、桃仁、杏仁各6～12g，炙甘草6g，粳米15g。

方中大黄苦寒，荡涤肠胃，除热通便；枳壳、厚朴苦寒泻实，下气散满；胡、瓜、杏、桃四仁活血润肠，荡涤垢腻；当归、生地黄养血活血，滋润肠壁；炙甘草、粳米润燥养胃，调和诸药。诸味相合，以成荡涤肠胃垢积、润下通便之功。用于便秘日久，或反复无度，以致面部生斑、心烦不寐等症，可以凉血活血，清热润燥，荡涤污垢，推陈通便。

案例1 刘某，女，47岁。2007年4月1日诊。观察患者面部暗斑密布，气色淡紫，情绪比较低沉；舌体两侧有瘀斑，舌质微暗，舌苔微黄偏厚乏津；脉来六部沉涩，沉取有力。问她二便、经汛、睡眠等情况，答道："经期不准，血色暗红，经行不畅，伴有血块，来时腰胀腹痛。小便正常，大便秘结，三五日一解，色黑而硬，有时还划破直肠，大便带血，解一次大便时间大多都要半小时左右。睡眠不实，多梦易醒。平素喜食辛辣油腻海鲜，口味偏重，熬夜也是常事，性急易怒。脸上长斑已经十余年，老治不好，烦死人了！"综合以上反应，患者便秘原因已经明白，性急、熬夜、过食辛辣、睡眠不实等，都与之有关。至于其他症状如暗斑等，也与以上原因分不开。要求饮食有规律，还要清淡，不要人为熬夜，尽量心情平和。能够做到以上要求，诸病皆可治愈。患者由于便秘、暗斑而苦恼，乐意配合治疗。用本方加紫草 15g 以和营，朱砂 5g、酸枣仁 18g 以安神。7 剂，三煎内服，四煎先熏洗面部，再加陈醋泡足。

4 月 9 日二诊。自诉："大便已经顺畅，基本一日一解，其他也有改善，心情稍觉平静。"观其舌脉，未见明显变化，仍用上方加红花 15g 以活血。7 剂，煎服法同首诊。

4 月 18 日三诊。仔细观察患者面部暗斑变淡，气色微亮显润；舌体两侧瘀斑色浅，舌质红润，舌苔白而微厚津润；脉来细匀，沉涩之象已退。热郁血涩势减，津回血和之象也。仍用二诊方续服 7 剂。

4 月 27 日四诊。自诉："便秘未再反复，暗斑继续变淡，效果很好。"鉴于便秘已愈，为了防止病情反复，要求患者续服汤药 10 剂，2 日 1 剂缓服。另取 7 剂配制蜜丸，待汤药尽剂，续服丸药，每服 9g，日服 3 次，温开水送服。

随访：刘某按照首诊时的嘱咐，基本都已做到。不但便秘痊愈，面部暗斑也在 3 个月后褪尽，睡眠改善，月经基本正常。

案例 2 陈某，女，23 岁。2009 年 9 月 5 日诊。自诉："经常便秘，3 天左右 1 次，解时艰难，左下腹部胀痛。脸上老长痘痘，感觉又痒又痛。"观患者气色精神正常，唯独面部两颊、额头与口角处有稀疏暗红色痘疹，舌质稍显暗红，舌苔微黄乏津，脉来沉数之象。辨证：湿热偏旺。治法：清热通便。用本方 3 剂，煎服法同刘某。另用紫草 5g，酒制大黄 2g，玄参 6g，金银花 10g，每日 1 剂，开水泡服，凉血养营，润肠通便。以防止便秘反复，并可消除面部痘疹。回访：陈某服汤药 3 剂，便秘治愈。续用小方坚持当茶饮，便秘无明显反复，面部痘疹也慢慢消退。

案例 3 朱某，男，77 岁。1989 年 3 月 29 日诊。自诉："素来身体很好，基本上没得过什么大病，感冒、小伤，不治自愈。唯独习惯性便秘实在难缠，特别是 60 岁以后，便秘越发严重，最长时间 7 天不解大便，解一次半个小时不能结束，蹲得双腿发麻，实在难受。"看朱某形体尚健，气色精神状若中年。舌质、舌苔无病，脉来缓滑有力。近八旬之人，能有如此脉象、舌象、精神状态，实属不为多见。朱某病不复杂，单用本方 3 剂，煎服法同刘某。

4 月 5 日二诊。自诉："大便稍微通顺，解时仍然吃力。"思老年气虚，无力排解应在情理之中。方中加入人参 12g，炙黄芪 18g，补脾益气，以助排便之力。续服 5 剂，1 日半服 1 剂，缓服便于吸收药效。

4 月 15 日三诊。自诉："二诊药很好，基本上 2 日一解，时间较前减少一半。"用二诊方，嘱其续服 7 剂，服用法同二诊。

4 月 26 日四诊。自诉："可以啦！现在每天都想解大便，有时解不出来，或者很少，但有便意。这是我一生吃过最多的药，也是治疗便秘效果最好的一次。汤药我是吃够了，能不能想个方便的方法，既可治病，又很方便？"根据患者病情，完全可以满足他的要求。二诊方取 5 剂，共末蜜丸绿豆大，每服 9g，日服 3 次，温开水送服，以巩固疗效。朱某共服汤药 15 剂、丸药 1 料，多年便秘完全治愈，身体较以往还好。

乳痈乳癖经验方

乳痈，乳房部位红肿热痛，寒热交作，迅速化脓。多见于产后，即俗称的"吹乳"，由于乳汁不能顺利排出而致。或由于肝气郁结，气血凝滞，乳汁瘀积排泄不畅，或乳头破损感染毒邪等原因造成。表现为初期皮肤潮红、灼热，内有硬结疼痛，伴有恶寒发热，渐渐成脓。若溃后不能将脓全部排出，迅速收口，恐日久形成瘘管，称为乳瘘。

乳癖，多见于青壮年女性，部位大多都在乳头上外侧，初起隐隐作痛，尤以月经期前数日为甚，经行顺畅，疼痛大多都能消除。这是乳癖的先期症状。继而内有硬块，多为 1 个，多个者见于中年妇女。主要原因为郁怒伤肝，忧思伤脾，气滞痰凝，或冲任失调所致。

生黄芪 24g，当归、蒲公英、金银花各 18g，川芎、柴胡、香附各 12g，穿山甲 6g，陈皮、制乳香、制没药各 9g，生甘草 6g。

方中黄芪益气托毒，为疮家圣药；当归、川芎和血行气；蒲公英、金银花清热解毒，为消痈毒之要品；柴胡、香附疏肝解郁；乳、没、穿山甲消肿止痛，散结通络，为疮家必用之味；陈皮消痰化结；甘草甘以缓之，随补则补，随清则清，今用此味，以助本方清热解毒、消肿止痛之力，而协调诸药。诸味相合，以成益气和血、消肿止痛之功。用于治疗乳痈红肿焮痛，乳癖隐痛，以及所谓"副乳"，中老年乳房胀痛等症，确有实效。

乳癖可加入鹿角霜、白芥子适量，效果更好。水煎，加适量黄酒热服（剖宫产患者用过头孢等抗生素的禁酒），对于乳痈尚未化脓的，起效更快，大多 1 剂药即可肿消痛止，其病若失。用于"副乳"，加白芥子、鹿角霜各 12g，共治过 5 人，皆 3 ~ 5 剂药完全消除肿痛包块，续访数年未见复发。治过数例因手术后久不收口，或仅流血水，疼痛难忍，已经形成瘘管及肌肉坏死，均在四五天内痊愈，以后亦未复发。治疗乳痈无数，5剂药以内，十治十愈；治疗乳癖，十治十有效，痊愈十之六七；治疗乳腺癌，无论初起、中期或溃破晚期，有效率不到十之一二，治愈率为零。这是我个人的切实经验，晚年小结于此，仅作回眸。

案例1 张某，女，29岁。2001年6月7日诊。自诉："生产后第7天半夜，突感右乳房胀痛灼热，全身似感冒一般，恶寒发热，翌日晨乳房红肿，疼痛加剧，老年人说是吹乳，用吸奶器、梳子梳，都不管用，今天已经第2天。听说您善治此病，故慕名而来。"我看患者身体尚健，并无他病，用本方2剂，因她是自然分娩，未用过抗生素，便嘱咐她水煎浓汁，加黄酒热服。谨避风寒，勿近生冷。2剂药如果不能痊愈，请速告知。6月9日上午患者电话告知："服头剂乳房肿消，疼痛大减，第2剂服后，乳痛痊愈，乳汁较以前更多。"

案例2 张某，女，53岁。1999年11月6日诊。自诉："由于近来干活较累，加上心情不好，渐觉乳房胀闷，继而胀痛难忍，曾找人治过，不但无效，而且还流血水。"观察患者情绪低落，甚至悲切。视其舌质淡紫而暗，舌苔灰腻而厚，脉来迟涩而沉。辨证：肝气郁结，痰湿瘀阻。治宜：疏肝理气，消肿散瘀。用本方3剂，加黄酒饭后热服。要适当休息，心情开朗，此病不难治愈。

随访：张某服药3剂，其病若失。续访数年，此病未见复作。

案例3 李某，女，33岁。2003年3月5日诊。自诉："每月行经前四五天乳房胀痛，经行痛止。过了两三年以后，无论经期前后，乳房绵绵作痛，有大小不等的圆滑小包块数个，医院说是乳腺增生，要我早点手术切除，我想保守治疗。"看患者气色精神与健康人无异，舌质、舌苔亦无病象，脉来微显弦迟。辨证应属肝气不舒，气血失和。亦用本方7剂，1剂3煎，饭后温服。药渣宽水再煎，加陈醋150mL，适温泡足。要精神减压，保障睡眠，勿多食荤腥油腻，远离生冷。

3月13日二诊。自诉："服药很有效，胀痛明显减轻，小的包块已经摸不到了。"药已对症，原方加鹿角霜、白芥子各12g，续服10剂，服用法同首诊。

3月29日三诊。自诉："胀痛已不明显，包块仅剩1个较大的，精神精力也有提升。"复诊其脉，缓滑而细，力尚不足。将方中黄芪量加至45g，以益气补脾，助群药散结化癖，10剂。

4月13日四诊。自诉："服药期间月经来过一次，无论经前经后，乳癖症状都不明显，胀痛基本消除。最后一个包块也摸着不很明显了。"再诊其脉，缓滑而匀，已近常人脉象。将上诊方鹿角霜量加至15g，续服10剂。

半年后偶遇李某，得知包块、症状完全消除，经期亦无不适反应。经过复查，乳癖痊愈。患者共服药 37 剂，用时近 60 天，乳癖治愈，身体各方面同时受益。和她相似的患者很多，只要能够坚持治疗，注意调养，效果都较满意。而不重视，不坚持治疗，不注意调养的，往往只能见效，不能根治。

痛经经验方

痛经的病机有气滞、血瘀、血虚、寒凝等。气滞的多有行经前小腹阵痛，痛引腰背，乳房胀痛，心烦易怒，脉象弦数。血瘀的多在月经来时小腹疼痛，拒按，经色紫暗有血块。血虚的常为经后腹痛，经量涩少，伴有头晕目眩，心悸气短，脉细无力。属于寒气凝滞的，多在行经后腰腹绵绵作痛，喜按，经量偏少，色淡质稀，脉象弦迟等。我根据痛经的基本特点就是痛，止痛就是核心，综合气滞、血瘀、血虚、寒凝等病机，在四物汤的基础上进行加减，总以调经止痛为目的，针对相关病因病机用药，主次配合，以达到迅速治愈痛经之目的。

当归、川芎、白芍、熟地黄各 15g，柴胡 12g，香附 15g，小茴香 12g，乌药 15g，沉香 9g，延胡索 15g，红花、桃仁各 9g，炙甘草 6g，粳米 15g。水煎温服，药渣宽水再煎，适温泡足，以温和气血，缓解疼痛。

归、芎、芍、地（四物汤）为理血首方；加以柴胡、香附、小茴香、乌药、沉香、延胡索、桃仁、红花疏肝理气，活血散瘀；炙甘草、粳米甘以缓中，益气和药。不寒不热，不补不泻，平调经血，理气止痛。最后粳米益脾护胃。14 味寻常之药，看似平淡，而调经止痛之功却很稳妥。

若兼寒甚者加附子、肉桂、炮姜；脾虚气弱者加炙黄芪、人参、白术；血虚血少、面无华色者加鹿角胶、龟甲胶、阿胶（烊冲兑服），其余随症加减。

案例 1 许某，女，21 岁。2007 年 8 月 4 日诊。患者被两人搀扶而来，面色苍白，弓腰捧腹，额前汗珠直滴，连椅子都坐不稳，以低颤的声音说："我是痛经，每月如此，一疼六七天不止，已经数年，老治不好。"看许某舌质，色淡隐隐瘀斑，舌苔白腻微厚；脉来沉弦细迟。由此可见，患者属于阳虚血涩，阴寒血凝，经行不畅而致腹痛。用本方加人参 15g，附子 9g（先煎），2 剂，煎服法同方下注。嘱咐她：此药服下不过半日即可痛减，2 剂可以完全止痛。但要谨避风寒，勿进生冷寒性饮食。待下次行经前 7 天及时来诊。

8 月 30 日二诊。首先问她上次服药情况如何？答："如先生所言，药服下不到 2 小时，疼痛便缓慢减轻，1 剂后疼痛即止，2 剂服后腹痛完全止住，怕冷也有减轻。"视其舌质淡红，舌苔薄白津润，脉来细缓之象，仍显脾肾虚寒征兆。复用上诊加减方 5 剂，注意生冷不可稍懈。下次依旧行经前 7 日来诊。

9 月 23 日三诊。自诉："上次经期症状很轻，不至于饮食呕吐、坐卧不安、冷汗直冒、疼痛难忍了。"复诊其舌质微红，隐隐瘀斑已不明显，苔薄白微腻，脉来滑缓微弦。脾肾阳虚未完全消除，在加减方中再加炙黄芪 30g，7 剂。

10 月 23 日四诊。自诉："此次行经较以往量有增加，色红，无血块，5 天结束，是数年来最顺畅的一次，行经前一天小腹及腰部微觉胀，不到半天自行消除，经血随至。"再看患者舌质红亮泽，舌苔薄白津润；脉来缓和而匀，沉取不散，病愈之象也。嘱咐许某将加减方续服 3 剂，饮食要有规律，温和而有营养，谨避风寒，勿进寒凉之物。许某共服汤药 17 剂，数年气血虚寒性痛经痊愈。以后仅以饮食调理，远离寒凉，痛经未再反复。

案例 2 孙某，女，29 岁。2007 年 7 月 2 日诊。自诉："每次行经前 7 天左右，胸乳部位胀痛，腰及小腹坠胀、酸痛，经行不畅，血色暗紫，伴有血块，经期心烦易怒，两胁时感刺痛，睡眠不实，头昏脑胀，来一次七八天不结束，时多时少，淋沥不净。现距离 10 天左右，又要行经。所以我提前请您调理。"看患者身体健壮，面色暗红，说话声音洪亮，和许某正好相反。许某虚寒，孙某气滞。视其舌质暗红，舌苔黄厚而腻；脉来弦实而沉，其证应当属于湿热气滞、肝脾失和。治法：疏肝解郁，活血调经。用本方 5 剂，煎服法同下注。

8 月 3 日二诊。自诉："此次经期症状减轻大半，预计这次再服 5 剂就可以了。"复诊舌质暗红色略浅，舌苔色白微厚；脉滑，沉取偶见微弦。湿热气滞之势已经大减，肝血失和之征犹在。仍用原方续服 5 剂。嘱咐她要心情平和，保障睡眠，勿过食辛辣油腻之物，亦不可轻进寒凉饮食。即使炎热的三伏天，也不要饮食冰冻之物。否则，痛经依然还会复发。顺访：孙某 2 次于行经前各服药 5 剂，并注意自我调理，痛经从此痊愈。

案例 3 王某，女，15 岁。2009 年 7 月 10 日诊。细看患者形体气色等方面并无病象表现，不愿说话。其母介绍说："女儿 13 岁月经初潮，基本一月一行。但是这大半年来，不仅时间错前推后，而且痛经厉害，严重时起不了床、吃不下饭，有时还隔月。这次已经有 2 个月未至。到专科医院检查，一切都正常，就是痛经、隔月，越来越严重。"切其脉象，微见弦迟，舌质、舌苔均无病象。便将本方量减去 1/3 量，3 剂。嘱咐患者母亲：药煎好后加入黄酒少许、红糖约 50g，充分混匀，温服。饮食严禁生冷寒凉之物，忌口十分重要。

8 月 10 日二诊。孙某母亲说："上次药尚未尽剂，月经来潮，量较以往稍多，痛经略微减轻。"复诊其脉，弦而微迟，宫寒病机仍在。将首诊方中加入附子6g，艾叶（醋炒）12g，3 剂，煎服法同方下注。数月后遇到孙某母亲，她主动告知："女儿痛经未再犯，生活上她也很注意，不再随便吃喝寒凉东西了。"

按语：痛经病人很多，不择年龄。要想完全治愈，除按时吃药外，更重要的是养成良好生活习惯，不要一味追求美而不惜身体受害。根据我几十年的临证经验体会，痛经并不难治。无论痛的时间长短、症状轻重，只要认真吃药，注意禁忌，都能一一治愈。个别患者效果较差，肯定是有原因的，比如吃一两次药疼痛减轻了就放弃，依然我行我素，把禁忌忘得一干二净，病复发了，没有信心再治；有的一听医生说注意禁忌，索性就不治了；还有部分患者，吃一两次药效果不明显，就放弃治疗。医生再煞费苦心，也是隔靴搔痒，爱莫能助。

止带经验方

带下有白、青、黄、赤、黑五色之称。临证常见的多为白带、黄带或黄白相间、杂色带下。单纯青、黑色带下很少。赤带往往与精血混杂，并不完全是带下。带下黏液色白透明，一般无明显异味，如量多气味臭浓，伴有小腹坠胀、腰背酸胀等症，多为脾虚湿滞、肾虚水泛所致。青带多为肝经湿热引起。黄带多因湿热下注，伤及带脉而致。如兼有阴痒，带有泡沫者，多属滴虫性阴道炎或宫颈糜烂。赤带，似血非血，色淡黏稠，多为心肝火盛、湿热下注所致，若兼有恶臭、带色暗褐如茶色，需警惕癌症的可能。黑带则与邪热久郁、肾水损耗相关。今拟此方，主要针对最为常见的脾虚不能胜湿、湿热下注引起的白带，或黄白相间的带下为主。若兼有青、黄、赤、黑的，则可辨别寒热虚实、脏腑虚实，对证加减，因证用药，方能效果稳妥。

苍术、白术、茯苓各 18g，党参、薏苡仁、山药各 24g，扁豆、白芍各 15g，煅牡蛎、煅龙骨各 30g，樗白皮（去净外皮，加麦麸炒黄，不可连皮用，更不可生用）12g，炙甘草 6g，粳米 15g。1 剂 3 煎，饭后温服。药渣加水约 5000mL，煎开煮数沸，加入陈醋 100 ～ 150mL，先熏洗下阴部，再加热泡足，以增加疗效。

方中二术燥湿健脾；茯苓、薏苡仁渗湿；党参益气补脾；山药益肾涩精；扁豆健脾止带；白芍益阴敛肝；牡蛎、龙骨、樗白皮收敛止带；炙甘草、粳米益脾和胃，调和诸药。诸味相合，有健脾燥湿、收敛止带之功。用于寒热不甚明显、虚实并未彰显之带下色白,淋沥不绝,腰痛体倦,小腹不适等症,常获满意效果。脾肾阳虚,带下清稀,畏寒浮肿者,去樗白皮之苦寒,加鹿角霜、乌附子(先煎)、炮姜适量,以温肾助阳;脾肺气虚,心慌气短者,党参换人参,加炙黄芪适量;湿热下注,带下黄稠,气味腥臭者,加黄柏、苦参、莲须适量;肾虚腰痛者,加续断、杜仲、巴戟天适量;浮肿甚者,加生姜皮、冬瓜皮、茯苓皮各适量。余随症。

案例 1 张某,女,39 岁。2003 年 5 月 1 日诊。自诉:"前几年月经结束后的六七天中,有白色带下,数日便干净。近两年来带下不断,淋沥不净,甚至带下如注,一日换数次内裤,尚不济事。医院妇科检查为盆腔炎,治疗有减轻,但只管暂时,不久又犯,屡治不愈。"观察患者形体偏胖,气息不畅,面色黄润,舌质淡暗,边有齿痕,舌苔白厚而腻,脉来浮取细濡,重按弦滑。辨证:脾虚湿滞,带脉失约。治法:健脾燥湿,温肾止带。用本方加鹿角霜 12g,芡实 30g,艾叶 15g,以温补脾肾,涩精止带。去方中樗白皮之苦寒。7 剂,前三煎内服,四煎宽水,煮数沸加陈醋 150mL,熏洗(坐浴更佳)前阴,然后加热泡足。勿食生冷油腻,注意保暖。

5 月 9 日二诊。自诉:"带下减轻过半,略感轻松。"方药对症,续服 7 剂。

5 月 19 日三诊。自诉:"带下基本干净,身体轻松,颇有如释重负之感。"复诊患者舌质已转为微红,齿痕消退,苔白津润,脉转缓匀,带下向愈之象。嘱咐她上方续服 5 剂,以巩固疗效。

顺访:张某带下痊愈,3 年未见明显复发。身体较以往为好,劳作无误。

案例 2 曹某,女,43 岁。1990 年 8 月 7 日诊。自诉:"黄色带下,淋沥不净,黄白相兼,气味很浓,如此亦有数年。若劳累过度,或饮酒稍多,或接触冷水,便腰痛,小腹坠胀,带下更甚。"看患者身体壮实,面色红润,舌质正红,舌苔黄厚微腻;脉来滑实有力,沉取不散。辨证:湿热下注。治法:清热燥湿。用本方加黄柏、苦参各 12g,以增强清热燥湿之效。5 剂。

8 月 15 日二诊。自诉:"带下明显减少,腰腹已感轻松。"上方续服 5 剂,尽力戒酒,勿食辛辣油腻,少接触寒冷水湿,配合治疗。

8 月 13 日三诊。自诉:"服药已经 10 剂,带下基本干净,身体感到轻松,腰酸腹痛已不明显。"嘱咐患者每月经血干净后,仍用本方 3 剂煎服,连治半年,以巩固疗效,争取痊愈。

患者遵嘱,服药 3 个月带下痊愈,继服 3 个月巩固疗效。顺访得知,病愈后已经3年未见明显复发。偶因饮食失节，或劳累过度，或频繁接触水湿，或郁闷饮酒，黄带又见，但症状很轻，时间很短，数日便可自愈。

案例3 余某，女，15岁。2002年7月9日诊。患者母亲代诉："年龄这么小，白带却很多，一日一换内外裤都不行，每次都是大面积白黏湿透，有轻微腥气。看她的精神也不好，说自己心慌头晕，全身无力，学习跟不上。"观察小患者神情委靡，面色苍白，舌质淡白，舌苔白润，脉来细缓无力。以上表现明显为心脾两虚、肾阳不足的反应。此病并非中老年有，青少年亦不少见。大多都与脾肾两虚，饮食失节，或劳累过度，或过多接触寒冷水湿等原因，以致脾不胜湿，肾虚不固，带脉失约而致白带时下，甚则带下如注。治法：健脾益气，温肾止带。用本方去樗白皮之苦寒，加炙黄芪18g，党参易以人参12g，加鹿角霜9g，炮姜、附子（先煎）各6g，3剂。煎浓汁，1剂3煎，混合一处，分3次早、中、晚饭后温服。药渣再煎，适温泡足。

7月14日二诊。余母代诉："上药服至第2剂末次，带下明显减少，看她的精神也有好转。3剂药尽剂，带下基本止住，效果很好。"复诊舌质微微淡红，舌苔依然白润，脉来略显有力。脾肾阳虚有所好转，上方续服3剂。

7月18日三诊。见小患者面色隐约微红、精神亦振，应是带下已愈，不适症状已经消除。小孩子不装病，病去活泼随出现。其母也面带悦色，说她的女儿带下完全止住，身体又回到了从前的健康状态。我再三叮嘱她们母女：注意个人卫生，少近生冷水湿，特别是月经期，尤须加倍谨慎。

续访3年，余某带下未再明显出现，由于个人逐渐懂事，加上母亲的关怀，身体各方面均较以往为好。

按语：用此方治疗女性各种年龄段白色带下、黄白相间、红黄相间等较为常见的带下，对证加减，内服外洗，十之八九都能治愈，或者明显减轻，基本控制在正常范围内（每月经期前后数日，少量带下，能够自行干净）。唯独滴虫阴道炎和真菌性阴道炎较为难治，即使症状减轻，暂时治愈，多种原因都可诱发，如个人卫生、精神因素、饮食习惯、劳逸失度等。

恶阻实效方

恶阻，即妊娠反应。大多在怀孕1～3个月出现，主要表现为以恶心呕吐为主的妊娠反应。轻者，经过一段时间会自行停止；严重者，可影响孕妇健康，引起消瘦、腹水等，应予积极处置。本病多因妊娠后脾肾不足，冲任受损，导致胃失和降所致。治疗大则：健脾益肾，和胃止呕。我半个世纪来用此方为主，随症略作加减，均获痊愈。不但呕吐迅速得以停止，孕妇健康得以很快恢复，而且足月生产，母子俱健康无恙，多数产妇较孕前身体更好。

人参 12g，白术、茯苓各 15g，陈皮、砂仁各 6g，竹茹、黄芩各 12g，续断、杜仲各 15g，红枣 3 枚，炙甘草 6g，粳米 15g。水煎温服。病情严重者，可将 1 剂药连煎 3 次，混合一处，每隔一二小时温服少量，待呕吐停止，再按常规服法，1 日 2～3 次，饭后温服。药渣亦可再煎，适温泡足，以舒缓疲劳，调和气血。有助于降逆和胃、止呕安胎的辅助调理。

方中人参、白术补脾益气；茯苓宁心安胎；橘皮、砂仁行滞和胃；竹茹甘寒止呕；黄芩清热安胎；续断、杜仲补肾固胎；红枣、炙甘草、粳米益气和营。诸味相合，以成健脾益肾、和胃止呕之功。此方不但和胃止呕，而且固肾安胎。用于恶阻呕吐严重，水米难进，孕妇身体日渐虚弱，甚至消瘦如柴，皮包骨头，气息难续等症，均可用本方速速煎服，皆能由危转安。

气虚甚者加炙黄芪 18g，人参适当加量；血虚者加当归身、熟地黄各 12g；肾虚者加枸杞子 15g，菟丝子 15g；胸脘痞闷甚者，橘皮、砂仁二味可适当加量，但不可过量，以防温散太过，有碍胎孕，此亦"产前不用热"的警示所在；胃寒者可少加生姜，以温胃止呕。余随症。

案例 1 王某，女，26 岁。2012 年 3 月 5 日诊。此日上午有 3 人皆是恶阻患者。其中王某最为严重，3 人搀扶，每向前挪一步都很艰难，双手捧腹，低头呻吟。看她身瘦如柴，几乎皮包骨头，面色苍白，身体极虚。经她的家人介绍获悉：怀孕已 3 个月，呕吐二十余日，某专科医院要求处理掉胎儿，否则孕妇有生命危险，家属未允，出院来此。其余沈某、杨某二人，还各有引产一胎的经历，怀孕不足 40 天便呕吐不止，虽较王某症状为轻，但也不可大意。经过四诊辨证，3 人病情相近，而王某身体最弱。我皆用本方，除王某方中另加炙黄芪 30g，人参用 18g 外，其余俱相同，各 3 剂，服用法同方下注。

回访：3 人都是服药 3 剂，恶阻完全治愈，后仅用饮食调理，足月生产，全部都是母子或母女平安健康。特别是王某，不仅顺生一男婴，而且满月后身体比任何时候都健康，体重由首诊时的不足 80 斤，孩子断奶后增至 120 斤（身高 160cm）。

案例 2 刘某，女，29 岁。1999 年 7 月 2 日诊。自诉："结婚 3 年多不孕，在您这里调理了 3 个月后，经血未潮，妊娠试验阳性。还不到 2 个月就厌食、呕吐，而且越吐越厉害，体力明显下降，眩晕心悸。双方父母都要我忍着，说是正常反应，不必惊慌。可是我感到筋疲力尽，身体实在支撑不住了，因此来请您看看。"刘某的意思我明白，无非就是怕吃药对胎儿有不良影响。观察患者的精神状况，结合四诊辨证，我斩钉截铁地说："你尽管放心，服中药只有止吐、安胎、保育的功效，没有任何不良反应。如果任其下去，不理不管，那才有坏处，轻则胎孕不保，重则大人身体受损，以后再孕，好歹难料。"刘某对我还是信任的，愿意服药治疗。看她的舌象，舌质色淡，舌体偏薄，舌苔薄黄乏津，脉来细数无力。辨证：脾肾两虚，心阴不足。治法：益气养阴，止吐安胎。用本方加麦冬15g，石斛18g，以养阴生津，除烦安胎。2剂，煎服法同方下注。

7月6日二诊。观察患者精神气色比3天前有明显好转，呕吐可能已止。自诉："药服头剂后，呕吐即有减轻，2剂药尽剂，呕吐基本止住，饮食知味，睡眠亦安。家人依然反对我吃药，能否用小单方泡水服？"我看患者已无大碍，用砂仁、竹茹、西洋参各3g为1日量，少加冰糖，开水冲泡，当茶缓饮。益气养阴，和胃安胎。饮至四五日后，如果一切正常，即可停服。

2000年5月中旬，刘某的家人抱着她生的胖儿子，一同来到门诊表示感谢，并说道："我们因为不懂，说了一些对不住您的话，还请原谅！"我微笑着说："习惯了，没什么，只要你们最后都满意就行。"

案例3　汪某，女，35岁。1973年7月9日诊。自诉："我这是怀孕第三胎，前两胎一直到生什么反应也没有，这次怀孕不到1个半月即感到呕哕，起始能忍住，接着就呕吐不止，心慌气短，全身乏力。我怕影响到胎儿发育，特来请您看看。"我认识汪某，她素来身体健康，干起活来不亚于男人。看她的精神气色未见明显异常，舌质淡红，舌苔薄白津润；脉象细迟，右关微弦。问她是否频繁冷浴？或者过食寒凉之物？患者想了想答道："噢，难怪呢！是连续吃了几顿冷饭菜后，胃部即感到不适，接着就断断续续呕吐，幸亏我身体很好，吃饭基本没多大影响，仅仅就是腰酸和小腹微痛。"我提醒她说："饮食生冷是引发恶阻的诱因，腰酸、小腹微痛是小产的先兆，切不可大意！"用本方加生姜3块（重约15g）、藿香15g同煎，以温胃散寒，和中止呕，2剂。嘱咐她煎服法同方下注。并要求她饮食要有规律，温和而有营养，切勿劳累过度。

随访：汪某服药2剂，呕吐消除，恶阻痊愈。后生下一女婴，母女皆平安健康。

按语：此方用于治疗恶阻一病，已经五十余年，药物平淡无奇，效果却很稳

219

妥。治愈无数不同程度的妊娠反应患者，皆一一在5天左右获安。到目前为止，尚未发现一例有任何不良反应者。这也是我较为满意的经验方之一。

恶露不净经验方

妇女产后，恶露淋沥不断，多为气虚、血瘀、血热等原因所致。气虚不能摄血者，症现面色淡黄，腹部空坠感而不痛。血瘀停留腹内者，症现小腹疼痛拒按，面色紫暗，恶露夹有小血块。血热妄行者，症现颜面潮红，口舌干燥，恶露黏稠而有较浓腥臭气味。而临证最为多见的还是虚实寒热并无明显表现，难以截然分清虚、瘀、寒、热等证型，往往是虚实夹杂、诸证兼有的恶露不净。治疗大则依然是气虚补之，血瘀活之，血热妄行，凉而活之，引血归经。产后多虚，不可过用寒凉。故有"产前慎用热，产后勿用寒"之说。今用八珍、生化、十灰三方合而加减，以调养气血为主，兼以活血祛瘀，引血归经，以达到净恶露、复健康之目的。

人参、白术、当归、川芎、白芍、生地黄（酒炒）各12g，续断、杜仲各18g，红花、桃仁、炮姜各6g，棕榈炭、莲蓬炭各18g，血余炭9g，炙甘草6g。水煎，饭后温服。四煎加陈醋150mL，适温泡足。

人参、白术健脾益气；归、芎、芍、地补血养血；续断、杜仲补肾强腰；红花、桃仁活血祛瘀；炮姜回阳通脉；棕榈炭、莲蓬炭、血余炭收敛止血；炙甘草益气和药。诸味相合，益气养血补肾、祛瘀收敛止血之功成矣。方中以补气养血、益肝肾为主，活血祛瘀为辅，收敛止血为目的，补而不峻，活而不破，加以炮姜温阳通脉，虽然三炭收敛止血，却不会留邪，即所谓稳妥之法，既不伤正，也不留邪，而且圆满达到治愈恶露之目的，意即于此。

若遇血热妄行者，可去参、术、炮姜、桃仁、红花，加入牡丹皮、小蓟或大蓟、京墨炭等，以凉血止血，待标证平息，再根据病情，对证调理；如气虚甚者，原方中再加入炙黄芪适量；血虚甚者，加阿胶（烊冲）适量；血瘀恶露不行者，加大桃仁、红花剂量，另加入生蒲黄适量，暂不用三炭。余随症。

案例1 李某，女，29岁。2013年11月5日诊。看患者气色精神并无异常，舌质、舌苔、脉象等方面均未见病象。李某在我迟疑之际，说道："我并无任何疾病，就是产后已经3个多月，恶露依然不绝，说轻不轻，说重不重，不痛不痒，淋沥不净。"鉴于以上反应，虚实寒热瘀俱不明显，类似病人最为多见。我便凭经验用本方3剂，煎服法同方下注。5天后李某电话告知："恶露完全没了，还看不看？"我告诉她："你的身体健康，恶露治愈，不必再诊。"

案例 2　刘某，女，27 岁。2012 年 6 月 7 日诊。自诉："孩子 8 个月了，恶露一直不净。说是月经，8 个月从不停止，说不是月经，也没有其他颜色，淋沥不净，都是红色，有时腰酸背痛，小腹微痛，受寒则甚，得暖减轻，还好饮食没问题，不然，孩子吃奶会受影响。"看患者面色偏白，舌质淡红，舌苔薄白津润。脉来细迟，沉取虽然不散。为脾肾阳气不足、气不摄血所致恶露不止。便将原方中再加入炙黄芪 30g，炮姜加至 12g，另加阿胶 15g（烊冲），3 剂，煎服法同方下注。3 剂药病愈。

刘某又介绍来数人也是恶露不止患者，时间长短不一，有 2 个月的，3 个月的，最长的 5 个多月，基本都是 3～5 剂药痊愈，效果理想。

案例 3　张某，女，28 岁。2009 年 3 月 29 日诊。自诉："剖宫产后 1 个多月来月经，一来就不走了，连续 3 个多月不干净，有时还有小血块，小腹坠痛，按之更痛，腰酸背胀，心烦易怒，多梦易醒，口干口苦，手足心燥热，精神疲倦，乳汁不足，孩子必须加奶粉。"观察患者面颊暗红，舌质深红，薄黄苔乏津，脉来沉数。由上所见，属于肝气郁结、血热妄行证无疑。治宜疏肝解郁，凉血活血，引血归经。用本方去炮姜、人参之温阳补气及三炭之收敛，加柴胡、香附、大蓟、生蒲黄、牡丹皮各 15g，3 剂，煎服法同方下注，尽剂再诊。

4 月 3 日二诊。自诉："恶露已经止住，其他症状也有减轻，遵您所嘱，再来复诊。"视其舌质转为正红，舌苔薄白津回；脉来中取即得，转为滑匀之象。将柴胡、香附、大蓟、牡丹皮量减至各 9g，续服 2 剂。

随访：本患者服药 5 剂，恶露全止。1 个月后经血来潮，每月超前 3 天，其他不适症状亦随之消失，身体恢复健康。

按语：产后恶露不止，或恶露不行，前者多虚，后者夹滞。只要能在基本方的基础上对证加减，从来没有治不好的。有时候看来很复杂的问题，能够知道要领，就可变得简单。恶露，就是产后瘀血不净。瘀则化而除之；不净则和而止之；夹寒者，温而通之；夹热者，凉而活之；气虚不能摄血者，参、芪补之；血不归经，四物调之，以引血归经。能做到活而不伤正，止则不留邪，恶露干净，不遗后患，身体康复，足矣。个人认为，这就是治恶露的要领。个人小结，一家之言。

乳汁不足经验方

乳汁不足，指产妇乳汁偏少，满足不了婴儿的食量，需要增加奶粉等辅助食品。导致乳汁不足的原因，多为产妇身体偏弱，气血不足，或脾胃虚弱，食量偏少，或厌恶荤腥油腻，仅食五谷蔬菜，营养不足，难以生化乳汁，以致婴儿饥饿啼哭，甚至消瘦体弱，生长发育不良。亦有湿热气滞、肝气郁结或其他原因造成乳汁不足的。此方大补气血，温通血脉，促使乳汁充盈，专为体虚食少、气血不足者而设。经过数十年运用，绝大部分患者都能乳汁充盈，满足婴儿食量和生长发育需要。极少数（我五十余年来只遇到过 3 例）用之无效者，是有其他问题，非药物所能起作用。

炙黄芪 30g，人参、白术、当归、川芎、鹿角胶（烊冲）各 15g，穿山甲 9g，王不留行 18g，肉桂、炙甘草各 6g，红枣、粳米各 15g。水煎，加入红糖、黄酒少量（剖宫产用过抗生素的患者禁用红糖、黄酒），饭后温服。在服用中药治疗的同时，可用食疗如猪蹄汤、鲫鱼汤、黄豆芽、黄花菜根煮汤等，以配合调理，增加疗效。第四煎宽水，适温泡足，亦可促进温和气血，舒缓疲劳。

方中炙黄芪、人参、白术、炙甘草、粳米健脾益气，和中养胃；当归、川芎、鹿角胶、红枣、肉桂温阳益阴，滋补精血；穿山甲、王不留行活血通经，散瘀下乳。本方以滋补气血为主，通经下乳为辅。气血旺则生化之源足，脉络通则乳汁自下。用于产后乳汁不足，或乳房憋胀，乳汁不通，因于产后体虚或乳络瘀阻者，用之皆效。

肝气不舒，胸胁疼痛者可加柴胡、香附、郁金各适量，以疏肝解郁；湿热气滞，脘腹痞闷者可加砂仁、木香、黄芩适量。余随症。

案例 1 胡某，女，27 岁。1999 年 12 月 5 日诊。自诉："剖宫产，产后第 3 天乳汁即来，婴儿够吃有余。快满月时，不明原因乳汁突然从极少到完全没有，乳房感到憋胀。用过不少办法，效果都不明显。孩子饿得哭，喂奶粉也不愿吃。"经过四诊分析，患者并无疾病，有可能饮食失慎，或者过度疲劳等原因，导致气血失和，乳络不通。用本方 2 剂，煎服法同方下注。

3 天后胡某家人来告知："头剂药服后乳汁通，2 剂药共服 3 日，饮食加鲫鱼汤，现在乳汁充足，婴儿够吃有余，谢谢先生！"

案例 2 刘某，女，25 岁。2004 年 3 月 8 日诊。自诉："头胎，自然分娩。生后已经 5 天，乳房憋胀，乳汁不通，曾用热敷、梳子梳、吸奶器吸等方法，皆无效果。我的身体很好，能吃、能喝、能睡、能干家务，就是乳汁不通。"我看刘某确如她自己所说，"四能"俱全，无病之象。用本方1剂，服法同方下注。3月11日电话告知："乳汁已经完全通畅。"

案例3 王某，女，27岁。1997年5月7日诊。自诉："孩子快3个月了，乳汁一直不足。多次都想断奶，家人皆说人奶最好。无奈只有乳食夹杂，人奶、奶粉、饭菜等都吃，孩子发育缓慢，身高、体重不足。听说您对催奶有把握，特来求治。"详细观察她们母女，孩子、大人形体都较薄弱，偏瘦而气色萎黄，孩子个小，大人瘦弱。虽然无明显病象，但显然都是脾胃虚弱，气血不足。即用本方5剂，文火缓煎3次，药汤混合一处，分4次饭后温服，1日服2次，2日1剂，5剂共服10天，缓服易于吸收。加以食疗辅助，以增强治疗效果。若5剂药服后，乳汁充盈顺畅，孩子够吃有余，到半岁以后方能有保障。

随访：3个月后偶遇王某，得知如首诊时预料，服药加食疗，未及10天乳汁充盈顺畅，孩子够吃有余，发育逐渐向好，大人体质也略有改善。

按语：此方专用于产后乳汁不足或不通，以补气血为先，通经下乳随之，组方简单，用意不繁，故仅用于所谓"发奶"，只要达到乳汁充盈顺畅之目的即可。经过多年运用证明，效果可靠，无任何不良反应，亦是我得心应手的经验方之一。

小儿脾胃虚寒泄泻经验方

小儿脾胃虚寒，多为泄泻日久，或乳食杂投，或暴饮暴食，屡伤脾胃，脾阳不振，甚至脾肾阳虚，完谷不化，泻下清水夹杂食物，屡治屡犯，以致出现四肢不温、自汗盗汗、入寐睁眼、肌肉消瘦、精神委靡等症。

人参、白术、茯苓各6g，砂仁、肉豆蔻、诃子、乌梅各5g，炮姜3g，炙甘草2g，大枣3g，粳米5g。以上为3岁小儿量。视其不同年龄或体质差异，或耐药性强弱，用量可因人而加减。

功用：温中补脾，和胃止泻。用于脾胃虚寒，久泻不止，甚至完谷不化，精神委靡等症。

方中人参、白术、茯苓、炙甘草、粳米为四君子汤加粳米，健脾益气养胃；砂仁、肉豆蔻、诃子、乌梅温胃收敛止泻；炮姜大热温中助阳；大枣补脾胃，和百药。

如脾肾两虚，小腹冷痛，四肢不温，完谷不化，泻利清水者，加炮附子3g

（先煎），浓煎，不计时少量频服，不过半日，泄泻便可渐止。5 岁左右儿童，从未超过 1 剂药，其泻必止。泄泻止后，再针对脾胃虚寒或脾肾阳虚，调治其本，以防饮食寒凉，泄泻复作。

案例 1 姚某，男婴，9 个月。2001 年 8 月 10 日诊。患儿母亲介绍说："孩子起初因为误喂冷开水，紧接着又吃了热奶（在地里干活，慌忙回来看到孩子饿得哭闹，没等歇息便给孩子喂奶，此前并不知道已经喂了冷开水），不到 1 小时，孩子又吐又泄，某大医院儿科诊断为小儿消化不良，治疗 15 天出院。回家不到 3 天，泄泻又犯，打针、吃中药，反复治疗，已近 2 个月，一直不能痊愈。"

细观患儿，睡着露睛，面色苍白，抚摸四肢不温，舌质淡，苔薄白，指纹隐隐淡青。由于泄泻日久，其证已是脾肾阳虚，运化无力，而致泄泻久不能愈。用本方 1/2 量，加炮附子 2g（先煎）1 剂，煎服法同方下注。1 剂药服 2 天，病愈电话告知。10 天后患儿母亲打电话说："半剂药泄泻止住，1 剂药服后泄泻全止，就怕转眼又发。"我叮嘱她要注意孩子饮食冷热，千万勿食不洁净的东西，要温和有营养，更要容易消化，易于吸收为要。夏季如有轻微吐泻，可用藿香叶、生姜少量，同大米煮粥，温服，即可速愈。

随访 2 年，未再出现超过 2 天的泄泻，小验方治之即愈，身体无异常。

案例 2 鲍某，男童，3 岁。2013 年 10 月 3 日诊。小患者母亲代诉："儿子从 1 岁断奶后，经常吐泻，到处去看，都说是消化不良，总不能完全治愈，一个月没有几天是好的。一直都瘦，幸好他总是能吃，但不长肉。无论白天夜里，容易出汗。最近十余天泻下不止，完谷不化，呼叫腹痛，几乎百治无效，不知如何是好！"看小患者面色萎黄，形体消瘦，精神倒是无碍，依然活泼。看他的舌质微红，身体薄白津润，指纹很淡，脉细数无力。脾胃虚寒无疑。原方加益智仁 6g，炒山药、炒薏苡仁各 10g，3 剂，煎服法同方下注。

10 月 7 日二诊。其母代诉："泻利已止，未再叫唤腹痛，食量显得更大。"我告诉她说："食量增加不是坏事，只要能消化吸收就行。"仍用上方 3 剂，改为 3 天 1 剂，缓服续治，以巩固疗效。半年后得知，鲍某泄泻治愈后，未再明显复发，身体已经长肉，精神依旧活泼。

案例 3 赵某，女童，11 岁。1973 年 7 月 6 日诊。其母代诉："女儿入夏以来，经常腹痛泄泻，食欲不振，身体渐瘦，精神委靡，已经影响到学习。"看小患者面色苍白无华，舌质淡白，舌苔白厚微腻，脉象细缓无力。辨证：脾胃虚寒，消化不良。用本方加炒薏苡仁 18g，炒山药 15g，原方量增加 1 倍，3 剂，煎服法同方下注。

7 月 13 日二诊。自诉:"腹痛、泄泻已经消除,食量稍加,但食欲不旺。"看她面色略见润泽,舌质尚无血色,脉来依然细缓。应是泻利日久,脾胃虚寒较甚,故 3 剂药尚不能恢复其脾胃正常功能。将上方再加藿香 12g,附子 6g(先煎),续服 3 剂。随访:赵某共服药 6 剂,脾胃虚寒泄泻痊愈,食欲、食量恢复正常,精神已振,学习无碍。

按语:此方用于脾胃虚寒或脾肾虚寒而致的泄泻日久,甚至完谷不化,泻利难止等症,其效皆良。屡用屡验,从无失误。不少外行照抄使用,亦获满意效果。在治愈的无数久泻不止的患者中,有一位不到 3 岁的女童,泄泻半年不愈,从深圳到十堰来找我,我用本方 1 剂,花钱不足 5 元,久泻痊愈。可见此方运用之熟,效果之稳,非同一般。我治小儿泄泻,从不用苦寒伤伐中和之气,始终顾及脾胃,不仅迅速治愈泄泻,而且口感适宜,小儿大多都能接受。

小儿脾虚消瘦经验方

脾虚,泛指脾胃虚弱,如消化不良、腹胀肠鸣、便溏泄泻等表现。由此导致肌肉消瘦,抵抗能力较弱,动则汗出,易患感冒等。此方主要针对 1～10 岁左右儿童而设,成人服之也有一定效果。

炒鸡内金、炒山楂肉、炒使君子仁各 90g,焦白术、人参、茯苓、山药、龙眼肉各 120g,陈皮、砂仁、神曲、槟榔、木香、地骨皮各 30g,炙甘草 15g,黄小米 500g(炒熟),共研细粉。红枣 300g,饴糖 250g。用法:先将红枣煮糊去皮、核,用枣肉糊和入米、药粉,再加入酵母适量,待发酵适度,再和入饴糖,务令均匀,做薄饼,放于锅中慢火烙熟至微焦酥脆即可。视患儿大小,每日适量做零食;或将米、药粉、饴糖和拌均匀,直接服食更省力。

功用:消食健脾,和胃进食,久服食量增加,长肌肉,悦颜色,健壮身体。

方中参、苓、术、草、山药、龙眼肉、红枣补脾益气,和中养颜;鸡内金、山楂肉、使君子仁、陈皮、砂仁、神曲、槟榔、木香理气消食,杀虫化积;地骨皮清虚热。诸药和合,以成健脾消食、化积长肉之功。适用于小儿厌食挑食,以致肌肉消瘦,精神不佳,甚至身高、体重皆不足,更甚者营养不良,体弱多病,均可用此方调理,日久必见奇效。我祖上即用此方,我亦使用五十余年,方药和平,功效不凡。可谓治疗小儿脾胃虚弱、体虚消瘦之良方。

案例 1 陈某,男,7 岁。1971 年 3 月 3 日诊。观患儿精神委靡,头倾背微驼，肌肉消瘦，几乎皮包骨头，面色微黄干糙，目无神光，腹大青筋可见，唇舌色淡，指纹隐隐淡青。由此可见，患儿脾胃极虚，严重营养不良已显现，至虚羸弱之象也。治以消食化积或峻补大补皆非良法，唯有缓缓调理，使脾胃中和之气渐振，食欲渐旺，消化吸收功能增强，方能达到长肌肉、悦颜色、振精神之目的。嘱其母亲用本方认真调理，不可急躁，要有耐心，循序渐进，3个月即可见效，半年后身体必有明显改善。

1971年12月下旬患儿母亲领其子登门道谢，言道："服药不及3个月身体便慢慢好起来，体重也随之增加，感冒等小病明显减少。"观患儿面色红润，精神亦明显趋好，已达到治疗目的。

案例2 刘某，女，3岁。2004年9月20日诊。家长代诉："8个月断奶，从此经常消化不良，非吐即泻，腹胀纳差，一直消瘦，尤其是挑食厌食，吃东西单一，吃每顿饭都很艰难。"视小患者面色萎黄，明显偏瘦，精神尚可，此亦脾胃虚弱之象也。嘱其母亲用本方调治2个月即可。半年后其母来告知："服药2个月，吃饭好多了，也长肉了，非常感谢！"

案例3 李某，男，13岁。1988年3月5日诊。亲属代诉："患儿从小体弱，食量不小，就是不长肉，时而便秘，时而稀溏，精神很差，学习跟不上。"观其面色，㿠白乏泽，唇舌之色俱淡，苔薄白，脉来细弱无力，身高正常，体重偏轻。辨证：脾虚纳差，气血不足。因其上学不便服汤药，便嘱其母亲用本方如法调治，须坚持半年方有明显改变。患者与其母亲均乐于接受，因服用方便，口感亦可。翌年春末顺访，患者体重增加，精神精力同时有好转。

按语： 此方专为婴幼儿及少年患者，由于脾胃虚弱，消化吸收不佳，或挑食厌食，或经常消化不良，或有虫积，致肌肉消瘦，体重、身高偏低，精神欠佳之人群而设，可健脾胃，增饮食，助消化，益气血，杀虫化积，而达到悦颜色、长肌肉、振精神之目的。五十余年来用此方治愈患者无数，顺劝家长们勿嫌制作麻烦，治疗时间太长，要有决心和耐心。较大患者，将原方改为汤剂、丸剂服药，见效明显要快，年龄太小的患者不便服药的，仍按原方法调治。

小儿遗尿经验方

遗尿，俗称尿床，即尿失禁，失去控制，或睡眠中小便不自觉地遗出。在小儿则多为自控能力较差，或在朦胧中、梦中不自主地小便遗出。成人则多属肾气不足，肾阳衰微，或疲劳过度、大脑损伤、思维障碍、精神不由自主等原因，而致失控遗尿。此方主要针对 5 岁左右小儿遗尿而设，成人因某些疾病引起的不自主遗尿，或肾阳不足、摄纳无力而致夜尿过多或遗尿，亦可用本方加减调治。

桑螵蛸 9g，茯神、远志、菖蒲、人参、当归、龙骨、牡蛎各 12g，乌药、砂仁、金樱子、芡实各 9g，糯米 6g。水煎温服，渣再煎泡足。

方中桑螵蛸入肝、肾、命门，益精固肾，缩小便而止夜尿；茯神开心益智，而疗健忘；远志、菖蒲聪耳明目，通窍醒神；人参大补元气，当归滋养阴血；龙骨、牡蛎、金樱子、芡实收敛涩精，而止遗尿；乌药、砂仁、糯米理气和胃，益肾缩尿。诸味相合，以成清脑醒神、益肾缩尿之功。用于小儿尿床或者"夹不住尿"的，实效稳妥，无任何不良反应。成人遗尿过多或尿失禁的，可加大剂量，效果亦佳。若肾阳不足，命火衰微，腰背畏寒，小腹冷痛，大便溏泻，小便清长者，方中加入炮附子、肉桂各适量；脾虚纳差，食欲不振的，加白术、山药、陈皮各适量。余随症。

案例 1 姚某，女童，11 岁。2003 年 10 月 3 日诊。小患者十分害羞，很不愿意看病。其母说："从小尿床，这么大了还是尿床。学习还可以，身体也没啥病，就是以后住学校可咋办？"我理解小患者心态，看她面色、精神也无大碍，也就不勉强她号脉看舌。用本方 3 剂，嘱其母煎服法，同时让患者晚上尽量少喝水，夜间大人帮她叫醒一次，让她自己养成好习惯。若有效果，再来开药。

10 月 8 日二诊。小患者母亲告知："服药有效，四夜仅遗尿 1 次，而且量很少。以前几乎每夜都尿床，被子都能湿透。"方药已经对症，可取 5 剂，1 天半 1 剂。顺访：姚某女童共服药 8 剂，遗尿痊愈，从此未再出现尿床。

案例 2 吴某，男童，4 岁半。2005 年 9 月 8 日诊。看男童活泼可爱，好动嬉戏，以及他那胖墩健壮的样子，咋也看不出有什么疾病。其祖母告知："孩子一切都好，就是老夹不住尿，一日夜不知道要换多少次尿不湿，臊味熏人。"我看小家伙舌质、舌苔、指纹均无病象。用本方 3 剂，嘱咐他的祖母，1 剂 3 煎，混合一处，分多次温服，2 日 1 剂，6 日 3 剂尽剂。如未痊愈，再来复诊。

9 月 29 日，吴某邻居李某、张某等 3 个遗尿小患者来诊，得知吴某遗尿已愈，并介绍张某等 3 人来此。我皆用本方略作加减，每人 3 剂。后陆续得知张某等 3 个遗尿小患者均获痊愈。

案例 3 朱某，男，59 岁。2005 年 2 月 28 日诊。见患者被两人推着轮椅而来，神情有些呆滞，年龄不算很大，却显得老态龙钟。患者家人介绍说："中风 3 年余，康复没抱希望，就是他憋不住尿很麻烦，夏天还好，冷天实在叫人苦恼。

先生能把他的遗尿控制住就行。"视其面色虚浮萎黄，舌质淡胖，齿痕很深，舌苔白厚而腻；患侧（左边）脉来模糊不清，细寻细弱无力。综合以上所见，由于瘫痪日久，长时间坐睡，以致脾肾阳虚，命火不足，加之痰湿偏盛，神识不清，所以尿液失控，不自主地遗出。治当温肾助阳，醒脑缩尿。用本方量加 1/3，另加炮附子、肉桂各 9g，莲须、山药、白术各 18g，5 剂。煎服法同方下注。药渣可宽水再煎，适温泡足。如有效果，再来复诊。

3 月 9 日二诊。患者家人告知："服药有一定效果，原来不到 20 分钟就要解小便，现在一夜只有六七次。感觉他的肢体温度也有些好转，以前患肢较凉，活动强滞，服药后略感温和、灵动。"复诊其脉舌，与首诊比较无明显变化。仍用上方 10 剂，煎服法同首诊。

3 月 25 日三诊。看患者面色稍有光泽，舌质淡胖略消，色显微红，齿痕变浅，白厚腻苔化为白苔津润；患肢脉来依旧细缓无力，健侧脉象缓匀，重按不散。问及遗尿情况，朱某家人说："很有效果，现在一夜 3 次就可以了，白天减少的次数更多，基本接近常人。其他症状也有一定好转，给我们解困不少。"我看患者家人确实很感疲惫，也知道服中药麻烦，便将上方 5 剂，嘱咐配制丸药，坚持治疗，并要求患者加强锻炼，以促进功能恢复。

顺访：朱某遗尿基本控制，在他家人的帮助下，坚持服药、锻炼，1 年后勉强拄拐行走，部分肢体功能逐渐恢复，生活基本能够半自理。

按语：此方治疗小儿尿床案例很多，效果可靠。对于成人因于肾阳不足或某些疾病导致大脑失控而致遗尿的，如能对证加减，也有一定效果。

附：简要解释一些具体用法

一、文中提到煎服法时，有"三煎"或"四煎"药渣宽水煎开后加陈醋 100mL、150mL、250mL 适温泡足等不同要求，是根据各人的不同病情及所用药物而定。比如要求"三煎"泡足的，是因为药物用途为疏散解表、清热解毒之类，用药部位为花、叶之类，药效容易煎取、价格都很便宜的方药；要求"四煎"药渣煎水泡足的，则多为价格较贵，方中有贝类药珍珠母、牡蛎、石决明等，矿物药石膏、自然铜、磁石等，种子如苏子、酸枣仁、荔枝核等，根茎如黑附片、人参、熟地黄等，其药效既不容易煎出，又较昂贵，因而需要煎服 3 次，第 4 次水煎泡足。至于加陈醋多少，则根据病情而定。比如肝阳上亢头痛眩晕或高血压患者体质不虚的，则加醋宜多，泡足有降血压作用；一般肝火偏旺，或者腿脚麻木疼痛，加醋 100 ~ 150mL 即可。不能加醋泡足的，多为气血不足、身体较弱及血压偏低者。

二、关于加粳米的要求，多指脾胃较弱，或方中药物有伤胃者，如治风湿痹痛常用的制二乌、苏木、红花等，苦寒泻火药如黄连、黄柏、大黄等，散瘀化结药如山慈菇、壁虎、三棱等，都可不同程度地损伤脾胃中和之气。加用粳米，意在护胃养胃，尽量减轻对脾胃的伤害。仲圣很多方用粳米的意义深奥，非我这样的小医所能参悟。

三、药渣热敷，具有良好的祛除风湿、疏通血脉功效。对于风湿痹痛或颈腰椎间盘突出引起的肢体麻木疼痛等症，都有较好作用。已经被很多患者所体验，见效甚速。

四、要求"先煎"的药，一是此药药效不易煎出；二是有一定毒性，煎的时间长一点，既能降低毒性，又可煎出药效，如制二乌、黑附片等。要求"后下"的药，多为芳香容易挥发药性的品种，或者泻下药等，如藿香、砂仁、大黄等，则不宜久煎。要求 1 剂药三煎或二煎药汁混合一处的，是因为有的药效容易煎出，如以上要求"后下"的品种；有的药效不容易煎出，如以上要求"先煎"的品种，煎一次服一次，则失去配伍意义，但是三煎或二煎药汁混合分次服，则不至于药效先后不同。

五、要求 1 日半服 1 剂、饭后服的，多为体虚或慢性病患者，缓服有利于运化吸收，且不伤胃。要求 1 日 1 剂或一日夜服 2 剂的，则多为正气不虚、邪气盛实的病症，如湿热黄疸、跌仆损伤内有瘀血等，病情较为危重者。

六、要求文火缓煎、久煎的，多为滋补之剂，急火或者煎煮时间太短，不易煎出药效，如人参、黄芪、龟甲之类。要求武火速煎的，煎开后十余分钟即可，多为疏散表邪、清热泻火之类，如薄荷、荆芥、大黄等。要求为末吞服的药，如三七粉、羚羊角粉、朱砂等，一是贵重，二是不宜水煎。

凡是有所要求，皆为有利于治病。希望患者配合，勿嫌麻烦。中医治病要求很多，也很严谨。仅仅煎服法就包括用水、用火、器皿、先煎、后下、布包、烊冲、分次吞服、饭前、饭后、热服、温服、微温服，等等，这都是围绕治病而定，总为期望效果显著、如期治愈疾病。现在已经简化到再不能简化的地步，如我常说的：服药为了治病，切勿贪图简单。这些内容我在"药效概论"一文中已经粗略谈及，今复琐碎重提，皆为关系到治病效果，而再次啰嗦。也是为了说明文中所提到的一些具体要求，为何前后用法不一致，而加以说明。以免观后困惑，无所适从。

"病在胸膈以上者，先食而后服药；病在心腹以下者，先服药而后食；病在四肢血脉者，宜空腹而在旦；病在骨髓者，宜饱满而在夜（《神农本草经·序》）。"而今多嘱咐饭后半小时服，皆为"不伤胃"而言，特别是清热解毒、活血散瘀之类药，若是脾胃弱者饭前服之，确有不少人胃部感到不适，甚至疼痛、腹泻。以上根据病位而定服药于食前、食后、夜、旦等，皆应领悟其义，指导临证，适证应用。

再简要解释3个个人习用语。

大温：就是不烫，近似于热，而比热温度稍低，喝下去咽喉、胃部能够承受而无不适之感；外洗皮肤感觉热，不至于烫。

宽水：即需要的水较多，如熏洗、泡足，水少了无法操作。

捣融：即将鲜品中草药放在石臼内舂之，或放石板上捣碎如膏状。一般都是作为外敷患处用。

附：要求忌口注意的必要

一、要求勿近水湿、寒凉，忌食生冷油腻的病人，多为风寒湿痹冷痛、宫寒滞经腹痛、脾胃虚弱积滞等症。故嘱咐饮食以温和、容易消化为要，注意保暖，谨防感冒等。

二、要求暂勿饮酒，勿食辛辣油腻，干燥上火之品，水中一切动物，如鱼、鳖、虾、蟹等，油炸、焦硬食物，常见发病之物，如葱、韭、香菜、椿芽等，多是湿热偏盛、三焦火旺所致的口舌生疮、头痛烦躁、疮疡癣疹、痔疮、痛风、胃溃疡胃痛等病症。此类患者，治疗若不忌口，服药等于白搭。即使暂时有效，开戒即刻复发。如常说的：服药10剂，不如几口鱼虾、一瓶啤酒力大。10剂药取得的疗效，瞬间化为乌有。痛风、癣疹等症，即刻恢复原状。

三、嘱咐适度增加运动，需要的人更多。最为常见的就是偏瘫后必须坚持锻炼，加以服药、理疗，方可较快康复。脂肪肝、高脂血症、风湿性腰腿痛、陈伤作痛、经行不畅腹痛等，都需要适度运动，方有利于如期治愈。反之，久睡久坐，大不利于药物起效，势必影响治疗。能到树多人少的地方走走，有利于疾病早愈。但需要有人陪伴，不可独自远行。还要适度为宜，不可忍痛强行。

四、要求保持心情平和、精神愉悦的患者，大多都是情志抑郁、肝气不舒所致的病症，如神情不宁、胸胁胀痛、乳癖、瘿瘤、惊梦健忘及顽症精神压力过大等。尤其对于精神抑郁、失心癫狂等症，尤为重要。精神是人的支柱，能够明白它的重要，保持平和、愉悦，即使身患大病，也有望治愈。反之，就是仙丹妙药，亦难起效。

五、特别交代注意保暖、谨防感冒的患者，多为体质薄弱，容易感冒风寒发热，尤其是肺部疾患，如肺结核、慢性支气管炎、哮喘、支气管扩张、经常咳嗽，以及很多"大病"放化疗期间，放化疗后调养康复期，妇女"宫寒"引起的滞经、闭经、痛经等病症，尤为重要，总与虚寒者而言。小儿容易感冒发热咳嗽的，若疏于保暖防寒，饮食不注意谨避寒凉，则反复无度咳嗽，十分常见。故每遇小儿咳嗽，必反复叮嘱家属注意保暖，严禁饮食寒凉。

六、部分所谓肾虚的"患者"来诊，我总是苦口婆心地劝说他们切勿轻易服用"壮阳药"，以免年不及四旬，因为贪图一时之快，而导致后半生"一蹶不振"，过早衰老。我从不迎合这类"患者"之求，因为盛极必衰，虽然眼前获得"好评"，其实害人匪浅。恶性循环的做法，我从不为之。至于"肾常不足"一说，我坚信无疑。若要保持不衰，必须涵养根基。阴平阳秘，精血不亏，自然就会70岁不虚，保持正常。若真属肾虚，除了药物滋养调补，还要"节流"涵源，这才是补肾固本的正确途径。切勿急功近利，只图速效。

以上琐碎絮语，皆是拙作中常常提到的内容。虽然多处反复述及，有的还专题浅谈过。为了申述其重要性，故又简要提出，以强调其在治疗各种疾病中的因果关系。对于医者、患者，都有一定意义。

卷四　常见病脉症治法方略

外感风寒，恶寒发热，头痛无汗，鼻塞流涕，或兼咳嗽喉痒等症，舌苔薄白，脉浮或紧，治宜辛温解表，方用香苏饮或荆防败毒散为主。兼见咳嗽胸闷，加前胡、杏仁、半夏、桑白皮等味；夹风湿脊强而痛体困者，加羌活、细辛、白芷、苍术等味，姜、枣为引。

外感风热，发热恶风，头痛汗出，口干咽燥，或咽喉肿痛，鼻衄，便秘，舌苔薄黄，脉象浮数者，治宜辛凉清解，方用银翘散为主。兼有湿邪，汗出热不解者，合入三仁汤加减。

夏季伤于阴暑，发热无汗，头重体倦，口淡胸闷，大便或溏，舌苔白腻，脉象细濡，治宜化湿解表，方用藿香正气汤为主。身热头痛汗少，心烦口渴，胸闷尿黄，舌苔白腻或微黄，脉象濡数，治宜清暑利湿，方用四物香薷饮加减。

伤于阳暑，或称中暑，头痛壮热，大汗淋漓，烦渴引饮，舌红苔黄，脉象洪数者，治宜清热生津，方用白虎汤为主，酌加麦冬、人参、竹叶、鲜荷叶等味，加服益元散适量和服。

时疫温热所感，初起憎寒壮热，身体沉重，继而头面或肿，舌干口燥，目合喉喘，俗称大头伤寒，邪热客于心肺，上攻头面为肿，舌红少苔，或苔黄少津，或咽喉红肿，尿黄便秘，脉象滑数，治宜清瘟败毒，方用普济消毒饮为主，随症加减，总宜清热解毒为要。

风寒咳嗽，咳痰清稀，或兼头痛鼻塞，喉痒声重，舌苔薄白，脉浮或迟，治宜疏散风寒，方用香苏饮为主。冬季可加炙麻黄、细辛等味，以温肺散寒。

风热咳嗽，咳痰不爽，咽干喉痛，或兼身热，舌苔薄黄乏津，脉象浮数，治宜疏风清热，方用桑菊饮为主。夏季可加六一散，以清暑利湿。

燥气伤肺，干咳无痰或痰少稠黄，咯吐不利，咽干鼻燥，胸痛口渴，舌红少苔，津液不足，脉象濡数，治宜清肺润燥，方用泻白散或沙参麦冬汤为主。

寒包热咳喘，内因肺热，外受风寒，畏寒鼻塞，口干咽痛，咳痰不利，重则声哑气喘，治宜解表清里，方用麻杏石甘汤为主，随症加减。

湿痰咳嗽，痰多易出，胸膈痞闷，食少倦怠，舌苔白滑或腻，脉象浮滑或滑迟，治宜燥湿化痰，方用二陈汤为主，加姜厚朴、苍术、海浮石、生姜等。

喘证偏寒，胸痞喘嗽，痰多清稀，或兼畏寒，口淡不渴，舌苔白滑，脉象浮滑，治宜温肺散寒，方用小青龙汤为主，随症加减。

喘证偏热，因于痰火，咳喘烦热，咽干口渴，痰多稠黏，咯吐不利，面赤汗出，尿黄或便秘，舌苔黄糙，脉象滑数，治宜清肺泻火，方用泻白散加石膏、知母、炙枇杷叶、黄芩、浙贝母、桔梗、天冬等味；舌红苔少，脉象细数者，治宜滋阴润肺，方用泻白散加玉竹、沙参、麦冬、川贝母等味。

哮喘偏于肺虚，呼吸短促，断续喘嗽，语言无力，动则汗出，舌淡苔少，脉象虚弱，治宜补肺益气，方用四君子汤加黄芪、炙款冬花、炙紫菀、五味子、蛤蚧等味；兼见面色潮红，咽燥咳血，自汗口渴，脉象细数无力，治宜益肺生津，方用生脉饮加玄参、生地黄、牡丹皮、炙紫菀、百合、知母、川贝母等。

喘症偏于肾阴不足，喘嗽咽干，面红心烦，手足心热，脉象细数，治宜滋肾纳气，方用七味都气丸为主，酌加人参、蛤蚧等味。

喘症偏于肾阳虚，畏寒肢冷，喘而浮肿，舌质淡，苔白润，脉象细迟，治宜温肾助阳，方用金匮肾气汤加人参、核桃仁等味。体虚人喘症平息后，可常服紫河车粉，以补益元气，减少复发。

冷哮，胸膈痞闷，痰涎清稀，畏寒哮鸣，舌苔白滑，脉滑或迟或沉或紧，感寒诱发，或身痛寒热，治宜散寒平喘，方用麻黄汤为主，随症加减。

热哮，烦闷不安，咳痰稠黏或黄，舌苔黄腻，脉象滑数，如因外感诱发，则有发热口渴，为外寒里热之证，治宜宣肺清热，方用定喘汤为主加减；如阴虚有火，则见舌红少苔，脉象细滑而数，治宜清肺化痰，方用泻白散合二母散加沙参、麦冬、瓜蒌皮、桔梗等味。

哮、喘二症，除内服药外，可配合"冬病夏治"外贴穴位法，并注意自我养护，以提高疗效，减少复发。

肺热鼻衄，络脉受损，兼有外感，头痛寒热，或有咳嗽咽痛，舌苔薄黄乏津，脉象多见浮数，治宜辛凉解表，方用桑菊饮加白茅根、牡丹皮、侧柏叶、藕节等味；无外感时邪，仅鼻燥口干、呼气灼热、脉数等症，方用济生四生饮加小蓟、藕节、牡丹皮、黄芩、栀子、甘草梢等味，便秘加酒大黄，虚烦少寐加茯神、酸枣仁，口渴加麦冬、玄参、白茅根等味。

胃火齿衄，牙龈肿痛，牙缝出血鲜红，口渴欲饮，甚则便秘尿黄，舌苔黄糙，脉象滑数，治宜清热凉血，方用清胃汤或玉女煎加减。便秘口臭加大黄、芒硝。

脾虚便血，血色紫暗乏泽，面色失华，神疲懒言，或有腹痛，舌质色淡，脉象虚弱，治宜补气养血，方用归脾汤为主；如脾虚气陷，肛门坠胀，加柴胡、升麻以升清气；下血鲜紫并见，舌质红，苔薄黄腻，为脾虚有寒，肠中兼有湿热，治宜寒温兼施，方用黄土汤为主，随症加减。

热迫便血，血出鲜红如溅，不杂粪便，舌苔薄黄，脉象濡数，治宜清热凉血，方用桃花散加当归、生地黄、地榆、赤小豆等味；湿热并重，下血污浊，舌苔黄腻，脉象滑数者，治宜清热燥湿，方用黄连解毒汤加苍术、当归、白芍、生地黄、茜草根、槐花等味。

心火下迫尿血，心烦不寐，面赤口渴，甚则口舌生疮，小便短赤涩痛，尿血，舌苔薄黄乏津，脉象沉数或微洪而数，治宜清心凉血，方用小蓟饮子为主；如舌质红绛，脉象细数，兼有阴虚症状者，治宜滋阴止血，方用茜根散加知母、黄柏、牡丹皮、龟甲、白茅根等味。

脾肾气虚尿血，食少倦怠，腰酸膝软，精神疲惫，舌质淡，苔薄白，脉象虚弱，治宜补益脾肾，方用无比山药丸为主，随症加减。

血虚心悸，头晕眼花，夜寐不宁，面色失华，舌质淡，脉虚弱，甚者动则汗出，治宜养血安神，方用归脾汤为主，酌加龙齿、柏子仁、琥珀等味；若见脉象结代，胸闷心悸兼见，治宜益气养血，方用炙甘草汤为主，随症加减。

阴虚心悸，阴血不足，心悸少寐，或兼头目昏眩，舌质红绛苔少，脉象细数，治宜滋阴养血，方用天王补心丹为主，随症加减。

阳虚心悸，气短动悸，面色㿠白，食少倦怠，舌质淡，脉虚弱，心阳不足者，治宜温阳定悸，方用桂枝甘草龙骨牡蛎汤，对症加减；如见头眩心悸，胸脘痞闷，小便短少，苔白，脉濡者，为水淫上逆，治宜通阳化饮，方用苓桂术甘汤加干姜、半夏、厚朴、人参、黄芪等味。

惊吓心悸，突受惊恐，惊悸不安，坐卧不宁，饮食无味，夜寐惊醒，脉象弦滑，治宜镇惊安神，方用磁朱丸或朱砂安神丸，用甘麦大枣汤水煎送服。

不寐因于心血不足，多梦易醒，健忘心悸，神疲倦怠，食少无味，面色失润，舌淡苔薄，脉象细弱，治宜补益心脾，方用归脾汤为主，随症加减。

不寐因于阴虚火旺，头晕耳鸣，心烦口干，或梦遗失精，妇人崩漏失血，舌质红绛少苔，脉象细数，治宜滋阴清火，方用黄连阿胶汤为主，或朱砂安神丸、天王补心丹等，随症加减。

不寐因于心胆虚怯，平素心怯胆虚，遇事易惊，心悸多梦，时易惊醒，面色少华，舌质或红或淡，苔少，脉象细弦，治宜养心安神，方用安神定志丸、酸枣仁汤、天王补心丹、归脾汤等，随症加减。

不寐因于胃中不和，饮食不化，腹胀嗳气，舌质淡，苔白腻，或边有齿痕，脉象多滑，治宜和胃消导，方用保和丸为主。兼有便秘，脉实大者，加大黄、枳实等味。痰热壅遏，目眩口苦，胸闷痰多，舌苔薄黄而腻，脉象滑数者，治宜清热化痰，方用温胆汤为主，随症加减。

多梦健忘，治法与不寐相近。因于痰湿偏重，或素体肥胖，胸脘痞闷，身重嗜睡，舌苔白腻，脉象濡缓者，治宜燥湿健脾，方用平胃散加佩兰、薏苡仁、石菖蒲等味，痰多加姜半夏、制南星等味。脾阳不振，食少神疲，气短懒言，畏寒，易汗，四肢不温，嗜睡，舌质淡，苔薄白，脉象细缓，治宜温阳益气，方用理中汤加附子之类。健忘谓记忆力减退，遇事善忘，亦多与睡眠有关，因于思虑过度，心脾不足，或房事不节，肾亏精乏，髓海空虚所致，治宜养血补肾，方用归脾汤、枕中丹、定志丸等，因人随症加减。

遗精因于君相火旺，梦遗居多，心烦少寐，头胀口干，小便黄短，或有阴囊潮湿及耳鸣等症，舌红苔少，脉象小弦或沉数，治宜滋阴清火，方用知柏地黄汤为主，加磁石、莲子、芡实、桑螵蛸等味。

遗精因于肾虚不藏，滑精居多，偏于肾阴虚则头晕目眩，耳鸣腰酸，精神不振，形体消瘦，舌红苔少，脉象细数，治宜壮水滋阴，方用八仙长寿丸、大补阴丸等为主；兼有相火妄动，治法方药同上，或用知柏地黄汤、三才封髓丹之类；病延日久，治宜固涩，方用金锁固精丸、桑螵蛸散等；肾阳不足，面色㿠白，精神委靡，甚则见色精流，舌质淡，苔薄白，脉象细弱，治宜温补固摄，方用固精丸之类，因人随症加减。

眩晕因于肝阳上扰，头痛脑胀，心烦口苦，甚则耳鸣，尿黄便秘，舌红苔黄，脉象弦滑，治宜平肝潜阳，方用天麻钩藤饮为主；若见四肢麻木，筋肉抽动，脉象弦数，或平时血压偏高，谨防肝风内动，致脑梗、中风，应加以警惕，上方可加羚羊角、生白芍、丹参、蔓荆子等味；若见舌苔中剥，舌质红绛，脉象弦数，或有腰酸遗精，失眠神疲等象，应为肝肾不足，治宜育阴潜阳，方用杞菊地黄汤合枕中丹，随症加减。

眩晕因于脑劳过度，思虑之后即感眩晕，身体羸弱，精神委靡，舌质淡白，脉细无力，为肾精亏虚，不能生髓，治宜血肉有情之品，以添精补髓，方用龟鹿二仙胶为主。若腰膝酸软，健忘少寐，可加熟地黄、山药、杜仲、山茱萸、菟丝子、当归身、续断等味。

眩晕因于心脾两虚，气短心悸，少寐健忘，倦怠懒言，肤色失润，毛发不泽，舌质淡，脉细弱，治宜补益心脾，方用归脾汤为主，随症加减。

眩晕因于痰浊中阻，胸脘痞闷，时感恶心欲吐，头重如裹，食少多寐，舌苔白腻，脉多濡滑，此为湿痰，治宜化湿除痰，方用半夏白术天麻汤为主；头眩胀痛，心烦心悸，口苦嘈杂，舌苔黄腻，脉象弦滑，此属痰火，治宜化痰清火，方用温胆汤为主，加黄连、黄芩、栀子等味。

行痹，痛无定处，走注疼痛，关节屈伸不利，或有恶寒畏风发热，舌苔薄腻，脉多浮缓，治宜疏风通络，佐以散寒除湿，方用防风汤为主，随症加减。

痛痹，痛有定处，得热则减，遇寒则甚，局部皮肤肌肉不红不肿，舌苔白滑，脉多弦紧，治宜散寒为主，佐以祛湿通络，方用乌头汤，随症加减，药渣热敷患处。

着痹，肢体沉重，肌肤麻木，关节酸痛不移或肿胀，舌苔白腻，脉象浮缓或细濡，治宜除湿为主，佐以祛风散寒，方用薏苡仁汤，随症加减。

热痹，关节红肿，疼痛畏热，得凉则舒，或见发热恶风，舌红苔黄，脉多滑数，甚则发热口渴，关节红肿灼热，苔转黄糙，脉弦而数，治宜疏风清热，方用白虎加桂枝汤或宣痹汤，随症加减；重则凉血解毒，用千金犀角散为主，随症加减。

痹证日久，气血两虚，肝肾不足，则宜培补气血，滋养肝肾，方用三痹汤为主，随症加减。屡发不愈，属痰浊瘀血阻滞者，又宜化痰祛瘀，制南星、半夏、白芥子、桃仁、红花、苏木、穿山甲等味，可对证选用。甚则疏风透络，如全蝎、蜈蚣、地龙、麝香之类，或用大、小活络丹，陈酒化服，并可配合其他疗法，如针灸、按摩、熏蒸、敷贴等。

反胃，食下吐出，多因脾胃虚寒，食下少时或半天，胃脘不适，吐出未消化饮食，吐出之后顿感舒适，反复反胃，可至身体消瘦。虚寒不甚，舌苔白滑，脉缓微滑者，治宜温中降逆，方用吴茱萸汤或丁香透膈散，随症加减；若多吐伤津耗气，舌质淡乏津，脉象虚数者，治宜益气润燥，方用大半夏汤为主加减；日久不愈，形体消瘦，肌肤干燥，舌红少苔，治宜滋阴润燥，方用大半夏汤合五汁饮加减；若病久脾肾阳虚，神疲乏力，肢冷畏寒，舌质淡白，脉象沉细，治宜温肾健脾，方用附子理中汤为主，随症加减。

呃逆实证，呃声响亮，形气壮实。偏热，面赤，尿黄便秘，苔黄或腻，脉象滑数或兼弦而有力，治宜苦降辛开，方用泻心汤为主；偏寒，胃脘觉凉，泛吐清水，尿清或便溏，舌苔白滑，脉象小紧或细迟，治宜温通降逆，方用丁香柿蒂汤为主，随症加减，初起不虚者去人参。

呃逆虚证，呃声低微，形体怯弱，脉来无力。偏寒，食少便溏，肢冷畏寒，舌淡苔薄，脉多沉细，治宜温中止呃，方用丁香柿蒂汤为主加味；偏热，虚烦不安，咽干舌燥，舌质红绛，舌苔薄黄少津，脉多细数，治宜养阴清热，方用益胃汤加柿蒂、枇杷叶、鲜芦根、竹茹等味。

胃脘疼痛，肝郁气滞，或称肝气犯胃，胃脘胀闷，甚或痛连两胁，嗳气、矢气后稍舒，食欲不佳，身体倦怠，舌质乏泽，舌苔薄腻，脉多弦小，治宜理气和胃，方用沉香降气散加木香、乌药、郁金、延胡索、青皮、陈皮等味；若气郁化火，泛酸呕苦，胃燥口干，时欲饮水，舌质红，苔薄黄，脉弦偏数，治宜苦辛泄热，方用金铃子散、左金丸等方，随症加减，或单用金果榄为末吞服，亦有显效；若病久伤阴，舌质光红少苔，脉象细数兼弦，治宜滋水清肝，方用一贯煎，随症加减；若胃脘刺痛，痛有定处，时或便秘色黑，治宜和营止血，方用芍药甘草汤加当归、生地黄、海螵蛸、牡蛎、丹参、藕节、白及、血余炭、仙鹤草等味。

胃脘疼痛，饮食所伤，胀痛拒按，食则痛甚，大便不通，嗳酸吞腐，舌质暗，苔厚腻，脉滑兼弦，治宜消导行滞，轻则用保和丸，重则用小承气汤之类，随症加减。一味炒莱菔子嚼服，新食所伤，立见显效。

胃脘疼痛，中虚受寒，畏寒乏力，泛吐清水，得热则减，胃喜温熨，舌质淡，苔薄白，脉多弦迟，治宜补中散寒，用良附丸、小建中汤、理中汤等方，随症加减；如病久不愈，绵绵作痛，按之及温熨则轻，食少神疲，肢体倦怠，舌质淡，有齿痕，舌苔白润，脉象虚软无力，治宜温补脾胃，方用香砂六君子汤加炒山药、高良姜、肉桂、炮姜、大枣等味。

嘈杂，泛吐酸苦，多因肝火犯胃，胃失和降，或见咽干口苦，两胁胀闷或刺痛，舌质暗红，舌苔黄腻，脉来弦滑偏数，治宜清热和胃，方用左金丸为主加味。

嘈杂，泛吐清水，因于胃寒脾虚，食少神疲，四肢倦怠，舌质淡，苔白润，脉象细弦或迟，治宜温中散寒，方用六君子汤为主，随症加减。

泄泻，肠鸣腹痛，因于外感风寒，泻下清稀，恶寒发热头痛，肢体酸楚，舌苔薄白，脉浮或紧或迟，治宜疏散风寒，方用人参败毒散为主加减；素体脾胃湿重，复因饮食失节，腹痛绵绵，泄泻不已，舌有齿痕，舌苔白腻，脉象濡缓，治宜芳香化湿，方用藿香正气汤为主加减；肠中积热，腹痛即泻，泻下色黄臭秽，或伴肛门灼热，小便黄赤，舌质红，苔黄腻，脉象滑数，治宜泄热清肠，方用葛根芩连汤为主，随症加减。

泄泻，脘胀腹痛，饮食所伤，积滞不消，泻后胀痛减轻，泻出臭如败卵，矢气兼下，或伴嗳气、厌食等症，舌苔多见垢腻，脉象弦滑，轻者消食和中，方用保和丸；重者消积导滞，方用枳实导滞丸，各随症加减。

久泻，脾胃虚寒，饮食难消，大便溏薄，面色萎黄，饮食无味，神疲乏力，舌质淡，苔薄白，脉象濡弱，治宜温中健脾，选用参苓白术散、附子理中汤、人参健脾丸等方，随症加减；如土虚木乘，腹痛即泻，泻后痛仍不止，而无虚寒症状，苔薄，脉弦，治宜扶土抑木，用痛泻要方加木香、吴茱萸、党参、山药等味。

泄泻，肾阳不振，脾肾虚寒，饮食难消，滑泄不止，四肢不温，畏寒倦怠，舌质淡，苔白润，脉象沉细而弱，阳气衰微，急宜温补脾肾，方用附子理中汤重剂，以速止泄泻。又有五更泄泻，乃属肾阳不足，火不生土，纳差神疲，腰膝畏寒，治宜温肾固涩，方用四神丸、九炁丹，随症加减。久泻不止，中气下陷，治宜益气升阳收涩，方用补中益气汤加赤石脂、禹余粮、诃子、肉豆蔻、乌梅等味。

便秘，燥热内结，口热味臭，腹胀尿黄，舌质红，苔厚腻，脉象滑实有力，治宜清润通便，方用大承气汤、麻子仁丸、更衣丸等，对证选用。

便秘，气滞不行，脐腹胀痛，嗳气脘痞，舌苔白腻，脉多弦滑，治宜行气导滞，方用六磨汤，随症加减。

便秘，气血亏虚，气虚便后乏力，气短汗出，舌苔薄腻，脉象虚软，治宜益气润肠，方用黄芪汤（《金匮翼》方，黄芪、陈皮、火麻仁）加玉竹、黄精、人参、炙甘草等味；血虚形瘦唇白，头晕目眩，咽干口燥，舌多中剥质淡，脉象细小，治宜滋阴润燥，方用五仁丸加熟地黄、当归、制首乌、黑芝麻等味。

便秘，浊阴凝结，老人或患病前后，浊阴内结，肠失蠕动，运化无力，解便艰难，或有腹痛，按摩温熨即感舒缓，口和舌淡，脉多沉迟，治宜温肾通便，方用半硫丸或苁蓉润肠丸，适证选用，因人加减。

湿热黄疸，色黄鲜明，状若熟透橘皮，身热烦渴，胸胁痞满，恶食厌油，溺赤便秘，舌质深红，舌苔黄腻，脉象滑数，治宜清热利湿退黄，方用茵陈蒿汤为主，随症加减；偏于湿胜，身热不甚，口淡不渴，或渴不多饮，头重倦怠，小便不利，大便如常或溏稀，舌苔白腻，脉象滑缓，治宜淡渗利湿，方用茵陈蒿汤合五苓散加减；偏于热胜，发热明显，心烦口渴，胸中懊恼，腹满或痛，便秘溺赤，舌质淡，苔黄腻，脉多滑数或滑实有力，治宜苦寒清泄，亦用茵陈蒿汤为主，加入泽泻、木通、藤梨根、垂盆草等利尿退黄之品。若便秘数日不行，舌苔黄糙，腹胀腹痛，可加芒硝、枳实等荡涤肠胃之品，二便通畅，湿热黄疸即退；若夹有表邪，可酌加发汗之品，如淡豆豉、荆芥、牛蒡子、柴胡等。

肝郁阴黄，肤色如烟熏，胁痛脘胀，畏寒倦怠，大便不实，小便淡黄，肝郁脾虚，身黄退而目微黄，右胁胀闷或隐痛，食少倦怠，舌苔薄腻，脉象小弦，治宜扶土疏木，方用逍遥散为主，随症加减；若脘胁下有痞块胀痛等症，治宜消积化痞，方用硝石矾石散，随症加汤药送服。

脾虚阴黄，脾阳不振，肤黄晦滞，畏寒困倦，四肢欠温，大便溏薄，舌质淡，脉沉迟，治宜温阳化湿，方用茵陈术附汤为主，随症加减。

急黄险症，起病急骤，患多险恶，故名急黄。大多为湿热阳黄期间，血热炽盛，不从外达，内传营血，所以病情迅疾恶化。症状多为色黄剧增，高热不退，肤色深黄、红黄，烦躁不宁，甚则神昏谵语，鼻衄便血，舌质红绛，舌苔黄腻或黄糙，急宜清热解毒，方用千金犀角散或安宫牛黄丸急救。最好速速送医院抢救，争取减少不良事件。

消渴上消症，烦渴多饮，口干舌燥，大便如常，小便频数，为肺燥津伤，治宜甘寒生津或苦寒清热，方用消渴方或二冬饮，随症加减。

消渴中消症，善消易饥，形体消瘦，大便秘结，脉象滑实有力，舌苔黄糙，为胃中燥实，治宜苦寒荡涤，方用调胃承气汤，随症加减；若见舌质红绛或花剥，脉象细数，为热盛伤津，治宜清热生津，方用玉女煎加味。

消渴下消症，小便频数尿多，或似膏油，头晕腰酸，为肾阴亏虚，治宜滋肾养阴，方用六味地黄汤加芡实、莲须、鹿衔草、桑螵蛸之类；若饮一溲一，甚或小便量多于饮，面色黧黑，阳痿疲乏，舌质淡，苔灰滑，脉象微弱，为肾阳不足，治宜补肾助阳，用金匮肾气丸或三因鹿茸丸等方，随症加减。

消渴虽分上、中、下三症，肺燥、胃热、肾虚之不同，但临床常三症同时出现，肺、胃、肾之间互为影响，肺胃燥热伤津，终至下劫肾阴。辨证施治，不可拘于一方一法，必因人对证施治，处处顾及肾真。患者自我调养，精神减压，饮食注意，谨防感冒，节制房事，劳逸适度等，均不可忽视。治疗、养护得法，可减少急慢性合并症，如痈疽、痨瘵、聋、盲、偏枯等疾患的发生。此症欲求速愈，确属不易。但肝、脾、肾等脏不出现明显损害，病情尚为可控，患者切勿恐惧。

石淋，小便时或黄短、混浊，兼有砂石尿出，溺时或突发腰胁疼痛难忍，砂石排出后，疼痛随减，舌质多红，舌苔黄腻，脉象沉数，治宜清热利尿、化坚排石，方用琥珀散加较大剂量金钱草，宽水煎汤频服，以速排其砂石。

气淋，多为虚实相间，小便滞涩，淋漓不净，小腹胀满，为气滞不通，舌质乏泽，苔少或腻，脉象细涩，治宜理气疏利，方用沉香散为主，随症加减。

血淋，尿中带血，小腹胀痛满急，偏于热盛，血色鲜紫，舌质红绛，舌苔黄糙，脉数有力，治宜凉血清热，方用导赤散或八正散，随症加减；偏于阴虚，血色淡红，舌淡苔少或薄白，脉象细数，治宜滋阴清热，方用知柏地黄汤加栀子、蒲黄、白茅根、小蓟等味。

膏淋，小便混浊如膏状，溺时涩痛，为湿热蕴结，舌苔薄黄或厚腻，脉象滑数，治宜分清泄浊，方用萆薢分清饮为主，随症加减；若病情缠绵日久，肾虚羸弱，当从虚治，可参考劳淋治法。

劳淋，诸淋日久不愈，可转为劳淋，过劳即发，小便淋沥不已，时作时止，偏于气虚，则见气坠少腹，迫注肛门，里急后重，气短懒言，舌质偏淡，舌苔薄白，脉象细缓，治宜益气升清，方用补中益气汤为主，随症加减；偏于肾阴不足，伴有腰酸膝软，手足心热，形体消瘦，舌红少苔，脉象细小而弱，治宜益肾固涩，方用菟丝子丸为主，随症加减；偏于肾阳衰微，舌质淡，脉来微弱，神气怯懦，四肢不温，治宜益肾温阳，选用金匮肾气丸、右归丸、大还丹、大菟丝子丸等方，因人对证施治。

痈毒肿疡，患生速急，初起红肿焮痛，甚或身发寒热，心烦口渴，便秘尿黄，舌质多暗红，舌苔多黄腻或少津，脉象多滑实有力，无论患生何处，大如李、桃以上者为痈，小若樱桃者为疖，以及疔疮、丹毒等，皆为阳实热毒为患，治之得法，易消，易溃，亦易敛，治法均宜速消为上，清热解毒、消肿止痛为其治疗大则，方用仙方活命饮、醒消丸、消散乳痈汤、内疏黄连汤、五味消毒饮、解毒大青汤、梅花点舌丹之类，皆可因其患选用，以速消其肿痛。虚寒性疮疡，平塌漫肿，不热不红，患生缓慢，坚硬难消者禁用。

阴疽之患，患生缓慢，皮色不变，皮下肉里，坚硬如核，或肿而不坚，绵软渐大，隐隐作痛或不痛，难消、难溃，亦难敛，如贴骨疽、乳癌、鹤膝风、瘰疬、瘿瘤等，皆属其类，面色多失华润，口多不渴，二便如常，或尿清便溏，舌质多暗淡，舌苔或薄腻，脉象多迟涩或弦迟，治法皆宜温阳和血、散寒化凝，阳和汤、西黄丸、小金丸、阳和解凝膏等方，内服外贴，运用对证，其患虽顽，治愈者常有。但若误用寒凉，即如雪上加霜，阳和不振，寒凝愈坚，所以阳实证之痈疖与虚寒证之阴疽，治法之别，异同日月，日阳月阴，迥别于斯。

阴疽溃后，大多正虚，凡脓浆清稀而少，毒难尽出，肿痛缠绵，夜寐不眠，食少神疲，二便不实者，扶正托毒，不可稍缓，"开腠理而不兼温补，气血虚寒，何以成脓？"（王洪绪）当此之时，治宜扶正托毒，保元汤、千金内托散、黄芪中和汤、香贝养荣汤等方，均可对证选用。阳实痈疖溃后，正气虚而不显，或热毒未尽者慎用；热毒已尽，正虚无力托毒，二便不实者可用。

痈疽溃后脓毒已尽，而患口不能收敛者，玉红膏、轻乳生肌散、八宝丹等方，均可选择运用，都有去腐生肌功效。

湿毒瘙痒，甚或痒痛交加，此愈彼起，疱疹色暗，缠绵时日，心烦口渴，尿黄便秘，舌质暗红，舌苔黄腻或乏津，脉象滑数，治宜清热燥湿排毒，用二妙散加味方、祛风换肌丸等方，内服外洗，加以戒酒及忌食海鲜、荤腥、油腻等发病之物，治之方有显效；疱疹色淡，以痒为主，遇寒则甚，舌质淡，苔薄白，脉象滑迟，为湿毒偏寒，治宜祛风燥湿，解毒止痒，方用荆防败毒散加减，水煎内服，药渣再煎熏洗。

妇女月经先期，色红量多，无血块，腹不痛，常感心烦口渴，或小便色黄，或大便秘结，或手足心热，舌质深红，舌苔薄黄乏津，脉象沉数，多为血热所致，治宜凉血调经，方用清经汤为主，随症加减。

妇女月经后期，量少色淡，经期小腹冷痛，得热则缓，肢体畏寒，甚则面青肢冷，舌苔薄白或灰润，脉象沉紧或弦迟，多为血虚宫寒，治宜暖宫祛寒止痛，方用温经摄血汤加炮附子、人参、炙黄芪等味。

月经先后无定期，血量时多时少，血色稀薄，头晕腰酸，小腹空坠或痛，两胁或胀或痛，面色晦暗，舌质乏泽或偏淡，舌苔白润或灰腻，脉象细弱或弦迟，多为脾肾不足、肝气不舒，治宜调补脾肾、舒郁调经，方用定经汤为主，随症加减。并注意保暖，饮食温和，精神舒缓。

行经乳房胀痛，或伴胸胁痞满，心烦易怒，口干口苦，小便黄短，大便秘结，经行顺畅，诸症则减，舌质瘀暗，舌苔黄腻，脉来多弦，治宜疏肝活血，用柴胡疏肝散、逍遥散等方为主。有包块已成乳癖者，加鹿角霜、穿山甲、蒲公英等味；疼痛加制乳香、制没药等味。

妊娠恶阻，呕吐不止，身体虚弱，舌质淡，苔白润，脉象细滑，治宜安胃止呕，方用小安胃汤（漂白术、砂仁、黄芩）煎汤当茶饮，多可饮食正常；气血虚者，需用泰山磐石散，随症加减，以保胎儿、孕妇安然无恙。

产后恶露不行，小腹阵痛拒按，甚至烦躁欲呕，呼吸气急，面色紫暗，脉象弦涩有力，治宜行瘀止痛，方用独行散、失笑散、生化汤等方，因人对证与服，多可速愈。

产后恶露不净，面色㿠白，食少神疲，畏寒体倦，舌质淡，苔白润，脉象虚细无力，治宜补益气血，方用八珍汤加桑寄生、续断、阿胶、艾叶等味；若属肝气郁结，胸胁胀满，心烦易怒，口苦口渴，舌质暗红乏泽，舌苔黄腻，脉弦或滑或数，治宜疏肝解郁，方用逍遥散为主加减。

产后乳汁不足，属气血两虚，食少神疲，面色㿠白或萎黄，舌质淡，苔薄润，脉象细弱，治宜补益气血，方用通乳丹为主，加王不留行、穿山甲等味；若属肝郁气滞，胸胁胀痛，或口干口苦，饮食乏味，二便滞涩，舌质暗红，苔黄或腻，脉象弦涩，治宜疏肝解郁，方用逍遥散加通乳之味，如通草、王不留行、穿山甲等，加以饮食等方面调理，多可乳汁顺畅。

婚后不孕，属下焦虚寒，小腹时感冷痛，经血色淡量少，甚或隔月不行，面色㿠白，舌质淡，苔白润，脉象沉细或迟，治宜祛寒暖宫，方用艾附暖宫丸为主，随症加减；若属脾肾两虚，腰膝酸软，月经失调，精神欠佳，食少倦怠，面色萎黄或㿠白，舌质淡，苔薄润，脉象沉迟或细弱，治宜温补脾肾，方用养精种玉汤或毓麟珠，因人随症加减。

脾肾虚寒带下，食少倦怠，腰膝酸软，带下清稀，绵绵不绝，气味不浓，小便清长，大便或溏，舌质淡，苔白润，脉象细弦或细弱，治宜温补脾肾止带，用完带汤或家传断带汤为主，随症加减。

湿热下注带下，或伴心烦口苦，腰胁胀闷，小腹坠胀，带下黄稠气浓，小便或黄，大便或结，舌质暗红，舌苔黄腻，脉象滑数或沉滑有力，治宜清热燥湿止带，方用愈带丸为主，随症加减。

小儿胎黄，三五日不退，或兼尿黄，或胎粪不下，神情微烦，或乳食失常呕吐，眼黄肤黄，苔厚微黄，指纹暗红或微青，治宜清热利湿退黄，方用小剂量茵陈蒿汤，少加赤茯苓、车前草、漂白术、陈皮，水煎温服，多能一二剂胎黄即退。胎黄不重者，单味茵陈蒿煎汤，喂服一二日即退。

胎赤肤红，甚或成块连片，色赤干糙，小儿痒痛啼哭，尿少或黄，大便或过早成形、秘结，舌质红，苔黄乏津，指纹暗紫，为胎热胎毒所致，治宜清热解毒，方用清热解毒汤或蒋氏化毒丹，随症加减，多可较快治愈。

小儿鹅口疮，满口白屑，形若积雪，亦属胎蕴湿热所致，治宜清泄脾热，方用泻脾汤加减内服，并用净米泔水以消毒棉签蘸之，轻轻拂拭白屑，续用冰硼散极少量涂之。

小儿风疹，状若麻疹而轻，畏风身热，痒痛啼哭，肤色暗红为风热盛，治宜疏风清热，方用透疹凉解汤，煎汤内服外洗，谨避风寒，哺乳期乳母需要饮食清淡，一般都能三五日治愈。

小儿高热惊风，多为持续发热不退，亦有出现高热即惊厥抽搐者，故谨防高热，减少外感，是避免或减少惊风之最有效措施。若见高热神昏，四肢微颤，即为惊风症状，治宜清热息风，方用羚羊角散为主，随症加减；万氏牛黄清心丸、安宫牛黄丸等成药，退热甚速，热退惊厥即止。

小儿积滞，时欲呕吐，腹胀厌食，或便溏，面色萎黄，舌质淡，苔白厚，指纹隐隐淡青，治宜消食导滞，方用保和丸为主，随症加减。

小儿脾虚，常消化不良，或厌食挑食，或大便时秘时溏，形体消瘦，面色萎黄，嗜睡露睛，精神欠佳，舌质偏淡，舌苔薄白或白厚，指纹色淡或隐隐淡青，治宜健脾行滞，方用参苓白术散为主，随症加减；若能食善饥，渴而饮多，或尿黄便秘，手足心热，形体偏瘦，爱动少静，舌质红，苔少乏泽，指纹暗紫，是为胃热消谷，即俗称"食火"，治宜清肝滋肾，和胃养阴，方用肥儿丸加地骨皮、炙龟甲、醋制鳖甲、沙参、玉竹等味。

小儿惊吓，便溏色青，或完谷不化，惊惕不安，啼哭不宁，甚至夜寐露睛，皱眉、眉树起或交叉，或眉间潮红，惧见生人，指纹色多微青，乃小儿形气未充，或素体怯弱，复受惊吓所致，治宜补脾安神，方用益脾镇惊散加龙齿、琥珀、煨肉豆蔻等味。

小儿遗尿，俗称尿床，大多形体色脉正常，仅为肾气不固，或熟睡憋尿不醒等所致，治宜固肾缩尿，方用缩泉丸为主；脾肾不足者，用桑螵蛸散为主，均可随症加减，晚饭后少饮水，家人应按时叫醒入厕，多可迅速治愈。

热泪时下，因于肝火炽盛，复被风热侵袭，畏热羞明，眵泪稠黏，甚至头痛脑胀，日久视物昏糊等症，舌质红，苔薄黄，脉象滑数兼弦，治宜清肝息风泻火，羚羊角散、白蒺藜散、龙胆泻肝汤、导赤散等方，对证选用。勿熬夜饮酒，饮食清淡，适当休息。

暴发火眼，白睛红赤，沙磨疼痛，热泪流淌，或伴心烦口渴，尿黄便秘，甚至胞肿如桃，眼珠剧痛，坐卧不宁等症，舌质红绛，舌苔黄糙，脉象滑数，治宜清热泻火，方用泻肺散或凉膈散，随症加减。注意同热泪时下。

赤丝纵横白睛，羞明昏蒙，微痛微痒，干涩昏蒙，血热蕴伏，舌质红，苔黄乏津，脉象弦数，治宜清热活血，退赤散、蒙花散等方，随症加减。

云雾遮睛，或称飞蚊，眼前出现幻象，形如黑花、蛛丝、飞蝶等，随视线而动，身体多无明显不适，舌脉亦无异常，多为脑劳过度，或熬夜饮酒，以致肝肾阴虚，目失濡养所致，治宜滋养肝肾精血，方用明目地黄丸为主加减。

喉痹肿痛，起病速急，咽喉干燥，吞咽不利，日渐加重，或咳吐黄痰，声音沙哑，尿黄便秘，舌质红绛，苔黄乏津，脉象滑数，治宜清热利咽，方用清热利膈汤加减，六神丸、冰硼散均可选用。

喉蛾急症，咽喉两侧或单或双，突起血疱，形如乳头，或若蚕蛾，色泽深红紫暗，影响呼吸，情势危急，须速用消毒三棱针刺破，流出瘀血，险象即解，续用冰硼散吹患处，内服清热解毒、消肿止痛之方，如清咽利膈汤、清咽双和饮等方，随症加减。

喉癣缠绵，微痛色暗，红白斑点满布，渐烂渐生，喉间干痒疼痛，入夜更甚，声音沙哑，甚至夜寐盗汗，舌质光红，苔少乏津，脉象细数，治宜滋阴生津，方用知柏地黄汤为主，随症加减。

较小骨鲠，如鸡鸭鱼刺等，不慎梗阻咽喉间，不上不下，吞咽不利，咽喉肿痛。一味威灵仙 30g，清水、陈醋各半煎汤，含于口中缓缓咽下，多可软化、咽下。复用玄麦甘桔汤水煎当茶饮，即可消除不适。

口疮实证，肿粒如豆，溃破成片，红赤疼痛，甚至心烦溺赤，大便秘结，此为口舌生疮因于脾肺积热化火，上攻于口舌所致，舌质多红苔少，脉象滑数，治宜清热泻火，方用导赤散加减。溃后不敛，用朱黄散吹患处。

口疮虚证，此愈彼起，缠绵日久，疮点三五个不等，色淡红，口干不渴，此为虚火上炎，肾水不足，舌多光红，苔少乏津，脉象细数，治宜滋肾养阴，方用知柏地黄汤加地骨皮、沙参、石斛等味；真阴亏损，血少火旺，舌质光红，裂纹明显，方用黄连阿胶鸡子黄汤为主调治。

口腔糜烂，口气浓郁，缘于嗜食厚味，湿浊化热，上及口腔牙龈等处，溃烂而痛，唾黏口臭，甚至疼痛，小便黄赤，大便秘结等症，舌质多红绛，舌苔多黄腻，脉象滑数，治宜清热利湿，方用导赤散合黄连解毒汤，随症加减。另用玄麦甘桔汤加甘葛、白豆蔻泡水漱口、当茶饮。加以戒烟酒，饮食清淡，其症可愈。

不语痧，起病较速，闭口不语，神情呆滞，不饮不食，肢体懒动，脉象多见沉伏。速以拍痧、刮痧，曲泽、委中或背部有痧点隐隐，皮下暗紫，用三棱针刺之，毒血流出，人即苏醒；续用痧症门丝八方，加豁痰、利气、活血之品，服之即愈。

触秽痧，肢体沉困，胸脘痞闷，饮食少进，倦怠懒言，甚至脐腹隐痛，郁闷不乐，舌质晦暗，舌苔灰腻，脉象多见细濡或沉伏。多因感受暑湿秽浊之气，或贪阴纳凉、饮食不洁之物所致。治宜芳香化湿，疏通血脉。先以刮痧、放痧，继用六和汤去半夏、杏仁、木瓜、人参、甘草、姜、枣，加香薷、佩兰、降香、乌药、陈皮、苍术、红花，服之多可速愈。

腹痛痧，身体素来无恙，不明原因突发胸脘胀闷，心烦气躁，继之腹痛腹胀，欲吐不出，欲便不下，憋闷愈甚。先看咽喉是否有血疱堵塞？有则乃是急乳蛾，速当刺破出血，再以冰硼散吹之；无则迅速刮痧、放痧。若症状不减，当观下窍肛门有无血疱堵塞？有则刺破揩出瘀血，不适症状即除，人即获安。多数人无须服药，即可痊愈。此患民间称为"肛风"，亦为痧症之属，气血瘀阻不通，关窍堵塞，毒气内攻所致。故迅速刮放出血，热毒血瘀随之而解，血脉顺畅，其患虽急，去之亦速。经治多例，皆得三五分钟获安，乃砭刺之用也。

跌打伤肿，气血瘀积，肤色紫暗，肿胀疼痛，不属筋断骨折者，治宜活血祛瘀、消肿止痛，用跌打秘方、回生丹、臼麻散等方，内服外敷，多可肿消痛轻，再以外用药涂擦或厚敷，或针刺拔罐，其效俱佳。

陈伤作痛，伤损后患处遇劳累或天阴下雨即痛，日久肝肾不足，筋骨不健，脉象细弱无力，治宜补益肝肾，滋养气血，舒筋活血。方用加味金毛狗脊药酒内服外擦，或照痛痹日久诸方，对证选用。

相关内容仅为点到提示而已，并非都是脉证相符，往往夹杂宿疾，还需要注意潜在隐患，如心脑血管疾病、恶性肿瘤、急腹症及暴发性脏器衰竭等，临证时都要虑及。四诊合参，参考现代医学相关辅助检查，审慎辨证，对证选方，有针对性用药，方能施治有效。限于篇幅所限，涉及到的相关方药不能细述，详情请参见《医门课徒录》系列其他书稿。书中所言，仅能大概，论述至细，则是个案病情，而非所有患者都是如此，故不可简单照搬挪用。因人因病，综合辨证，选方用药，皆须审慎，唯有如此，施治方效。笔者经验杂谈，乃为粗迹中之粗迹，仅供参考。